医生帮你问

疾病诊治篇

张福春◎主编

科学技术文献出版社

SCIENTIFIC AND TECHNICAL DOCUMENTATION PRESS

·北京·

图书在版编目（CIP）数据

医生帮你问. 疾病诊治篇 / 张福春主编. —北京：科学技术文献出版社，
2024. 7

　ISBN 978-7-5235-1394-1

　Ⅰ. ①医… 　Ⅱ. ①张… 　Ⅲ. ①疾病—诊疗—基本知识 　Ⅳ. ① R4

中国国家版本馆 CIP 数据核字（2024）第 106882 号

医生帮你问. 疾病诊治篇

策划编辑：王黛君　责任编辑：宋嘉婧　责任校对：张　微　责任出版：张志平

出　版　者	科学技术文献出版社
地　　　址	北京市复兴路15号　　邮编　100038
编　务　部	(010) 58882938，58882087（传真）
发　行　部	(010) 58882868，58882870（传真）
邮　购　部	(010) 58882873
官 方 网 址	www.stdp.com.cn
发　行　者	科学技术文献出版社发行　全国各地新华书店经销
印　刷　者	北京地大彩印有限公司
版　　　次	2024 年 7 月第 1 版　2024 年 7 月第 1 次印刷
开　　　本	710×1000　1/16
字　　　数	526千
印　　　张	35.5
书　　　号	ISBN 978-7-5235-1394-1
定　　　价	65.00元

编委会

一部兼具实用性与专业性的好书

《医生帮你问．科学就诊篇》和《医生帮你问．疾病诊治篇》是由北京市海淀医院张福春院长主编的一部医学知识普及类图书，作者都是海淀医院各科室具有丰富临床经验的骨干医生。

刚阅读这本书时，我只是把它当作一本普通的医学知识读本。没想到，越读就越有一种如获至宝、爱不释手的感觉，就越发感觉老百姓实在太需要这样的书了。读完全书，我既有获取知识、茅塞顿开的愉悦之感，又有发自内心的深深的感动。感动于海淀医院的领导和医生们不只是在医院里救死扶伤，而是深入民间，了解百姓需求，想人民之所想，解决他们求医看病的种种困惑，满足他们防病治病、健康生活的多种需求，这体现了他们对人民群众深厚的爱、对医学事业高层次的追求、对提高我国整体医疗健康水平所怀有的使命感和责任感。我深感，这是一本很有创新性的医学知识普及图书，是一本兼具实用性与专业性的好书，相信它会深受人民群众的喜爱，从而成为每个家庭的必备之书。

主编和作者们在编写本书的立意就是以患者为本，一切从患者的实际需求出发。书名《医生帮你问》就传达出这样的理念：作为读者的"你"是主体，医生只是"帮"你。你的身体你做主，你的健康你负责，防病治病你是主力军，当然这是在医生的帮助指导、遵循科学规律的前提下。我们知道，理念是行动的先导，是规范人们行为的准则，不同的理念会对人们的行为产生不同的影响。树立和传播科学健康的医学理念对提高全体国民的健康水平、改善医患关系无疑是有现实意义的。

有了以患者为本，一切从患者的实际需要出发这样的立意，本书在内容选择和文章编排上就特别接地气，贴近生活，具有很强的实用性。《疾病诊治篇》选题广泛全面，都是老百姓的常见病，讲解详细，针对性强，文字流畅易懂，适合广大读者阅读理解；《科学就诊篇》则细致周到，娓娓道来，对如何对症挂号、怎样就诊等问题一一指点，为那些进了医院摸不着门的普通患者提供了一份非常实用的就医流程图，有助于他们及时准确就诊。在文章的编排上，全书层次清晰，题目新颖，由一个个常见的疑难问题引出知识讲解，如"为什么年纪轻轻脂肪肝找上门？""突出的椎间盘还能回去吗？"这样的设计既能抓住读者眼球，引起阅读兴趣，同时也便于读者方便快捷地各取所需。

《黄帝内经》中有这样一句话："上工治未病，不治已病。"意思是医术高明的医生永远在教人预防疾病，而不是等到已经生病了再去治疗。本书除了诊病、治病之外，几乎在每个章节都有如何预防疾病的健康指导，对人们选择健康的生活方式也有很好的指导作用。

这本实用性很强的医学知识普及图书，其专业性也是不容质疑的。本书的作者们都是长期工作在一线的专业医生，本身具有丰富的临床经验，同时在写作过程中也参阅了大量的医学文献，从书后所列的长长的参考文献名单中，可以看出作者们写作时认真严谨、一丝不苟的态度。

《疾病诊治篇》的读者群大多为某种疾病的患者或其亲友，他们对自己得的病已有基本了解。针对这部分读者，本书除了相对浅显通俗的讲解之外，也有一些专业性更强、学术性更深的内容，以适合不同层次、不同需求的读者使用。

　　北京市海淀医院是我比较熟悉的一所集医疗、教学、科研、预防保健、康复与健康管理为一体的综合性三级医院。这所医院的众多医生骨干在做好本职工作的同时，提笔著书，为老百姓普及医学知识，引导他们树立科学的养生理念，帮助他们形成健康的生活方式，充分体现了医者仁心。衷心希望此书能起到引领作用，带动更多的医务工作者共同做这件有意义的事情，于国于民，功莫大焉。

中国人民大学附属中学名誉校长
中国当代教育家　　　　刘彭芝

2023 年 9 月 15 日

目录

第三章　消化系统那些事儿 / 81

第九章　抚平运动系统的痛 / 269

第一章

潜伏在循环系统的危险

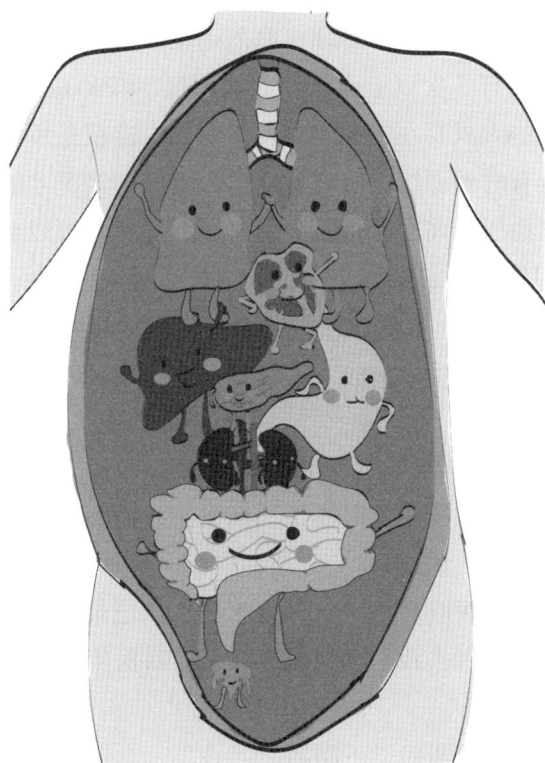

事关高血压，你想知道的，都在这儿

小王最近进行了年度体检，但体检发现血压升高了，为避免活动带来的影响，小王休息了 15 分钟后再次测量血压，结果仍大于 140/90 mmHg。回到单位后小王愁眉不展，同事们问其原因后，纷纷向小王推荐自己或家人服用的"好药"。小王不禁困惑，现在就要吃药了吗？吃什么药物合适呢？一吃药就终身依赖了怎么办？

如何对待血压值？

人的血压是波动的，体检时记录的是瞬间的血压，即使达到高血压的标准，也不能根据这一次血压就确定为高血压病。因为血压受到很多因素的影响，如精神紧张、恐惧、兴奋、疼痛、剧烈运动、睡眠不佳等。排除了这些外在应激因素，非同日 3 次以上血压达到或超过 140/90 mmHg，才可诊断为高血压。另外，一些人只要在医院测血压就增高，这就是所谓的"白大衣高血压"。所以医生有时候要综合参考家庭自测血压的情况才能做出准确的判断。如果发现自己血压升高或接近临界值时不要紧张，可以自行在家监测几天血压。一般我们建议在家监测 7 ～ 14 天血压，早晚各测一次，每次均休息 15 分钟后测静息状态下坐位血压并记录，家庭血压 ≥ 135/85 mmHg 可诊断高血压。但如果合并胸闷、胸痛、头晕等不适症状，请尽快来医院就诊。

明确高血压了下一步怎么办？

小王经过监测发现血压确实升高了，高血压诊断明确了，那是不是吃药就可以了呢？

这时我们就需要去医院就诊了，带上血压监测记录和近期体检结果去社区医院找全科医生，或者去找心内科或高血压专科医生进行评估，制订治疗方案。

在就诊过程中医生会明确以下问题。

1. 了解血压升高的水平，这时家庭自测血压记录有助于医生判定血压升高的严重程度。

2. 了解高血压相关高危因素，心、脑、肾等相关器官损伤的程度，以及是否存在合并症如糖尿病、冠心病、脑卒中、肾功能不全等，借此来评估心、脑血管疾病的风险，进行危险分层，近期的体检结果可以提供部分参考。

3. 了解引起血压升高的病因，按病因将高血压分为原发性高血压和继发性高血压。大部分高血压属于原发性高血压，是一种以血压升高为主要表现的临床综合征，与多种因素如遗传、环境等有关，可以预防、控制、却难以治愈，需要终身治疗。有小部分高血压仅是其他疾病的临床症状之一，也就是继发性高血压，这部分高血压在原发病得到有效治疗并治愈之后血压会随之下降或恢复正常。

根据患者的上述评估结果，医生会为其选择合适的药物进行降压。

小王拿了药后就遵医嘱天天按时服药，1年后再次体检测血压仍高于140/90 mmHg，这是为什么？

其实原发性高血压又称高血压病，它是多种病理生理机制参与的临床综合征，大多数人血压升高往往都有两种以上主要机制参与，这是医生制订个体化联合用药治疗计划的基础。但高血压机制错综复杂，并且患者的血压受到季节、自身状态、合并疾病等多种因素的影响，医生很难一次就能处方出合适的高血压用药方案，所以按时服药的同时需规律监测血压，看药物是否能让血压达标，如果不能，仍需再次就诊调整降压方案。

在高血压的治疗中，小王除了按时服药、监测血压，还需要做哪些功课呢？

高血压是最常见的慢性病之一，需要长期治疗随访，所以患者的自我管理很重要。自我管理包括以下方面。

1. 明确自己的高血压危险分层、降压目标及其他心血管一级预防相关治疗目标。

2. 按时服药，监测血压、心率，必要时监测血糖、体重等。

3.定期专科门诊或全科门诊评估相关参数（如诊室血压、24小时血压、血糖、血脂、肾功能、电解质、尿常规等）是否达标。

4.在医生的指导下改善生活方式，包括改善饮食结构、限盐，养成良好的运动习惯，戒烟、限酒，按时规律作息等。

什么时候需要考虑继发性高血压？

如果遇到以下（存在但不局限于）情况，需要考虑继发性高血压，建议到医院就诊。

1.儿童早发血压升高。

2.青少年血压升高，特别是伴有尿液中泡沫增多、肉眼血尿或肾功能异常。

3.青少年血压升高，并且父母均有早发高血压病史。

4.血压升高并体检发现明显的心、脑、肾等靶器官损害或并发症。

5.既往血压控制较好，近期控制不佳，甚至存在多种不适症状。

6.反复调整药物但血压均控制不佳者。

7.建议所有初发高血压的朋友筛查一下继发性高血压。

在生活方式调整中，限盐是高血压患者自我管理强调的重点，为什么要限盐？

盐的摄入在高血压患者的血压升高和靶器官损害中扮演了重要的角色。高盐（高钠）摄入能引起水钠潴留，导致血容量增加，进而内分泌代谢紊乱、肾脏损伤、血管功能障碍、启动动脉硬化进展，引起血压升高的同时损伤心、脑等靶器官。流行病学已证明高盐有害无益。研究表明，如果每日盐摄入增加6 g且持续30年，整个人群的收缩压将升高8 mmHg。限盐有利于血压控制并可降低心脑血管疾病风险。

如何限盐？

WHO建议每人每日食盐量不超过5 g。我国膳食中约80%的钠来自烹调或含盐高的腌制品，因此限盐首先要减少使用烹调用盐及含盐量高的调料，少食各种咸菜、盐腌食品和加工零食。以下 4 点相对实用。

1. 循序渐进：突然迅速减少盐摄入从口味、烹调习惯上往往难以坚持进而放弃，而逐步减量、循序渐进，每次争取烹饪少放一点盐，少吃一点腌制品，时间一长，味蕾适应了更清淡的口味，限盐就成功了。

2. 口味多样化：运用醋、糖、姜、蒜、咖喱、辣椒等加强食物的风味，以减少对盐的依赖。

3. 将盐"表面化"：同样量的食盐加在表面要比在烹调过程中进入食物内的味道更明显，特别是对于味蕾减少、味觉迟钝的老年人。对于家庭成员口味轻重不一的，可在餐桌上放上盐瓶、酱油瓶，由家庭成员按口味添加。自己加盐更能直观评估摄盐量，提醒自己限盐。

4. 补充钾盐：我国的膳食结构有高钠低钾的特点，流行病学研究证实，血压与钾排量呈反比，与尿钠 / 钾比值呈正比。肾功能正常的高血压患者可适当补充钾盐，超市有含钾钠盐（低钠盐）销售，购买时可留意一下钾 / 钠含量，同时还可以增加新鲜瓜果蔬菜的摄入，进食生拌菜等增加钾的摄入。

医生有话说

高血压是最常见的慢性病之一，患者的自我管理和随访是降压达标的关键所在。按时服药，规律监测，科学控盐，积极改善生活方式，做自己健康的守护者，血压达标很简单。

周淋

扫一扫观看视频

《高血压》

冠心病都有心绞痛吗?

近年来,王大爷在爬楼回家过程中总是感觉胸闷,回家休息一段时间以后胸闷能够改善,最近1个月以来,王大爷感觉爬楼回家越来越困难,爬1层楼就开始感觉胸闷,需要反复休息好几次才能回到家,王大爷前往医院就诊,医生告诉王大爷他很有可能得了冠心病,建议住院进一步检查,王大爷想搞清楚到底什么是冠心病。

什么是冠心病?

冠心病全称为冠状动脉粥样硬化性心脏病,指冠状动脉(简称冠脉)产生粥样硬化斑块,就像水垢堵塞水管一样,血管腔变窄了,从血管中流过的血流会变小,心肌细胞能够获得的血液也随之减少,导致心肌缺血、缺氧或坏死而引起的心脏病,也称为缺血性心脏病。

冠心病都有心绞痛吗?

冠心病患者并不一定都有心绞痛症状,往往认为当冠脉存在显著固定狭窄(> 50% ~ 75%),安静时尚能代偿,而运动、情绪激动等造成心肌需氧量增加时,可导致短暂的心肌供氧和需氧间的不平衡,最终出现疼痛症状。所以冠脉狭窄相对较轻时一般不会产生疼痛症状。同时冠心病症状并不局限于心绞痛,牙痛、咽喉部疼痛、腹痛等均可能是冠心病发作时的症状,所以牙痛、胃痛等非胸痛患者就诊时,有经验的医生往往也会行心电图检查,以明确有无冠心病的情况,避免出现误诊、漏诊。

冠心病有哪些检查方法?

1. 心电图:最常用的方法,属于无创检查,但准确性相对较差,所以心电图正常并不代表没有冠心病,避免将心电图和冠心病画上等号,耽误疾病的诊断及治疗。一般在疾病发作时心电图的准确性可提高。

2.心电图运动负荷试验：是一种无创、简便、实用、相对安全的冠心病诊断方法。主要通过运动，增加心脏负荷，以诱发部分安静状态下不能表现的心肌缺血，以对不典型胸痛或可疑冠心病患者进行鉴别。运动方式主要为分级活动平板或踏车。该检查有一定局限性，部分患者存在禁忌，且存在一定比例的假阳性和假阴性。

3.冠状动脉CT血管成像（CTA）：属于无创检查，准确性较高，可以判断冠脉管腔狭窄程度，其阴性预测价值较高（当冠脉CTA未见狭窄时，一般无须再行有创检查）。但在冠脉钙化重、心动过速、心律不齐等情况时准确性会明显降低。但该检查需要注射造影剂以提高血管显影质量，而造影剂有可能导致过敏及肾脏损伤，所以该检查对肾功能较差的患者来说不是特别友好。

4.冠状动脉造影：需要穿刺桡动脉或股动脉向冠状动脉内注射造影剂实现，属于有创检查，是诊断冠心病的"金标准"，准确性最高。同时，随着科技的进步，冠脉内超声（IVUS）、冠脉内光学相干断层显像（OCT）、冠脉血流储备分数测定（FFR）等技术的出现也进一步提高了医生对冠脉血管情况的判断能力。

冠心病是否都需要支架治疗？

并不是所有冠心病患者都需要支架治疗。冠心病主要有药物治疗、经皮冠状动脉介入治疗（包括支架植入）及外科手术治疗三种方法。一般需要医生根据冠状动脉病变的情况及患者的意愿等因素综合考虑采用一种或多种治疗方法进行治疗。

植入支架后是否可行核磁共振检查，支架是否有有效期，国产支架和进口支架的区别大吗？

目前市面上的常见支架均可安全行核磁共振（3.0 T及以下）检查。

严格意义上讲，支架没有有效期的说法，植入体内后可终生使用，但并不代表植入支架后冠脉不会再次狭窄，如果没有坚持服药控制冠心病的危险因素，支架内也会出现再狭窄。

目前支架已进行集中采购，入选支架虽各有特点，但整体临床效果相似，并不存在较大区别，医生主要根据病变的直径和长度选择最适合的型号。

阿司匹林是否需要长期服用，选择哪种剂型，如何服用？

冠心病患者及心血管疾病高风险人群（除非有禁忌证或严重并发症）建议长期服用阿司匹林。而心血管疾病低风险人群并不建议预防性服阿司匹林，其获益可能小于风险。

一般建议选择肠溶制剂的阿司匹林，因为阿司匹林肠溶片的胃肠道不良反应发生率显著低于普通阿司匹林。

阿司匹林肠溶片建议在餐前 30 分钟空腹时使用，此时服用阿司匹林，药物在胃内停留时间短而不易溶解，直到肠道环境下才发生作用，可减少胃痛、胃胀等不良反应发生。

冠心病患者生活中需要注意哪些？

1. 合理膳食，增加全谷物、杂粮、豆类、薯类、蔬菜、水果的摄入，适量吃鱼类、蛋类、豆制品，适量饮茶（尤其绿茶）及咖啡（每日 1 ～ 4 杯，与进餐时间间隔半小时以上），减少钠盐的摄入（< 5 g/d，均 1 啤酒瓶盖），减少红肉（猪、牛、羊肉）、加工肉类、含糖饮料的摄入。多采用煮、蒸等非油炸类烹饪方式。食用油每日不超过 20 g（均 2 瓷勺），多选用菜籽油、玉米油、葵花籽油、亚麻籽油、橄榄油等，并交替使用。

2. 加强运动，减少久坐，建议每周进行至少 75 min 高等强度或 150 min 中等强度有氧运动，建议成年人每周至少 2 天进行针对所有肌肉群的增强肌肉型身体运动（如俯卧撑、仰卧起坐、深蹲等）。中老年人（> 65 岁）、慢性病患者或残障人士，根据其实际情况进行调整。

（1）高等强度运动：竞走或跑步（速度 ≥ 8 km/h）、骑车（≥ 16 km/h）、跳绳、游泳、篮球、足球、负重爬山（负重 ≥ 7.5 kg）。

（2）中等强度运动：骑车（速度 < 16 km/h）、步行（速度 < 6.4 km/h）、跳舞、家务劳动（如整理床铺、拖地、手洗衣服、清扫地毯等）。

3. 每日睡眠保持在 6 ～ 8 小时。

4. 避免主动吸烟及被动吸入二手烟，电子烟同样会增加心血管疾病的发病率。

5. 饮酒者应限制每天酒精摄入量（成年男性 < 25 g，成年女性 < 15 g，每周 ≤ 100 g），不建议不饮酒者通过少量饮酒预防心血管病。

医生有话说

　　当前冠心病的患病率及死亡率均居高不下，及时发现和治疗是关键。冠心病目前有许多治疗方案，应该根据医生的建议积极进行治疗，延误治疗可能会导致疾病恶化。此外，改善生活方式及控制危险因素是预防及延缓冠心病发生发展的重要方法。

李奇恒

扫一扫观看视频

《冠心病》

发现心力衰竭，我还能正常生活吗？

最近老王反复出现胸闷、呼吸困难，稍事活动就会加重，就连平时买菜、做家务，都会觉得特别累，而且这些症状有加重趋势，夜间更加明显，还出现了双腿肿胀，于是去医院就诊，医生说老王是心力衰竭，老王有个大大的问号，心力衰竭是什么病？很严重吗？平时生活还能自理吗？这一节，会逐一解答老王的问题。

什么是心力衰竭？

心力衰竭简称心衰，指各种原因导致的心脏泵血功能受损，心排血量不能满足全身组织基本代谢需要的综合征，主要表现为呼吸困难、活动受限、水肿等。

打个比方，心脏是一个血泵，每天24小时不停歇地跳动，不停歇地泵血，当它功能不好了，就带不动太多的血在身体里流动，称为心力衰竭。

心衰的临床表现有哪些呢？

1. 容易疲累、活动能力降低：稍微动一下就会气喘，感觉很疲累。

2. 咳嗽：干咳，或咳出大量带泡沫及血丝的痰。

3. 不同程度的呼吸困难：运动或工作时感到呼吸困难。平躺时感到呼吸困难，为保持呼吸顺畅，必须坐起来或垫高枕头。半夜因喘不过气从睡梦中惊醒，需坐起来以使呼吸顺畅。

4. 下肢水肿、尿量减少：小便次数和小便量减少，腿部皮肤水肿。

5. 其他症状：焦虑不安、记忆力受损、做噩梦、失眠或头晕等。

什么原因会导致心衰呢？

1. 心肌缺血：如冠心病、急性心肌梗死等，是心衰的常见病因。

2. 高血压：高血压造成心脏等靶器官损害。

3. 各种心肌病：如扩张型心肌病、限制性心肌病。

4. 各种心律失常：房颤、室上性心动过速及室性心律失常等。

5. 各种瓣膜性心脏病：二尖瓣、三尖瓣、主动脉瓣的病变可以导致心功能不全。

6. 肺栓塞。

7. 急性肾功能不全。

8. 各种心包、心肌疾病。

9. 感染。

哪些药是心衰患者必须坚持服用的？

心衰患者的药物至少要包括四类，俗称心衰治疗"金三角"，即血管紧张素受体脑啡肽酶抑制剂（ARNI）或血管紧张素转换酶抑制剂（ACEI）/血管紧张素Ⅱ受体抑制剂（ARB）、β受体阻滞剂、醛固酮受体拮抗剂。随着心衰治疗的进展，钠葡萄糖协同转运蛋白2抑制剂，通过抑制肾脏对葡萄糖的重吸收，使过量的葡萄糖从尿液中排出，降糖、利尿、改善心脏功能，成为心衰治疗"新四联"的组成部分。

一般心衰患者在不同时期都离不开利尿剂，以改善水肿症状；还有需要应用If通道阻滞剂－伊伐布雷定控制心率；另外最近的新药-SGC刺激剂维立西呱改善心衰的预后。这些药物均需要在医生指导下使用。

心衰患者如何进行自我管理？

1. 饮食指导

（1）低盐饮食：心功能Ⅰ级者食盐摄入量等于5克/日，心功能Ⅱ级者食盐摄入量＜5克/日，心功能Ⅲ级者食盐摄入量＜2.5克/日，心功能Ⅳ级者食盐摄入量＜1克/日或忌盐。

（2）宜进食低脂清淡食物，忌饱餐和刺激性食物，多食新鲜蔬菜和水果，预防便秘。

（3）忌浓茶、咖啡或辛辣刺激性食物，戒烟酒。

（4）适当限制水分。

2. 服药指导

（1）每天坚持按时、按量服药，不能擅自停药、改药，药物增减、更换应咨询专科医生。

（2）在使用利尿剂后，注意有无低血钾（肌无力、心悸、食欲不振等）、低血压等。

（3）服用洋地黄类药物（地高辛片等）前应数脉搏，如脉搏 < 50 次 / 分，并出现恶心、呕吐、黄视等症状，应立即停药并及时就诊。

（4）药物有时会产生不良反应，如咳嗽、如厕频繁等，有疑问请及时与医生联系，切忌病急乱投医。

3. 活动指导

（1）疾病恢复期应适当活动与锻炼，避免劳累，建议散步、打太极拳、练气功等。

（2）出现心前区不适、胸痛、胸闷、明显气喘、头晕眼花、站不稳、面色苍白、发绀或疲劳时应终止运动，必要时及时就诊。

（3）变换体位时动作要慢，幅度要小，以防跌倒，必要时需家属扶持。

4. 定期随访

心衰住院患者出院后要定期到心衰专科门诊随访。一般出院后 2 ～ 3 个月，随访频率为每 2 周 1 次；病情稳定后，随访频率改为每 1 ～ 2 个月 1 次。

平时生活中需要注意什么呢？

1. 积极治疗原发病，避免心衰的诱发因素，如感染、过度劳累、情绪激动、钠盐摄入过多、饱餐及便秘。

2. 保持情绪稳定，避免焦虑、抑郁、紧张及过度兴奋，以免诱发或加重心衰。愉快、积极的心情有利于疾病的康复。

3. 监测体重，每天同一时间、同一个秤、穿同样的衣服测量体重。如果体重持续增加（如 2 天增加 2 千克），请及时就诊。

4. 就诊其他疾病时应主动告知医生自己所患疾病及服药情况。

什么情况下需要立即就诊？

当出现以下一个或多个症状时，您应该立即就诊。

1. 一天之内体重增加 1 千克或 3 天内增加 1.5 千克以上。

2. 气短症状加重或者休息时感觉喘不上气。

3. 足部、腿部、双手及腹部肿胀。

4. 一直感觉疲惫，甚至不能进行正常活动。

5. 胃部胀满感。

6. 频繁咳嗽。

7. 平卧呼吸困难，不能正常休息。

医生有话说

　　心力衰竭是慢性、可控制临床综合征。积极查找原发病，结合心力衰竭合理治疗策略，疾病可得到长期缓解和控制。保持信心和希望。和亲人们在一起会增加与疾病战斗的信心。听从医生的建议，坚持系统、规范的治疗，遵照医嘱服药。学会自我管理，坚持定期随访。

咸瑛琳

扫一扫观看视频

《心力衰竭》

心脏的节拍乱了——心律失常

李大爷有长期的高血压、糖尿病病史，平素规律服药且监测血压。最近他在用电子血压计测量血压、心率时发现自己的心律不稳定，有时快有时慢，自扪脉搏跳的不齐，有时还有间歇，这可把他担心坏了，怀疑是不是心脏出问题了，急急忙忙来心内科门诊就诊。

心跳忽快忽慢，有时还有间歇，这是出了什么问题？

这很可能是发生了心律失常。正常人的心律是由窦房结发出的，引起心房、心室顺序跳动，因此也叫窦性心律。它比较规则匀齐，安静清醒状态下心跳一般为 60～100 次 / 分，剧烈活动时可以加速到 180 次 / 分左右，睡眠状态下可以减慢，最低 30～40 次 / 分。但是如果心率忽快忽慢超出了正常范围，甚至还出现了心跳不匀齐、长间歇等情况，就提示可能出现了心律失常。这可能是由于心跳的起源发生了异常，也可能是心脏的传导发生了异常。

为什么会发生心律失常？

导致心律失常发生的原因多种多样。

1. 有些心律失常是先天性的，或者是遗传病导致，譬如预激综合征、长 QT 综合征、Brugada 综合征。

2. 有些心律失常属于生理性反应，譬如发热、剧烈运动、情绪紧张、服用有刺激性的食物时，这些情况下的心率增快都属于正常生理反应。

3. 有些心律失常是某些疾病的一种临床表现，譬如甲亢时发生的心动过速、心衰时发生的房颤、心肌炎时发生的室性早搏、急性心肌梗死时发生的传导阻滞，这些心律失常的发生都与原发病有关，属于原发疾病的一种心脏并发症。

4. 如果没有任何基础疾病而单纯出现心律失常，那就是心律失常导致的疾病了。所以这时需要做一个全面检查来判断心律失常的原因。

发生心律失常时会有什么感觉吗?

不是所有的心律失常发生都会有感觉。有些心律失常发生时可以没有任何不适感觉;有时心律失常的发生可以引起轻微的不适感,如心慌、心悸、头晕、乏力、出汗、憋气、恶心等症状;再严重一些的,可以发生眼前发黑、全身虚脱无力、四肢抽搐麻木,甚至意识丧失、摔倒在地、人事不省的情况,最严重的可以直接导致猝死。

发生心律失常有生命危险吗?

1. 大多数心律失常虽然引起不适症状,但是并不一定会有生命危险。

2. 某些心律失常虽然不直接致命,但是如果发生会增加死亡的风险,譬如房颤,任何疾病合并有房颤的患者人群的死亡率比不伴有房颤的患者人群的死亡率高。

3. 还有一些心律失常,一旦发生会引起多种并发症,而且会对心脏的结构和功能产生影响,最终导致心功能减退,引起临床症状。

4. 对于恶性心律失常如持续性的室速、室颤、窦性停搏等来说,不管是否还合并有其他的严重疾病,均可以直接导致死亡的后果,是非常可怕的。

因此还是希望大家一旦发现问题,及时就医完善检查,明确心律失常的性质,排查有无危险。

如何早期发现心律失常?

其实发现心律失常最简单的办法就是做心电图检查,发病时做心电图检查可以明确心律失常的类型。但是有时候做心电图时并不一定能抓到心律失常发生,这时就需要行 Holter 检查,也就是 24 小时心电图,这可以大大提高抓到心律失常发生的概率。

患者在家如何早期发现心律失常呢?

在临床中有很多患者反映在家自己拿电子血压计测血压时,会发现有心率过快或心率偏慢的情况,一般心率低于 60 次 / 分或高于 100 次 / 分时,我们就需要警惕是否有心律失常发生。另外,患者也可以自行用手测量脉搏,观察有无脉搏偏快、偏慢或不齐的情况,甚至有时会发现有长间歇,当出现这些情况时,也需要到医院进一步检查,明确是否有心律失常的发生。这里特别要提醒大家,正常心律时脉搏与心率应该是一致的;但是发生心律失常时,脉搏可以和心率不一致,所以这个时候脉率并不等于心率,不能说脉率正常所以心率也正常。

目前心律失常的最终确诊还是需要心电图检查、Holter 检查,必要时进行电生理检查。

心律失常需要怎么治疗?

对于不同的心律失常有不同的治疗方式。

1. 有些心律失常不需要治疗,如偶发的房早、室早,或者生理性的心动过速或过缓,这些心律失常一般以观察为主,不需要治疗。

2. 对于继发于某些疾病的心律失常,只要治疗原发病就可以使其大大改善甚至消失,因此,这类心律失常以治疗原发病为主,原发病治疗好了,心律失常自然就好了。

3. 有些心律失常则需要给予抗心律失常药物治疗,尽量控制其发作,如果药物治疗效果不佳,还可以考虑行射频消融手术治疗,譬如心房颤动、频发的室性早搏、特发性房速室速等,需要考虑药物联合射频手术治疗。

4. 对于室上性心动过速、预激综合征、典型房扑等心律失常,因为射频消融手术属于微创手术,手术创伤小,成功率高,基本上可以达到根治的效果,因此主要以射频手术治疗为主。

5. 对于缓慢型心律失常,目前没有特别有效的药物可以让心律完全恢复正常,因此发明了起搏器来治疗缓慢型心律失常,随着起搏器技术的不断进步,目前已经基本达到根治缓慢型心律失常的效果。

医生有话说

　　一旦您发现自己的心跳出现问题，不要着急，赶紧来医院做一下检查明确心律失常的类型和病因，及早发现、及早检查和及时的治疗可以大大提高心律失常的治疗效果。

余阳

扫一扫观看视频

《我的心脏节拍乱了——心律失常》

陌生的"常见病"——肺栓塞

小王因为工作原因经常要到外地出差,有一天他自己开了几小时车,突然觉得胸口疼痛,还咯了一口血出来,这可把他吓坏了,赶紧去医院检查,医生给他做了肺动脉CT血管成像,居然说是肺栓塞,经过积极的抗凝治疗,生命保住了,小王顺利出了院。

什么是肺栓塞?

肺栓塞就是肺动脉或其分支被栓子堵住了,血液无法通过肺的血管,出现了顽固的低氧血症,可以表现为呼吸困难、胸痛、晕厥,有时候还可能伴有咯血。栓子从哪儿来的呢?如果人体长时间保持一个姿势,就会导致下肢血流缓慢,血液高凝状态下易形成血栓,随着全身的血液进入肺动脉,从而形成肺栓塞,这是最多见的肺栓塞栓子来源。栓子也可以是上肢静脉血栓、盆腔静脉血栓。此外,长入静脉系统的肿瘤脱落也可入血。

肺栓塞有什么表现呢?

1. 由于栓子的大小不同,栓子阻塞肺动脉的程度不同,肺栓塞的症状也多种多样。

2. 典型的症状为呼吸困难,患者会有明显的气短、憋气,觉得氧气不够用,有的还会出现呼吸痛,尤其是深呼吸时会出现胸痛。

3. 慢性肺栓塞患者会有活动能力下降的表现,活动时间长时会觉得全身乏力、胸闷、喘憋,有的患者还会有咳嗽、咳痰、咯血等表现。

4. 症状进行性加重时,患者大汗淋漓,有紧张感、恐惧感等表现,更严重者会出现血压降低,甚至晕厥。

什么人容易得肺栓塞?

1. 久坐不动的人,比如操作电脑的 IT 工作者,经常乘坐长途飞机、汽车的人。

2. 长期卧床的老年人。

3. 妊娠人群。

4. 肥胖、高脂血症、糖尿病患者。

5. 吸烟、酗酒的人。

6. 长期口服避孕药的人。

7. 遭受重大创伤、外科手术术后、下肢骨折的患者。

如何预防肺栓塞?

1. 预防腿部深静脉血栓的形成十分重要。

2. 均衡饮食结构,戒烟,少饮酒,适当活动,控制体重。

3. 长途旅行时要及时补充水分,千万不要久坐,每 1 ~ 2 小时站起来活动一下,或者可以按摩一下四肢的肌肉。

4. 对于因为受伤骨折做了手术的人,或者是长期卧床的老年人,可以让护工或者照顾的亲属帮患者在床上进行翻身、屈腿等活动。

5. 如果你是高危人群,且出现了腿肿等问题,要及时到医院就诊,在未明确病情之前千万不要去推拿、按摩等,以免血栓脱落加重病情。

弹力袜对预防肺栓塞有效果吗?

医生所说的"弹力袜"与我们日常的"有弹性的袜子"不同,它是一种压力梯度袜,可以对下肢施加稳定的压力,使得深静脉血管的管径进行性缩小,增加血液流速,预防血液淤滞形成血栓。根据施加于踝关节处的压力可分为不同规格,以满足不同需求的患者。

研究发现,接受压力梯度袜预防的外科手术患者深静脉血栓形成风险下降了50%。目前已颁布的医学指南推荐接受骨科大手术的患者使用压力梯度袜联合药物预防深静脉血栓。

医生有话说

肺栓塞重在预防与及早发现，平时避免久坐，一旦出现了不明原因的胸闷、气短、胸背疼痛、咯血等，一定要尽快到医院就诊。

李思雪

心血管疾病的新成员——结构性心脏病

小李因为小时候经常熬夜，落下了偏头痛的毛病。虽然他现在已恢复正常的作息时间，但仍有严重头痛，甚至服用止痛药都效果不佳。一次偶然机会，他了解到严重的偏头痛可能是结构性心脏病，与心脏的一个"孔"没有闭合相关。于是他去了医院，医生给他做了右心声学造影，发现居然真是"卵圆孔未闭"，经过积极的微创封堵治疗，他的头痛消失了。

什么是结构性心脏病？

除了心律失常和冠状动脉疾病以外，所有心脏及邻近心脏大血管的相关性疾病都归到结构性心脏病。

结构性心脏病都包括哪些疾病？

1. 先天性心脏病，如卵圆孔未闭、房间隔缺损、室间隔缺损、动脉导管未闭、法洛四联症等。

2. 心脏瓣膜性疾病，如涉及二尖瓣、三尖瓣、主动脉瓣及肺动脉瓣的狭窄和 / 或关闭不全。

3. 心肌病，如梗阻性肥厚型心肌病、扩张型心肌病等。

4. 其他疾病并发的心脏结构异常，如外伤导致房室间隔穿孔、心肌梗死导致室壁瘤等。

5. 疾病导致心脏功能异常后引起的结构状态异常，如长期的心房颤动导致左心耳异常等。

6. 其他疾病，如心腔内血栓、心脏肿瘤、心包疾病等。

结构性心脏病都有哪些治疗方法？

药物治疗、外科开胸治疗、经皮导管介入微创治疗（此为结构性心脏病治疗方面的重要进展）。

结构性心脏病的介入微创治疗都包括哪些?

1. 先天性心脏病的经皮导管封堵,俗称"伞堵"。

2. 心脏瓣膜性疾病的传统球囊扩张,瓣周漏的封堵。

3. 新兴的经皮导管瓣膜治疗术:经皮主动脉瓣置换术、肺动脉瓣置入术、缘对缘二尖瓣修复术、二尖瓣及三尖瓣置入术。

4. 经皮导管左心耳封堵术及冷冻球囊消融术。

5. 心肌病及心力衰竭的微创介入治疗,如左心室减容、心房分流、心室辅助装置等。

反复偏头痛可能与先天性心脏病有关?

神经衰弱性偏头痛的患者若药物治疗效果不佳,要警惕一种先天性心脏病——卵圆孔未闭。它与房间隔缺损类似,但房间隔缺损是"漏洞",卵圆孔未闭是"裂缝"。

卵圆孔未闭需要手术干预吗?

约 25% 的成年人都有卵圆孔未闭,绝大部分不用干预。如果合并不明原因的反复脑梗死或严重偏头痛时,可以考虑手术干预。

卵圆孔未闭如何诊断?

两项特殊的心脏超声检查可以明确,一项是右心声学造影,一项是经食道心脏超声,均为痛苦小、无明显创伤的检查。

卵圆孔封堵术创伤大吗?

卵圆孔封堵术是一种微创介入手术,痛苦小,创伤面仅是一个"小"针眼,但需要住院,手术全程清醒,开始时在大腿根局部麻醉,手术时间通常为半小时,术后 6 小时下地,第二天即可出院。

卵圆孔封堵术后需要服药吗?

术后需要口服阿司匹林联合氯吡格雷两种抗血小板药物 6 个月,期间若有侵入性操作或手术，需要给予预防感染性心内膜炎的治疗。6 个月后停用氯吡格雷，继续口服阿司匹林至术后 12 个月。若合并有高凝状态需要口服其他抗凝药物时，则长期抗凝治疗。

医生有话说

发现卵圆孔未闭不必惊慌，但是若青中年出现不明原因的脑梗死，或者严重偏头痛并药物治疗效果不佳时，一定要到心血管内科就诊。

常宇锋

扫一扫观看视频

《卵圆孔未关闭会发生什么呢？》

心肌的生死时速——心肌炎

年仅 30 岁的金女士因为一场感冒在"鬼门关"前走了一遭：金女士最近工作劳累，加上天气转凉，有了感冒的症状，但勤奋的她仍是准点上班，晚上回家觉得乏力、憋气，进而躺下睡觉去了，谁知这一睡竟差点醒不过来！家人发现她叫不醒，拨打 120 到医院，到医院急诊医生做完心电图直接收治到 ICU，在 ICU 多次心跳骤停，通过艰难的抢救，最终把她从"鬼门关"抢了回来。一场感冒竟然进了 ICU，原因是暴发性心肌炎，现在我们就跟大家聊聊心肌炎。

什么是心肌炎？

心肌炎指心肌本身的炎症病变，根据发病的快慢可分为急性、亚急性或慢性，根据病因分为感染性和非感染性两大类。感染性可由病毒、细菌、螺旋体、真菌等所引起，非感染性病因包括过敏、变态反应（如风湿热等）、化学因素、物理因素或药物（如阿霉素等）。

其中病毒感染是心肌炎最常见的病因，因此我们常说的心肌炎以病毒性心肌炎为主。

心肌炎是常见病吗？

其实心肌炎的发生率并不低。引起病毒性心肌炎的病毒主要都是我们常见的病毒，如流感病毒、腺病毒等，我们 90% 的人都感染过这些病毒。在病毒感染流行期间，病毒性心肌炎的发病率可达到 5%。只是大多数病毒性心肌炎患者症状比较轻或没有症状，只有症状明显、病情较重的患者才到医院就诊而被统计到，所以看起来我们身边患心肌炎的人非常少。

心肌炎都会有生命危险吗？

心肌炎的临床表现轻重差别非常大，轻者可无症状，然而有些心肌炎患者病情在一定条件下会被激化，诱发暴发性心肌炎，引起心源性休克或急性心力衰竭，病情进展迅速，如不及时治疗，可于数小时或数日内死亡，甚至猝死。暴发性心肌炎的死亡率非常高，一旦发生暴发性心肌炎，70%～80%的患者都有可能会死亡。

怎样预防暴发性心肌炎？

很多感冒患者因为没有注意休息而出现了暴发性心肌炎，进而失去了生命。那么我们怎样避免感冒加重成暴发性心肌炎呢？

第一，如果感冒3周之内伴有发热就要高度警惕，因为暴发性心肌炎患者百分之百都有发热症状。

第二，感冒以后一定要充分休息，避免劳累，保证睡眠，加强营养，增加抵抗力。

第三，病毒性感冒症状如全身酸痛、发热、流鼻涕等持续3～5天或更长，进而出现气短、呼吸困难、胸痛、心悸、头昏、极度乏力、食欲明显下降等症状，多提示有暴发性心肌炎的可能性，要及时去医院就诊。

心肌炎能治吗？

症状较轻的心肌炎以休息为主，积极治疗原发感染，或进行抗病毒及营养心肌等对症治疗，这期间尤其注意不能劳累。

对于出现严重临床症状如胸闷、呼吸困难，甚至危及生命的心源性休克的心肌炎，如暴发性心肌炎，则需要及时去往医院就诊，给予生命支持，如有高度房室传导阻滞需要应用临时起搏器，心源性休克需要主动脉内球囊反搏甚至体外膜肺氧合（ECMO）维持生命度过危险期，这些都大大提高了暴发性心肌炎的生存率。同时还应给予加强抗炎、抗病毒、营养心肌、改善心肌代谢治疗，严重心肌炎伴有心脏扩大者应休息6个月至1年，直到临床症状完全消失。

心肌炎预后如何？

心肌炎的预后与心肌炎症的严重程度，以及治疗措施是否及时、有效等多种原因相关。大部分急性心肌炎患者临床可以没有明显的症状，患者预后非常好。

急性心肌炎患者病程为 2～4 周，通过有效地治疗可以得到治愈。少部分患者由于病情严重，治疗不及时，可以转为慢性心肌炎。转变成扩张型心肌病后可表现为心脏扩大、心功能下降，彩超提示心脏射血分数低。另外，心肌炎可以遗留有各种心律失常，比如各种早搏，包括室性期前收缩、房性期前收缩、交界性期前收缩或者有传导阻滞等。

医生有话说

虽然心肌炎起病隐匿，但预防起来并不难，感冒期间充分休息，做好营养支持，绝大多数人是非常安全的。一旦怀疑暴发性心肌炎，一定要尽早就诊，并积极配合医生，要知道，治愈后的暴发性心肌炎患者几乎与普通人没有什么区别。

肖文琦

扫一扫观看视频

《心肌炎》

容易引起猝死的心肌病

讲一个悲伤的故事。小李今年三十多岁，事业有成，家庭幸福，平时身体还行。有天小李在单位健身房运动，开始人还好好的，突然晕倒了，送到医院也没抢救过来，好好一个大小伙子突然没了，好好一个家突然天塌了。最后检查说是心肌病引起的猝死。

心肌病是什么？

心肌病影响心脏肌肉，使心脏难以向全身输送血液，影响心功能。心肌病有很多种，如肥厚型心肌病、扩张型心肌病等。

为什么会得心肌病？

肥厚型心肌病是最常见的心肌病，也是年轻人心源性猝死的常见原因，上面案例中的小李得的可能就是这个病。肥厚型心肌病与遗传关系比较大，基因异常使心肌增厚，影响心脏正常跳动，使心脏难以泵血，严重的时候会出现恶性心律失常，导致猝死的发生。医生可能会让患者和家属做基因检查，尽早在高危人群中筛查出有问题的人，早期干预。多数轻度肥厚型心肌病患者能够正常生活，不影响寿命。

扩张型心肌病患者的心脏变得大而薄，像一个被吹过度的气球，收缩无力，长期过量饮酒、长期高血压且血压控制不好、有扩张型心肌病家族史等都可能跟这个病有关系，如果有心慌、眼前发黑、胸闷等不舒服，可能需要查个心脏彩超看看。

心肌病引起的猝死能预防吗？

心肌病可导致心律失常，如果发生恶性的心律失常，如心室颤动、心搏骤停等，可能引起心源性猝死。故事中的小李大概率就是这个情况。现在可以通过安装体内自动电除颤器（ICD）来预防猝死的发生。

心肌病有什么表现？

心肌病前期可能没有任何不舒服，但随着病情的进展可能会出现以下表现。

1. 活动时觉得呼吸困难。

2. 双侧或单侧腿肿、脚踝肿。

3. 平躺入睡觉得憋气，需要坐起来。

4. 感觉心慌。

5. 胸疼、憋闷或有压迫感。

6. 头晕、眼前发黑或跌倒。

7. 听诊器听到心脏杂音等。

怀疑心肌病要做什么检查？

主要通过心脏彩超和心脏核磁来诊断，医生会根据您的症状、血化验结果、心脏彩超或心脏核磁检查结果、有无家族史、基因检测结果等方式确定诊断。

得了心肌病怎么办？

即使诊断了心肌病也不要感觉天塌了，通过规律的用药和检查、随访，大多数心肌病患者可以获得比较高的生活质量。但需要注意以下方面。

1. 生活习惯方面：避免参加时间长、运动量大的运动，戒烟、限酒，低盐饮食，保证充足的睡眠和休息。

2. 要按时吃药、规律随访：治疗心脏的药物要长期吃、规律吃，即使病情稳定，也要至少每年看一次门诊。要进行心脏彩超、心电图、动态心电图（Holter）等检查以评估心脏情况。

3. 家庭中如有人诊断为肥厚型心肌病，鼓励其他家庭成员去心内科和遗传门诊，做心电图、心脏彩超等检查。

4. 怀孕或者分娩前需要进行产前遗传咨询，以及到心内科就诊评估风险等。

医生有话说

如果您或身边朋友有上述症状中的一个或者几个、有家族史、有上述危险因素，建议尽快去附近医院心内科门诊就诊，查个心脏彩超或者心脏核磁。如果出现呼吸困难、意识丧失或胸部疼痛持续10分钟以上等，请立刻拨打急救电话120。

管宇

扫一扫观看视频

《什么是心肌病？》

"人体炸弹"——主动脉夹层

老张今年 60 岁，既往高血压多年，刚从工作岗位退休下来，有一天在家休息时突然感到胸口一阵疼痛，心想估计是心绞痛犯了，于是便吃了颗麝香保心丸。然而休息了一会后，症状不仅没有缓解，而且胸口又闷又痛，同时出现了腹痛，于是赶紧到医院就诊，经过一系列检查后，发现老张得的是"主动脉夹层"，随时有猝死风险，于是急诊行手术治疗，救了老张一命。

什么是主动脉夹层?

主动脉是人体最大的血管，主动脉壁由内膜、中层和外膜构成，由于各种病理因素（高血压、动脉硬化、先天血管发育不良等）导致动脉壁内膜撕裂，血流通过内膜破裂处进入动脉壁，形成一个新的向外突出的血管腔，称为"假腔"。本应从血管"真腔"获得血供的各个脏器（脑、胃肠道、肝脏及肾脏等）便会缺血甚至梗死，进入"假腔"的血液越来越多，就有可能使其破裂造成大出血。

主动脉夹层为什么这么凶险?

主动脉夹层是一种致死风险很高的疾病，一旦主动脉血管壁出现撕裂，导致大出血的概率非常大，死亡率极高。文献显示，如果不及时进行救治，大概 3% 的患者会出现猝死，两天内死亡率为 37% ～ 50%，甚至 70%，因此，主动脉夹层常被称为"人体炸弹"。

主动脉夹层有哪些发病原因和危险因素呢?

主动脉夹层病因复杂，目前认为主要与以下两种因素明显相关：一是高血压、血压波动大；二是动脉硬化、粥样斑块。

怎么识别主动脉夹层呢？

主动脉夹层最常见的症状就是前胸后背部突发撕裂样疼痛，常从前胸近胸骨处开始，随着夹层的扩张疼痛部位发生移动，部分患者会出现剧烈腹痛。

如果怀疑主动脉夹层应该怎么急救处理呢？

怀疑主动脉夹层，首先应该马上拨打120，不要剧烈活动，保持情绪和身体稳定，控制血压，控制心率，及时至医院就诊。

主动脉夹层可以预防吗？

1. 控制血压：要时刻关注血压情况，控制血压在正常范围，规律服用降压药物。

2. 严格戒烟：香烟中的尼古丁会导致动脉硬化，因此具有夹层高危因素的患者应立即戒烟。

3. 定期检查：中老年人群一定要定期体检，早期发现、早期治疗。

医生有话说

主动脉夹层非常凶险，死亡率很高，如果有前胸后背突发撕裂样疼痛，或伴疼痛部位转移，一定及时就诊，千万不要延误；日常生活中要严格控制血压，避免情绪激动、血压波动大。

崔智淼

积极预防动脉粥样硬化

常年不体检的老张最近心血来潮到医院体检后忧心忡忡，老伴发现他的异常后询问他怎么了，老张说他做彩超发现颈动脉粥样硬化、下肢动脉粥样硬化，这可如何是好啊？于是老张和老伴带着疑问来到医院，听完医生的讲解后老两口顿时放心了。

什么是动脉粥样硬化性疾病？

动脉粥样硬化是一种常见的动脉血管病变，是由脂质、胆固醇、钙和其他物质组成的斑块在血管内形成而引起的慢性炎症性疾病。北京大学的一项研究显示，30～79岁的中国人中，约2亿人有颈动脉粥样硬化，1.5亿人有颈动脉斑块。动脉粥样硬化发展是一个漫长的过程，在前期一般无临床症状，易被忽视，但是当疾病进展到斑块严重或完全阻塞血管时，就会诱发冠心病、脑梗死等疾病。

动脉粥样硬化会导致什么问题？

动脉粥样硬化最常发生在颈动脉、椎动脉、冠状动脉、下肢动脉等，单纯的动脉粥样硬化不会导致严重的后果，但随着硬化斑块，阻塞动脉管腔程度加重，供应组织缺血，诱发脑梗死、心肌梗死、下肢坏疽等疾病。

哪些人容易得动脉粥样硬化呢？

有研究表明，40～50岁的健康人群中，有近40%的人存在动脉斑块。年龄越大，发生动脉粥样硬化的概率越高。

高血压、高脂血症、糖尿病等疾病及抽烟、饮酒等不良生活习惯均可导致动脉粥样硬化的发生或加重。

动脉粥样硬化需要治疗吗？

动脉粥样硬化属于血管退化导致的，随着年龄的增加，动脉粥样硬化会逐渐加重。如果没有引起血管的严重狭窄，一般无须特殊治疗。如果合并高脂血症，则需要口服降脂药物治疗。

如果由于动脉粥样硬化导致脑梗死、心肌梗死等疾病，则需要及时治疗。

动脉粥样硬化可以预防吗？

动脉粥样硬化的预防应从养成良好的生活方式来着手，及早发现和有效处理各种会导致动脉粥样硬化的危险因素。改正不良的生活习惯，戒烟戒酒，不熬夜，减少精神压力，适度运动，保持正常体重，健康饮食（多吃蔬菜、水果，限盐限油）。

如果发现高血压、糖尿病、高脂血症等，应该尽早就诊，根据医生的建议合理控制。

医生有话说

动脉粥样硬化是很多疾病的早期阶段，预防至关重要。如果检查出来动脉粥样硬化也不用太担心，改变不良的生活习惯，控制血压、血糖，大部分不会进展很快。另外，定期体检是及时发现问题的有效手段。

崔智森

动脉栓塞别大意

80岁的张大爷虽然上了年纪，但平时身体很好，耳不聋、眼不花，腿脚利索，走起路来也是"虎虎生风"。两周前他坐在沙发上看电视时，突然感觉到左腿剧烈的麻木，自以为是久坐导致的，起来走了两步之后，麻木感非但没有减轻，还出现了明显的疼痛，逐渐加重的疼痛让严大爷无法站立，于是立刻带张大爷到血管外科就诊，接诊医生仔细询问病史，完善相关检查后确诊为急性下肢动脉栓塞。原来张大爷有"心房颤动"的病史多年，但平时没有规律服用抗凝药物，这次的急性下肢动脉栓塞是心房血栓脱落导致的血管堵塞。

什么是动脉栓塞？

动脉栓塞是指动脉腔被进入血管内的栓子（血栓、空气、脂肪、癌栓及其他异物）堵塞，造成血流阻塞，引起急性缺血的临床表现。特点是起病急骤、症状明显、进展迅速、后果严重，需积极处理。

动脉栓塞对人体有什么危害？

动脉栓塞会迅速阻断栓塞动脉血供，造成血管供血部位的急性缺血，短时间内引起肌肉、神经、皮肤等不可逆的坏死，随后大量坏死组织产生毒素播散到全身，引起全身酸中毒、急性肾功能衰竭和大脑意识的改变，最终威胁生命。

为什么会发生动脉栓塞？

80%～90%下肢动脉栓塞的栓子来源于心血管疾病，最常见的原因是房颤。随着动脉硬化患者发病率的增高，由冠心病导致的动脉栓塞比例在逐渐上升。另外，医源性栓塞的发病率在逐年升高。

动脉栓塞有什么表现吗？

1. 无脉：即触摸不到栓塞部位以下的动脉脉搏。

2. 疼痛：栓塞部位出现突发而剧烈的疼痛。

3. 苍白：栓塞部位以下组织颜色呈蜡白色。

4. 感觉异常：出现皮肤麻痹、感觉减退。

5. 运动障碍：表现为肌肉僵硬、坏死，不能活动。

哪些人容易得动脉栓塞呢？

1. 中老年人，尤其是有高血压、高血脂、高（血液）黏度、高烟瘾者。

2. 有冠心病、房颤、动脉粥样硬化和腹主动脉瘤的人群。

3. 动脉损伤、恶性肿瘤和心脏黏液瘤患者也是动脉栓塞的高危人群。

医生有话说

中老年人，尤其是房颤患者，一定要积极控制房颤，避免血栓脱落造成动脉栓塞。如果突然出现下肢麻木、疼痛，短时间内不缓解，千万不可大意，尽快就诊，避免截肢。

崔智淼

身体里的"定时炸弹"，警惕动脉瘤

张大爷平时有高血压、动脉硬化，常年吸烟。因为没有特别不舒服的症状，有时就忘记吃降压药，也不经常监测自己的血压。有一天早晨遛弯时，突然意识不清摔倒。周围的人立刻叫来救护车将他紧急送往最近的医院。经检查后发现是腹主动脉瘤破裂出血。

动脉瘤是动脉里长的肿瘤吗？

很多人看到"瘤"首先想到的就是"肿瘤"，认为动脉瘤就是长在动脉里的肿瘤。然而，其实不是这样的。动脉瘤指局部动脉管腔扩张，形似肿瘤，使该部位的血管内径比正常内径增大超过 50%。这种扩张不可恢复，局部血管内径越大，发生动脉夹层或者动脉瘤破裂大出血的风险就越高，而主动脉夹层或主动脉瘤都是致命的，死亡率为 48% ～ 56%。

动脉瘤是怎么形成的呢？

一是与先天性的遗传有关，如常染色体显性遗传多囊肾病、先天性血管发育异常；二是后天形成，如高血压、动脉粥样硬化、吸烟等都是其生长及破裂的触发因素。所以，别以为它离我们很远，情绪激动、陪孩子写作业血压升高、便秘蹲个厕所、用力生个娃、搬重物使点劲，都可能造成人间悲剧。

动脉瘤有哪些类型？

一般来说，按照发生部位将动脉瘤分为以下几类。

1. 主动脉瘤：包括胸主动脉瘤和腹主动脉瘤。

2. 脑动脉瘤：多发生在 willis 环周围，如颈内动脉瘤、前交通动脉瘤、后交通动脉瘤、椎基底动脉瘤等。

3. 周围动脉瘤：常见的有髂动脉瘤、股动脉瘤、脾动脉瘤等。

动脉瘤怎么预防呢?

1. 适当运动,锻炼身体,增强体质。动脉瘤可能是创伤导致的,把体质养好了,可以减少创伤感染的机会。

2. 日常生活中保持心态平和,不要动不动就发脾气,用良好的心态去面对生活,有助于全身疾病的预防。

3. 饮食上注意应该多吃一些豆制品,避免高脂、高糖、高盐饮食。可以多吃一些新鲜的蔬菜、水果,也可以多吃一点鱼,有助于松弛动脉,对动脉瘤的预防有好处。

4. 吸烟是主动脉瘤发生的主要危险因素。如果吸烟,那么罹患血管疾病的风险就很高。吸烟史越长,血管疾病就越严重。如果是持续吸烟,那么旨在减少血管疾病严重性的药物就不足以抵抗吸烟所带来的影响。

● **医生有话说** ●

动脉瘤就像"定时炸弹",超过一定直径随时有可能爆炸,因此一定要引起重视。中老年人一定要定期体检,及时发现,及时处理。

崔智淼

认识下肢静脉曲张

李老师今年 60 岁了，十几年前发现左下肢出现突出皮肤表面的迂曲筋脉团块，站立时明显，平躺时消失。后来，李老师下肢的迂曲团块越来越明显，小腿酸胀不适，逐渐出现皮肤瘀黑、瘙痒，甚至溃破。最后在医生的建议下做了下肢静脉曲张手术，症状明显缓解。

什么是下肢静脉曲张？

所谓下肢静脉曲张，就是由于血液淤滞、静脉管壁薄弱、静脉瓣膜功能不全等因素，从而导致下肢大隐静脉迂曲与扩张。其实我们身体多个部位的静脉都可以发生曲张，比如我们羞于启齿的疾病——痔疮，其实就是一种静脉曲张。此外，静脉曲张还包括下肢静脉曲张、食管——胃底静脉曲张、精索静脉曲张和腹壁浅静脉曲张等，其中以下肢静脉曲张最为常见。

我们平时常说的"蚯蚓腿""炸筋腿""风筋"等，其实就是下肢表浅静脉发生了迂曲扩张，局部成团，表层血管像蚯蚓一样曲张，明显凸出皮肤，曲张呈团状或结节状。下肢静脉曲张虽然不会轻易危及生命，但是如果治疗不及时，可能会引起小腿溃疡、静脉炎、静脉血栓等严重的后果。

下肢静脉曲张是怎么形成的呢？

下肢静脉曲张形成主要有以下几个原因。

1. 正常情况下，静脉内压力较小，下肢静脉血液受肌肉的挤压作用回流至心脏，静脉瓣膜就像"阀门"一样控制血液单向流动。然而很多职业，比如教师、交警、售货员、司机等，由于每天需要久站、久坐，因此受重力影响，下肢静脉压力增大，久而久之瓣膜功能被破坏，造成单向"阀门"受损，使静脉血在下肢静脉淤滞，从而引起静脉曲张。

2. 各种原因导致近端静脉阻塞，比如妊娠期的女性，由于增大的子宫压迫腹腔内血液回到心脏的必经之路——下腔静脉，从而引起下肢血液回流受阻、静脉压升高，最终导致静脉曲张。另外，引起下肢静脉曲张的原因还有深静脉血栓形成后综合征、髂静脉压迫综合征等。

下肢静脉曲张有什么症状呢？

下肢静脉曲张最常见的症状就是下肢皮肤肉眼可见青紫色静脉凸起，小腿内侧皮肤可出现营养不良性改变，如萎缩、脱屑。

轻者可表现为下肢沉重、乏力，进一步发展，就会影响下肢远端的皮肤血液供应，随着时间延长，可出现色素沉着、水肿、皮炎、湿疹。如果局部破溃就会引起经久不愈的溃疡，甚至会合并感染。

下肢静脉曲张怎么预防呢？

1. 日常注意多休息，避免长时间站立或保持一种坐姿不动，每隔1小时可活动一会。必要时按摩腿部，促进血液循环。可以做抬腿和勾脚运动，促进下肢静脉血液回流，预防静脉曲张。

2. 活动时腿部肌肉收缩，可以帮助静脉血液回流，因此要养成规律的运动习惯。运动时不穿束腰过紧的衣裤，避免增加腹压。可以选择鞋跟较低的鞋子和宽松的衣裤，缚扎弹力绷带或穿医用弹力袜。这样会有效地消除疲劳感。

3. 避免高温。高温可以使血管扩张，加重静脉内血液淤滞。这也是为什么静脉曲张的患者在温水淋浴时常常出现明显的下肢沉胀感。这也解释了如果怀疑静脉曲张就应及时就诊，而不应该局部热敷治疗。如果曲张静脉破裂出血，应该及时到医院就诊。

下肢静脉曲张怎么治疗呢？

1. 药物治疗：各个阶段的患者都需要进行药物治疗，药物治疗能有效减轻患者的症状。

2. 物理治疗：循序减压弹力袜可以促进静脉回流，恢复血液循环。通过减小静脉内径、抵消静脉高压、减轻下肢水肿恢复静脉瓣膜功能。

3. 手术治疗：手术治疗一直是下肢静脉曲张的根治性手段。

现在很多手术都用微创的方式，静脉曲张有微创手术吗？

当然有的。传统静脉曲张手术是大隐静脉高位结扎剥脱术，这种手术方式不仅损伤大，而且住院时间长。现在，射频闭合术、激光闭合术、泡沫硬化剂注射术等微创手术方式应用越来越广泛，这些微创手术方式仅用局部麻醉就可完成，一般可做到当天手术当天出院，大大缩短了住院时间。

医生有话说

在日常生活中尽量避免久坐、久站，预防静脉曲张的发生。如果职业要求必须久坐或久站，可穿适当的弹力袜加以保护，预防静脉曲张。如果已经出现静脉曲张，尽量早期治疗。

崔智淼

深静脉血栓不要慌

2000 年，一位 28 岁的英国女孩在经历了 20 小时的经济舱飞行后，在抵达伦敦希思罗机场起身的那一瞬间，突然栽倒在地，2 小时后在医院不治身亡。而她即将举办婚礼。因为病症特殊，有媒体将其命名为"经济舱综合征"，用来泛指乘客由于长时间在窄小的空间里无法变换体位，导致血液淤滞形成下肢深静脉血栓，在下飞机活动时，血栓脱落到肺动脉而造成的致死性疾病。此后，这一命名流传甚广。事实上，日常生活中长时间坐车、看电脑、伏案写作、打麻将等导致下肢长时间静止不动而形成血栓的情况，也属于"经济舱综合征"的范畴，罪魁祸首其实就是"深静脉血栓"。

什么是深静脉血栓？

人体的血管分为动脉和静脉，静脉负责把血液从身体各处引流回心脏。肢体的静脉又分为浅静脉和深静脉。身体表面可以看到的静脉是浅静脉，深静脉在肢体的肌肉之间穿行，深静脉血栓是血栓性疾病的一种，是指血液在深静脉内不正常凝结引起的静脉回流障碍性疾病，多发生于下肢，血栓脱落可引起肺动脉栓塞，两者合称为静脉血栓栓塞症。

哪些因素容易引起深静脉血栓？

1. 血流滞缓：常见于肢体制动或长期卧床的患者。

2. 静脉壁损伤：①化学性损伤：静脉内注射各种刺激性溶液和高渗溶液，如各种抗生素、高渗葡萄糖等；②机械性损伤：静脉局部挫伤、撕裂伤或骨折碎片创伤；③感染性损伤：如感染性子宫内膜炎等。

3. 血液高凝状态：常见于妊娠、产后或术后、创伤、肿瘤、长期吸烟等情况。而外科手术和创伤是深静脉血栓形成的常见诱因，如骨折等。

4. 血栓性疾病：比如易栓症、抗磷脂抗体综合征和红细胞增多症等。

5. 药物：某些药物如激素也容易导致血液凝结（尤其是雌激素），如果您正怀孕、刚生产、正服用口服避孕药或接受激素替代疗法，这类激素的水平会升高，也属于深静脉血栓的高危人群。

6.其他危险因素：如久坐、久站、长期卧床、超过 4 小时的飞机旅行等均会导致深静脉血栓形成。

深静脉血栓有什么危害？

深静脉血栓会阻断下肢的静脉回流，导致下肢肿胀、发紫、疼痛。肢体肿胀很厉害的时候甚至会影响下肢动脉血液供应。如果血栓长期存在，会导致静脉曲张、疼痛、水肿、腿发沉、皮肤颜色加深等。深静脉血栓在原地待着不动，至少一时不会要命。但是新鲜血栓是很容易碎裂脱落的，一旦脱落就会顺着静脉血流穿过右心房、右心室，进入肺动脉及其分支、阻塞管腔，这就是肺栓塞。

肺动脉担负着将含氧量低的静脉血运到肺组织，增加氧含量的重任，肺栓塞自然会导致低氧血症，患者出现胸闷、胸痛，甚至咯血、猝死。深静脉血栓形成的过程相对较长，可以在数天内逐渐长大，但是血栓的脱落、栓塞可是很快的，让人猝不及防。肺栓塞是很凶险的，危险性堪比心肌梗死、脑梗死。

深静脉血栓能早点发现吗？

深静脉血栓看不见摸不着，血栓形成早期时我们常常无法察觉，但是血栓逐渐长大堵塞静脉管腔时会阻断下肢的静脉回流，导致下肢肿胀、发紫、疼痛。值得注意的是，一半以上的深静脉血栓形成没有症状和体征，这就使得这个无声的杀手尤为可怕。

深静脉血栓怎么预防呢？

1.早期活动。鼓励卧床患者早期活动和腿部锻炼，指导患者踝泵运动，以促进静脉回流。根据患者恢复情况建议尽早下床活动。

2.避免脱水。在患者病情允许的情况下，给予适当补液，保证患者摄入足够的水分，避免血液浓缩。建议患者饮水量为 1500 ～ 2500 mL/d。

3. 避免下肢静脉穿刺，特别是反复穿刺。

4. 戒烟、限酒，饮食宜清淡。多食用富含膳食纤维的新鲜蔬菜和水果，保持大便通畅，避免由于排便困难引起腹压增高，影响静脉回流。

得了深静脉血栓怎么自我护理呢？

1. 急性期需抬高患肢，卧床休息。急性期是指静脉血栓形成的10～14天，由于血栓与血管壁粘连不稳定，极易脱落导致肺栓塞的发生。

2. 禁止按摩和热敷患肢。新鲜形成的静脉血栓与血管壁结合并不太稳定，按摩、热敷可导致血栓脱落，因此，静脉血栓形成早期按摩是非常危险的。

3. 禁止腹压过大。保持大便通畅，避免用力。大便干燥时，用力排便会增加腹压，以利于大便排出，排完便后，腹压突然下降，会使静脉血液回流突然增加，可造成静脉血栓脱落。

4. 防止骤冷骤热和大幅度运动肢体。患肢应注意适当保暖，避免碰撞，翻身动作不宜过大。剧烈的活动会使肌肉反复挤压静脉，导致静脉血栓的脱落。

医生有话说

突然发生一侧肢体肿胀，一定要警惕深静脉血栓，在未确诊之前，千万不要按摩、挤压患肢，避免血栓脱落造成肺栓塞。诊断深静脉血栓最有效的就是彩超和凝血功能检查，如有相关症状，一定要完善这两个检查。如果合并胸闷、憋气，一定第一时间就诊，避免发生致死性肺栓塞。

崔智森　王蔚华

第二章

关注呼吸系统，还你自由呼吸

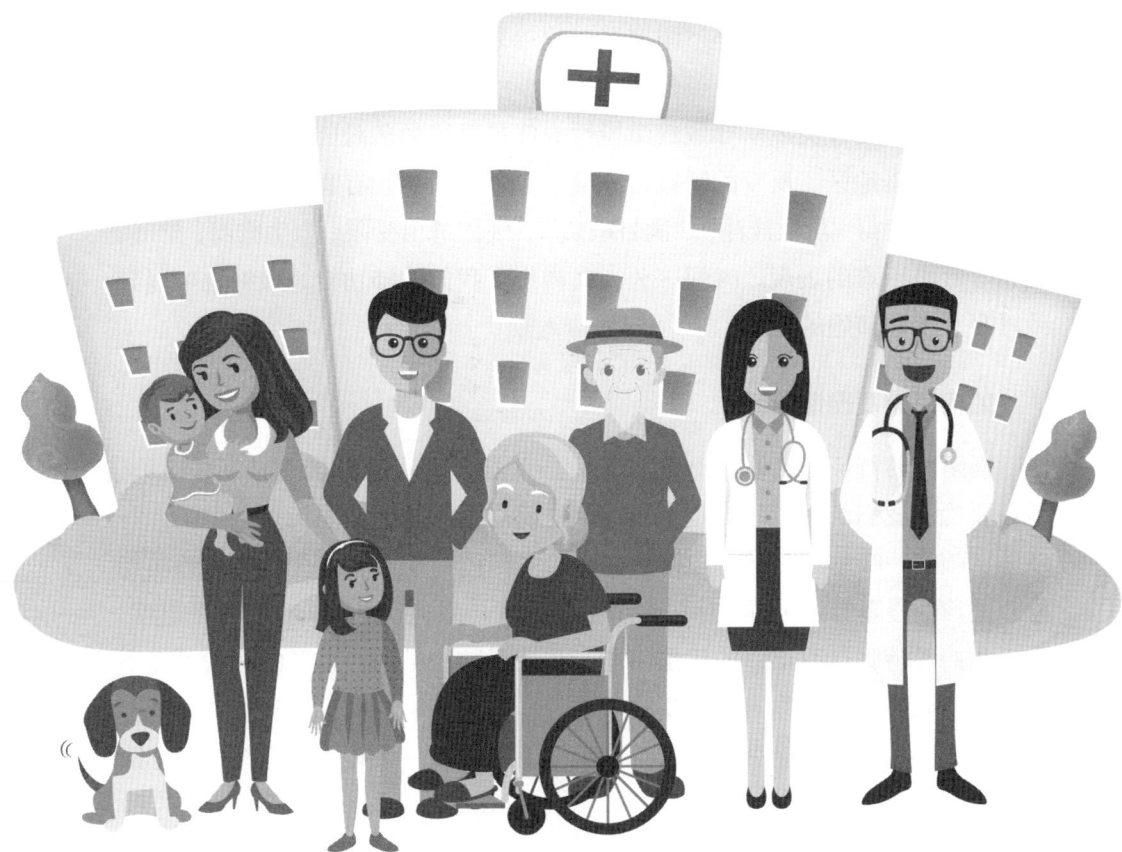

呼吸系统中的沉默杀手——慢阻肺

入秋之后天气转凉，对于老王来说，他的"咳嗽季"马上就要开始了。然而，与往常不一样的是，今年老王明显感觉到自己"气儿不够用"，尤其是一活动就"上气不接下气"，于是，他来到医院，医生告诉他，他得了"慢阻肺"。

什么是慢阻肺？

慢阻肺的全称是慢性阻塞性肺疾病，主要的表现是慢性咳嗽、咳痰，伴有逐渐加重的呼吸困难。一般在中老年人多见。从名称上看得出来，这是一种呼吸系统慢性疾病。如果咳嗽、咳痰、喘憋等呼吸道症状持续超过 2 个月，就要警惕呼吸慢病了。

慢阻肺最关键的特征是"阻塞"。简单来说，"阻塞"指的是气体进出呼吸道不通畅、受到阻碍，类似"堵车"。引起呼吸道"堵车"的原因是气道长期存在着慢性炎症。导致气道慢性炎症最常见的危险因素包括抽烟、生活在空气污染地区、反复的呼吸道感染等。长时间接触有害气体或者颗粒，可以让气道变得"坑坑洼洼""满目疮痍"，气体进出受限，产生胸闷、憋气、喘息等呼吸困难的表现。时间一久，就损伤了我们的肺功能，最终也可以导致呼吸衰竭和肺癌的发生。

如何早期发现慢阻肺？

慢阻肺的特征是气体进出呼吸道发生了"阻塞"，所以要想诊断慢阻肺，就需要检测我们的呼吸气流是否通畅，这就需要进行肺功能检查。如果您有咳嗽、咳痰、喘憋的症状，建议您到呼吸内科门诊完善肺功能检查。肺功能检查是诊断慢阻肺的金标准。医生会根据检查结果，综合判断有没有慢阻肺。由于我们的肺脏具有很强的代偿功能，在慢阻肺的早期，患者的症状可能不明显，因此慢阻肺被称为"沉默的杀手"。要想及早发现慢阻肺，就需要肺功能检查。对于长期吸烟的朋友，每年至少需要做一次肺功能检查，及早筛查出慢阻肺以便早期治疗。

得了慢阻肺，应该怎么治疗呢？

慢阻肺是可防可治的疾病。如今我们已经有了很多对抗慢阻肺的"武器"。药物是治疗慢阻肺的核心。首选的药物是吸入支气管扩张剂，它能改善气流受限的程度。除了规范的药物治疗之外，慢阻肺的治疗还包括控制危险因素、合理居家氧疗、坚持肺康复、优化饮食结构和调节心理情绪。只有全方位综合的管理，才能帮助慢阻肺患者改善不舒服的症状，提高生活质量，延长寿命。

经过治疗，慢阻肺症状缓解了，还要一直用药吗？

慢阻肺需要长期用药。根据病情，医生会调整用药的方案，但很难彻底停药。有部分慢阻肺患者在经过一段时间的治疗之后，咳嗽、咳痰、喘憋的症状明显缓解，就自行停药，这是极大的误区。慢阻肺由于存在气道的慢性炎症，疾病的损伤持续存在。治疗后症状的缓解不代表病情不再进展，更不代表治愈。慢阻肺治疗的远期目标是提高生活质量和预期寿命。症状的缓解是"慢阻肺长征"中取得的一个"短暂胜利"。规范药物治疗、不自行停药是取得"慢阻肺长征"最终胜利的坚实保证。

慢阻肺患者居家吸氧要注意什么？

对于合并有呼吸衰竭的慢阻肺患者，医生会建议长期家庭氧疗。氧疗能改善患者的症状，增加患者活动耐受度，提高生活质量。一般建议鼻导管吸氧，氧流量每分钟 1～2 L，每天至少吸氧 15 小时。可以购买一个脉氧仪自行监测，目标是让患者在安静状态下指氧饱和度达到 90% 以上。居家吸氧还要注意制氧设备的清洁与卫生，建议定期找专业公司对设备进行保养，及时更换吸氧管路，注意用电用火安全。

慢阻肺患者出现哪些情况应尽快就诊？

慢阻肺分为稳定期和急性加重期。当患者咳嗽、咳痰、喘憋症状加重，或者痰量增多、咳黄脓痰，或者需要频繁吸入"急救药物"时，说明病情在恶化，这时需要尽快就医。除此之外，部分慢阻肺患者有肺气肿、肺大疱，当剧烈咳嗽、用力排便时突发胸痛，并且伴有明显憋气、口唇发紫，要警惕自发性气胸，需立即送急诊抢救。

慢阻肺患者可以注射疫苗吗？

疫苗接种是预防相应病原体感染的有效手段。只要没有接种禁忌，慢阻肺患者是可以注射疫苗的。我们鼓励慢阻肺患者，尤其是年龄大于 65 岁的老年患者，推荐每年接种一次流感疫苗，每 5 年接种一次肺炎球菌疫苗。对于从未接种过百白破疫苗的慢阻肺患者，建议补接种。接种疫苗能显著降低慢阻肺患者出现重症感染的可能，减少急性加重的频率，从而降低死亡风险。

医生有话说

慢性阻塞性肺疾病是最常见的呼吸系统慢性疾病之一。根据最新的流行病学调查数据，我国 40 岁以上成年人中，每 8 个人就有 1 个是慢阻肺患者。人们对慢阻肺的知晓率还非常低，这就导致很多患者漏诊。对于经常咳嗽、咳痰或者一活动就上不来气的朋友，我们建议来呼吸内科就诊，做一个简单且无创伤的肺功能检查，及早发现慢阻肺。一旦确诊慢阻肺，控制危险因素、规范药物治疗、合理居家氧疗、坚持心肺康复、优化饮食结构和调节心理情绪这六大要素一个也不能少。

廖程程

扫一扫观看视频

《如何正确使用吸入装置？》

哮喘是可以得到良好控制的

　　小王怀着无比激动的心情带着一只可爱的小猫搬进了新房。没想到从此以后，他三天两头"感冒"，打喷嚏、流鼻涕、咳嗽，严重的时候还有胸闷、气短，常常需要服用感冒药、消炎药及多种止咳药治疗，症状一直反反复复。他很纳闷，自己怎么抵抗力这么差了？前几天他突发喘息，有窒息感，连忙来到急诊就医，医生说他得了"哮喘"，给他雾化药物治疗，之后规律吸入药物，他的病情得到了很好控制。

什么是哮喘？

　　哮喘是一种慢性气道炎症性疾病，其本质是炎症。哮喘的炎症和我们平时常说的"发炎"并不相同。我们说的"发炎"其实是感染，指的是细菌、病毒等病原菌入侵人体导致的感染性疾病；而哮喘的炎症与机体免疫功能紊乱相关，往往会长期存在。

哮喘的主要症状是什么？

　　哮喘常见症状包括喘息、胸闷、气促、咳嗽等。哮喘患者可能具有以上一种或多种症状，并不是具有以上所有症状才能诊断哮喘。典型的哮喘往往表现为反复发作的喘息、气急，伴或不伴胸闷或咳嗽。非典型哮喘可仅表现为单纯的咳嗽或胸闷。

为什么有人会得哮喘？

　　哮喘的病因复杂，受遗传和环境的双重影响。如果父母或亲属有哮喘、特应性皮炎或其他过敏性疾病，子女哮喘患病风险增加。环境因素也是导致哮喘的重要原因，这些因素包括大气污染、吸烟、运动、肥胖、精神因素等非过敏性因素，及生活中的过敏原，例如尘螨、家中饲养的宠物、蟑螂、食物（鱼、虾、蛋类等）、花粉、草粉，药物（阿司匹林、抗生素），还有一些职业性过敏原如油漆、染料、饲料等。

哮喘会带来哪些危害?

哮喘控制不佳会影响患者的日常工作、学习、社交活动及运动,还会让患者产生焦虑、抑郁、恐惧等负面情绪。对于儿童患者来说,还会影响生长发育。严重的哮喘发作甚至有可能危及生命。

哮喘为什么会急性发作?

最常见的原因就是哮喘没有得到有效干预和控制,在外界刺激下使炎症加重,诱发症状急剧加重。比如,接触到了过敏原、病毒或细菌感染、季节变化、昼夜温差变化、湿度或气压波动等,这些都可以使哮喘发作频率明显升高。春季、秋季气温变化频繁,是哮喘发作的高风险季节。

哮喘急性发作该怎么办?

立即使用哮喘急救药物,缓解喘憋症状。如果用药后症状好转,可在哮喘日记中记录本次哮喘发作情况,以便更好进行管理。如果用药后情况未好转,立即拨打120,呼叫救护车。

若症状迅速恶化,呼吸严重困难,无法顺利讲话或嘴唇发紫,应立即使用缓解药物,同时拨打120,呼叫救护车。

哮喘能完全控制或治愈吗?

与其他常见的慢性疾病如高血压、糖尿病一样,只要通过规范化的治疗和管理,哮喘可以得到完全控制,患者能正常工作和生活。很多患者在规范治疗下,哮喘得到了很好的控制,并没有影响他们的生长发育和肺功能,可以像常人一样生活,实现自己的人生理想。

哮喘常见的治疗方法有哪些?

哮喘治疗不仅是控制喘息、胸闷、气急等症状,关键是长期管理气道的慢性炎症。

主要治疗方法包括药物治疗和非药物治疗，其中药物治疗是核心。治疗哮喘的药物包括两大类，一类是缓解药物，如吸入的沙丁胺醇、特布他林，口服的茶碱等，能迅速解除支气管痉挛从而缓解喘息症状；另一类是控制药物，如吸入的布地奈德、氟替卡松，口服的孟鲁司特等，需要每天使用，这些药物通过抗炎作用使哮喘维持临床控制。非药物治疗方法也很重要，包括戒烟、减重、呼吸锻炼、避免接触过敏原、室内外污染空气、职业暴露，缓解情绪压力等。

如何控制哮喘发作？

良好的自我管理是实现哮喘控制的重要保证，以下措施可以帮您实现哮喘控制。

1. 坚持长期用药：减少炎症对气道的损害，改善哮喘症状，提高肺功能，降低急性发作次数，减少就医，提升患者的生活质量。

2. 定期随访：需要定期评估哮喘控制情况，根据病情调整药物治疗方案。

3. 记录哮喘日记：可以帮助医生正确评估患者的哮喘严重程度、控制水平及治疗反应，总结和分析哮喘发作与治疗的规律，并据此选择和调整治疗药物。

4. 使用峰流速仪监测病情：正确使用呼气峰流速仪并准确记录哮喘日记是哮喘患者自我管理的重要内容之一，可有效预防和减少哮喘发作。

5. 适度运动：可以减轻气道的炎症，改善哮喘的严重程度、焦虑和抑郁的症状及生活质量，减少发作的天数和去急诊室的次数。哮喘患者可以经常进行散步、游泳、慢跑、瑜伽等锻炼。

6. 合理饮食：均衡摄入营养，提高抵抗力，增强气管抗炎、抗过敏能力。

医生有话说

哮喘是一种慢性气道炎症性疾病，但这个病是可防可治的。避免接触过敏原、在专业医生的指导下规律吸入治疗及定期复诊，哮喘是可以完全控制的。

叶青

51

凶险的"蓝嘴唇"

65岁的王阿姨一直为自己"善变"的唇色而诧异。近一年多,她的嘴唇颜色逐渐由红变蓝,一起跳广场舞的朋友们打趣她"又换口红了"。同时,王阿姨也感到自己体力变差,一直认为是自己老了,直到最近她上一层楼就气喘吁吁时,才去医院就诊,确诊了肺动脉高压。

什么是肺动脉高压?

肺动脉高压是一种常见的临床病症,病因比较复杂,是由多种心、肺和肺血管疾病等引起的肺动脉压力增高。肺动脉压力增高时,因为肺循环的阻力增大,右心的负荷也相应增大,最终可导致右心衰竭,临床表现为活动后气促、头晕、乏力、胸闷、胸痛、皮肤黏膜紫绀、腹胀及双下肢水肿。

肺动脉高压为什么会出现蓝嘴唇?

肺动脉高压患者由于缺氧导致嘴唇呈蓝紫色,因此,临床上常用"蓝嘴唇"代指肺动脉高压患者,同时这也是肺动脉高压后期最直接的一个表现,如不及时治疗,会随时危及生命。

肺动脉高压的病因是什么?

有研究表明,有一些遗传性肺动脉高压是 *BMPR2* 基因突变遗传所致。因此,对于上一代直系家属有肺动脉高压的夫妻,在计划生宝宝的时候,可以做一些相关的基因筛查。当然,并不是所有的肺动脉高压都会遗传,应科学客观对待。

还有一些疾病也可能引起肺动脉高压,比如先天性心脏病(我国引起肺动脉高压的最常见原因)、慢性呼吸系统疾病(包括慢性阻塞性肺疾病、间质性肺病、肺栓塞)及免疫性疾病(包括系统性红斑狼疮、硬皮病、类风湿关节炎、牛皮癣等)等。

肺动脉高压有哪些症状？

大部分肺动脉高压患者早期没有明显症状，可能仅有一些气短、胸闷，经休息后可以好转，所以该病不易引起注意。随着肺动脉压力的进一步增加，患者的主要症状是进行性活动后气短甚至呼吸困难。

肺动脉高压怎么治疗？

根据肺动脉高压的不同临床类型制订个体化治疗方案，给予氧疗、预防感染、适当的康复锻炼及药物治疗。药物包括初始的利尿剂、地高辛及肺血管扩张剂等。药物治疗无效的患者可考虑介入治疗或心肺移植手术治疗。

肺动脉高压患者用药过程中需要注意什么？

首先，应该遵医嘱使用药物，不能擅自停药或改变用量。其次，在用药过程中如出现头痛、潮热、低血压、外周水肿、肌痛等症状，应及时去医院就诊，但需要注意的是，部分药物的不良反应在使用过程中可逐渐耐受。最后，定期到肺血管病专病门诊复诊，病情稳定的患者建议每 3～6 个月随访一次。

肺动脉高压患者日常生活中需注意什么？

1. 适当锻炼：适当进行日常锻炼可以提高生活质量，减轻不适症状。患者可进行 6 分钟步行距离的锻炼，以每日可耐受距离为基准。

2. 避免妊娠：妊娠 3 个月以后，流经肺动脉和心脏的血流量会增加，可导致肺动脉压力增加、心脏负担加重，且妊娠期间血液处于高凝状态，易形成血栓，这些因素均会加重病情。同时，肺动脉高压患者长期处于缺氧状态，且其治疗药物容易导致胎儿缺氧，发生流产和胎儿畸形。因此，肺动脉高压患者应避免妊娠。

3. 预防感染：肺动脉高压患者易合并肺炎，而肺炎往往是肺动脉高压并发右心衰竭的诱因。因此，肺动脉高压患者应尽量避免受凉，适时接种流感疫苗和肺炎球菌疫苗。一旦发生感染，应尽早治疗。

4. 调整心态：患者应该保持良好心态，正确认识疾病，学会释放心理压力，积极接受治疗。

医生有话说

　　肺动脉高压是一种发生在肺部的高血压，对很多人来说可能有点陌生，但实际上并不罕见。由于种种原因，肺动脉高压长期以来并未得到重视，且目前该病尚无法治愈，致残及致死率很高。因此，当出现气促、乏力时，除常见原因外，还需警惕肺动脉高压，及时诊断尽早进行干预。

史淑静

肺炎那些事儿

前几日，门诊来了一位 20 岁的大学生，因为淋雨出现了发热、咳嗽。起初他自己认为是普通感冒，简单且不规律地吃了些中成药，体温似乎降至正常了，但没成想咳嗽却愈发剧烈，尤其是夜里，频繁的咳嗽、咳痰严重影响了他的休息；最终他的体温也再次升高。这位同学因疾病反复不愈来医院就诊，最终确诊为肺炎。

什么是肺炎？

肺炎，顾名思义，是指肺部的炎症，医学上指终末气道、肺泡和肺间质的炎症。常由细菌、病毒、真菌或其他病原微生物引起，也可由理化因素、免疫损伤、过敏及药物所致。其中，以细菌性肺炎最为常见。

肺炎有哪些危害？

肺炎会使患者产生呼吸系统和 / 或全身的不适，有的反应强烈，严重影响生活、工作。有的病原体引起的肺炎还具有较强的传染性，可造成不良的社会影响。肺炎如果不及时治疗，可能会出现呼吸衰竭、脓胸，甚至感染中毒性休克等并发症。尤其是有基础疾病的老年人，会诱发基础疾病的加重。肺炎可以说是高龄慢性病患者及体质虚弱者常见的"杀手"。

什么情况下易患肺炎？

一般来说，是否发生肺炎取决于两方面的因素：病原体和机体免疫力。如果病原体数量多、毒力强和（或）机体呼吸道局部和全身免疫防御系统受到损害，如受凉、劳累、醉酒、免疫力低下（服用免疫抑制剂、患免疫缺陷疾病），易发生肺炎。从年龄上讲，2 岁以下的儿童和 65 岁以上的老年人是好发人群。

肺炎有哪些表现?

细菌性肺炎的症状变化较大,可轻可重。急性起病,大多数患者有发热、咳嗽、咳痰或原有呼吸道症状加重,并出现脓性痰或血痰,伴或不伴胸痛。肺炎病变范围大者可有呼吸困难、呼吸窘迫。有的伴有恶心、呕吐、腹痛、腹泻等肺外表现。老年人肺炎症状不典型,可表现为精神不佳、食欲不振或嗜睡。

如何诊断肺炎?

除上述症状外,肺炎的诊断还需要结合影像学检查,如胸部 X 线片或胸部 CT。肺炎的影像学往往可以看到肺部存在片状、斑片状的阴影或间质性改变。不过要注意的是,不是肺部有阴影就是肺炎,还需要除外一些其他疾病,如结核、肿瘤、肺水肿等,这需要医生来帮助你判断。

得了肺炎如何治疗?

肺炎的治疗包括抗感染、支持对症和并发症的处理。抗感染治疗是肺炎治疗的关键环节。越早治疗,预后越好,包括经验性治疗和抗病原体治疗。还应根据患者的年龄、有无基础疾病、患病环境和肺炎严重程度等选择治疗场所、制订治疗方案。

肺炎的支持治疗包括氧疗与呼吸支持、营养支持等。比如,根据患者的血氧情况选择合适的呼吸支持方式。对于以干咳为主要症状的患者,酌情使用镇咳药;痰量过多者可给予祛痰药物;发热时可以用物理降温或退热药物。同时,要保证营养支持、维持电解质平衡等。此外,积极处理肺炎的并发症也至关重要。

肺炎患者的日常生活需要注意什么?

1. 注意休息,适当活动,避免受凉。

2. 食物要富含热量、蛋白质,饮食清淡、不油腻。避免暴饮暴食及进食生冷食品等。

3. 戒烟、禁止饮酒。

4.避免接触其他感染患者，以防引起交叉感染。

如何预防肺炎？

加强体育锻炼、增强体质是关键。减少危险因素如吸烟、酗酒、受凉等。年龄大于 65 岁者可注射流感疫苗，以减少病毒性肺炎的发生。年龄大于 65 岁或不足 65 岁但有心血管疾病、糖尿病、肝硬化等基础疾病和免疫抑制者可注射肺炎疫苗。

医生有话说

肺炎是呼吸系统的常见病、多发病。患者常有受凉、疲劳、醉酒等诱因，起病急，病因较多，症状亦轻重不一，一般有发热、咳嗽、咳痰，甚至有呼吸困难、胸痛，老年人症状不典型，诊断需结合胸部影像学。如果您有反复发热、咳嗽，请及时来呼吸科门诊做胸部 X 线片或胸部 CT 检查，由医生来帮你判断，进而进行针对性治疗。

张丽萍

扫一扫观看视频

《支气管镜如何帮助明确肺炎病原学？》

有时打呼噜也是一种病

王先生今年 30 岁，平时睡觉有打呼噜的习惯，最近体重持续升高，BMI（体重指数）达 32 kg/m^2，家人发现王先生睡觉的时候经常有呼吸停顿的现象，于是来我院呼吸科就诊，经过多导睡眠监测的检查，医生诊断王先生为重度阻塞性睡眠呼吸暂停低通气综合征。今天，王先生再次来到诊室，咨询这个病的具体情况。

打呼噜也算病吗？

如果只是单纯打鼾，而没有呼吸暂停的话，只是会影响他人进而影响人际关系。建议进行一般治疗，如侧卧入睡、口腔矫治器等。但多导睡眠监测提示王先生有夜间频发的呼吸暂停现象，也就是说睡眠时口鼻气流消失持续 10 秒以上。当一夜至少 7 小时睡眠中发生 30 次以上这种呼吸暂停，就是睡眠呼吸暂停综合征。而王先生的监测结果显示一夜 7 小时睡眠中发生了 300 多次呼吸暂停，可以明确诊断为睡眠呼吸暂停综合征，已经属于重度阻塞性睡眠呼吸暂停综合征了。

为什么会得睡眠呼吸暂停综合征呢？

这个病的病因有很多，最常见的还是肥胖，尤其是当 BMI 超过 28 kg/m^2 时，此时咽喉部脂肪堆积，睡眠时上气道更易塌陷，从而导致气道阻力增加，出现呼吸暂停现象。其他还包括上呼吸道狭窄，比如鼻中隔偏曲、鼻息肉、扁桃体肥大、舌体肥大、小颌畸形等。

睡眠呼吸暂停综合征有什么危害？

这个病的危害是全身性的，与高血压、冠心病、脑卒中、阿尔茨海默病、糖尿病等均有密切关系，甚至可能会引发猝死。另外，因为夜间睡眠质量差，白天会有嗜睡、疲乏、头痛等表现，更有甚者会在与人交谈时，甚至开车时睡着。司机朋友一定更应该注意，早发现早治疗，防止发生交通意外。

所有打鼾的人群中，如果同床睡眠者发现其有呼吸间歇停顿现象，甚至本人有夜间憋醒情况，有白天嗜睡、疲倦乏力，注意力难以集中，记忆力下降，烦躁、焦虑，夜间入睡快等表现时，就应该警惕这个病，及时到医院就诊，完善多导睡眠监测检查，就可以明确了。

睡眠呼吸暂停综合征该怎么治？

睡眠呼吸暂停综合征主要的治疗方式有两种。一个是改变生活方式，比如减重，这是很重要的。当体重降到标准范围内时，就会大大降低睡眠呼吸暂停综合征的严重程度。另外还有侧卧姿势入睡、戒烟酒、慎用镇静催眠药物等。另一个是无创呼吸机治疗，是中重度患者的首选方法。无创呼吸机可以给气道内持续送气，减低上气道阻力，缓解上气道塌陷所致缺氧，从而消除夜间打鼾及呼吸暂停现象，达到治疗疾病的目的。

睡眠呼吸暂停综合征尚无有效的治疗药物，部分患者可以选择手术，但是手术需要非常慎重，严格把握手术适应证。

医生要话说

在现代社会，睡眠呼吸暂停综合征的发病率逐渐上升。它作为心脑血管疾病发病的独立危险因素，应该引起社会及医学专业人士的更多关注。如果您有睡眠打鼾，甚至憋醒等情况，及时完善多导睡眠监测检查，及早发现睡眠呼吸暂停，早期干预，才能更好地改善预后，享受健康人生。

曹霞

扫一扫观看视频

《睡眠监测怎么做？》

肺间质病变到底是什么病?

人到中年,李先生对自己的身体健康状况特别在意,前些时间体检做了一个胸部的 CT,拿到自己的 CT 报告单,他非常紧张。因为他的胸部 CT 报告单显示双下肺有间质改变,考虑是间质性肺炎。他自己上网查阅了一下资料,吓了一跳,网上说肺间质纤维化,简直跟绝症一样,所以,他赶紧来到门诊看病。

什么是肺间质?

通俗来讲,咱们的呼吸系统就像一棵大树,气管是树干,逐渐分出左右主支气管、段支气管等各级枝条,最后,枝条的末端膨大成肺泡,像是树叶。在支气管树和肺泡内流通着空气,在各级枝条和肺泡外包裹着一层结缔组织构成的支撑结构,里面有血管、淋巴管等,这就是肺间质。

什么是间质性肺病?

肺间质因为各种原因出现了慢性炎症或是纤维化的病变,就是间质性肺病。有些时候,肺间质改变、间质性肺炎、肺间质纤维化等不同的概念常常混杂在一起,各有不同的侧重点,我们可以把这些概念统称为间质性肺病。它是一大类疾病的统称,病因各不相同,已知有 200 多种疾病可并发间质性肺病,像是心血管系统疾病、风湿相关疾病、消化系统疾病,以及服用某些药物,如抗肿瘤药、解热镇痛药等。还有一部分间质性肺病与大气环境污染、吸入粉尘及有毒有害气体、吸烟等有关。

间质性肺病有什么表现?

间质性肺病多数出现在 50 岁以上人群中,开始时可能表现为乏力、容易疲劳,之后逐渐出现气短,活动后明显加重,有胸闷,有时候有咳嗽,往往是干咳,一般病情进展比较慢,但也有些类型进展比较快。

间质性肺病是恶性疾病吗？

有人自己查资料，觉得间质性肺病比恶性肿瘤还要严重。甚至部分患者因为自身肿瘤标志物有增高而紧张不已，认为间质性肺病就是肺癌。这是一种错误的认知。间质性肺病不是恶性肿瘤。肿瘤标志物的升高与间质性肺病所引起的体内上皮细胞破坏增生相关，尤其是癌胚抗原（CEA）、糖类抗原15-3（CA15-3）、糖类抗原19-9（CA19-9）等。这些肿瘤标志物升高不代表就是得了肿瘤。

间质性肺病有哪些病因？

间质性肺病的病因有很多种，比如，工作环境中接触粉尘、石棉、金属颗粒等，生活环境中接触鸽子、羽绒、面粉、发霉的稻草、涂料等，有风湿免疫病，如类风湿性关节炎、干燥综合征、皮肌炎等，化疗应用博来霉素、靶向药物、免疫治疗药物等，或是在进行放疗。

CT 报告了肺间质改变应该怎么办？

胸部 CT 报告了肺间质改变，有的患者觉着自己没什么不舒服的，压根不放在心上，而有的患者却紧张得不行，这两种态度都不可取。不需要过度紧张，但也不能放任不管，否则往往会因为早期未及时做出干预导致病情延误。因此，如果胸部 CT 发现了肺间质改变，无论有没有症状，都应该及时就医，听取专业医生的建议。

间质性肺病应该如何诊治？

首先，在就诊时，医生会问很多个人问题，比如从事的职业、家庭环境如何、个人用药情况、是否吸烟、是否有关节疼痛等。这些问题是帮助医生找寻可能的病因。然后，患者需要进行肺高分辨率 CT 的检查，完善肺功能检查，帮助评估病变累及范围和肺功能受损情况。同时，还需要进行风湿免疫指标、血沉等一些化验。可能还需要进行气管镜检查。如果依然无法明确诊断，就需要完善胸腔镜取一些肺组织进行病理活检来协助诊断。间质性肺病是一大类疾病的总称，治疗需要个体化。如果找到了明确的病因，比如风湿免疫病，则需要针对原发病来治疗，可能用到激素或免疫抑制剂。如果没有找到明确病因，病变以纤维化为主，需要针对纤维化进行治疗。

医生有话说

间质性肺病是一大类疾病的总称，疾病原因多种多样。有些跟自身的职业有关，比如矿工、电焊工、农民、养殖人员等；有些跟服用某些药物有关，像胺碘酮、博来霉素等；有些跟自身罹患的疾病有关，比如类风湿性关节炎、红斑狼疮等；还有一些目前找不到具体原因。

如果发现了肺间质的改变，不要着急，到呼吸科门诊做肺高分辨率 CT 检查和肺功能检查，按照医生的建议进一步寻找病因，进而针对病因进行治疗。

姜祥宁

面对呼吸衰竭，我们能做什么呢？

患者王大爷抽了几十年的烟，每天 1 包左右。近些年每日早上起床后总是咳出好几口白黏痰。他家住 3 楼，近半年来，每次上楼梯都需要中间歇上两回才能到家。3 天前，下楼遛弯后着凉后出现咳嗽咳痰增加，1 天来出现睡眠增加。今日早上家里人发现王大爷没有起床，进屋一看，嘴唇发紫，怎么也叫不醒。家人迅速拨打了 120，将王大爷送到了急诊科，后经住院治疗10 天后出院回家。

如何判断患者是急性呼吸衰竭还是慢性呼吸衰竭？

慢性呼吸衰竭患者根据其具体病情，如果存在呼吸阻力增加、呼气时间延长等临床症状，当病情持续进展，患者呼吸变得浅而快，这意味着病情进一步加重。对于急性呼吸衰竭患者，其呼吸困难的症状发展相对比较快，不仅存在呼吸频率变快或变慢，而且呼吸节律性也出现一定变化，急性呼吸衰竭特别是急性气道梗阻，会导致患者出现比较明显的吸气性呼吸困难，这也是此类呼吸衰竭患者比较明显的临床症状。

什么情况下患者需要尽快到医院就诊？

呼吸衰竭的患者由于组织缺氧，因此会出现嘴唇、甲床等发紫的情况。当患者末梢血氧饱和度下降且低于 90% 时，绝大多数会出现紫绀的情况。急性呼吸衰竭会导致患者心率加快，因此患者面临一定程度的心肌损害。当患者心肺功能同时受损时，会出现血压下降、心律失常等危及生命的症状。所以一旦在短时间内发生紫绀、缺氧、心率增快、血压下降等情况，一定要迅速到医院就诊，必要时呼叫 120 或 999 将患者送至医院急诊。

慢性呼吸衰竭的患者，病情稳定后可以在家中使用家用制氧机或家用无创呼吸机进行治疗。但是当慢性呼吸衰竭患者原本的病情发生急性加重时，比如喘息、咳嗽、咳痰等症状加重或出现呼吸困难时，也应及时到医院就诊。

急性呼吸衰竭的患者住进了重症监护室，医生是怎么治疗的？

面对呼吸衰竭的患者，医生不仅要根据其病情予以相应无创或有创的机械通气，辅助患者进行肺通气，同时还要在治疗过程中注意观察患者血气分析指标，很多患者会存在失代偿性呼吸性酸中毒或代谢性碱中毒的问题，根据患者的实际情况要不断调整呼吸机参数，及时纠正酸中毒或碱中毒的情况。

另外，还需要根据患者的具体症状来给予对症治疗药物。对于慢性呼吸衰竭急性加重的患者，感染因素是最常见的，所以这类呼吸衰竭患者，在治疗过程中要适当经验性使用抗生素进行抗感染治疗。对于存在发热的患者，则应使用相应的退热药，避免持续高热，对其他重要组织、器官造成进一步损害。

除此之外，一定要保持患者呼吸道的通畅。由于呼吸衰竭患者的肺功能受损情况相对比较严重，如果不能较好的保持呼吸道通畅，将进一步增加呼吸阻力，引起呼吸困难加重，从而使患者病情恶化。所以医生会根据患者的缺氧情况选择适当的氧疗方式，这一点对于呼吸衰竭患者而言也至关重要。通常我们会采用鼻导管吸氧或面罩吸氧等方式来为患者进行氧疗，持续氧疗能够有效提升患者血氧饱和度，改善机体缺氧状态。有条件的患者可以在家自行监测末梢血氧饱和度，使末梢血氧饱和度维持在 90% 以上。

慢性呼吸衰竭的患者如何进行家庭氧疗？

目前家用制氧机已被广泛使用。对于严重慢性支气管炎、肺气肿，伴明显肺功能异常、氧分压持续低于 60 mmHg 或末梢血氧饱和度低于 90% 的患者，可在家使用家用制氧机每日进行给予 15 小时以上的氧疗，吸氧流量不能太高，应维持在每分钟 0.5 ～ 3 L。每日坚持氧疗 15 小时以上，对减轻症状，改善各系统功能会有显著的效果。如果患者在活动后出现气促、呼吸困难等症状加重、末梢血氧饱和度降低或出现明显的口唇、甲床紫绀现象，立即让患者坐下休息，可给予短时间高浓度氧疗，待症状缓解后，再逐渐减低氧流量。吸入的氧气应通过湿化瓶和必要的加温装置，一般的家用制氧机都有加湿装置。吸氧导管、鼻塞应随时注意检查是否清洁，有无分泌物堵塞，必要时及时更换。进行家庭氧疗还应注意用氧安全，远离火源，吸氧的房间禁止使用明火。

医生有话说

　　呼吸衰竭是比较严重的综合征，但患者及家属也不要过分恐慌。按照医嘱用药，有条件者进行家庭氧疗，尽量避免感染等诱因，是能有效延缓疾病进展的措施。

陈喆

扫一扫观看视频

《如何进行家庭氧疗及使用无创呼吸机？》

体检查出肺结节怎么办？

胸外科肺结节门诊来了一位年轻的小伙子，进门就说："医生你好，单位体检，我做了胸部 CT，怎么发现了这么多肺结节呀？甚至还有磨玻璃结节！我在网上查了，磨玻璃结节有可能是早期肺癌，您快帮我看看吧，我为什么会有肺结节，我是不是得了肺癌？"

什么是肺结节？

肺结节是指肺部影像上各种直径 ≤ 3 cm 的局灶性类圆形密度高于肺组织的阴影。

1. 按照结节大小分：直径 < 5 mm 称为微小结节；直径 5 ~ 10 mm 称为肺小结节；直径 11 ~ 30 mm 称为肺结节。

2. 按照结节的密度分：密度最低的纯磨玻璃结节（PGGN）、部分磨玻璃、部分实性结节（PSN）和纯实性结节。

3. 按照结节的数量分：孤立（单发）性肺结节或多发性肺结节。

为什么会有肺结节？

肺脏是人体与外界接触最频繁，也是接触面积最大的器官。成年人每天呼吸的空气量可达到 1 万升。呼吸道从上到下有非常精密的保护机制，因此能够将吸入的大颗粒通过咳嗽、喷嚏等方式排出，对于致病的微生物及微小颗粒，会通过人体的免疫系统进行包裹、炎症反应等方式进行清除，通常以淋巴结增大及肉芽肿甚至瘢痕的形式长期留在肺内。当我们进行肺部 CT 检查时就会发现肺内微小结节或者硬结，通常不必担心。95% 以上都为良性，且良性的肺小结节是不需要临床干预的。但是，在良性背景下，早期肺癌也是以肺结节为表现的，因此，区分肺结节的良恶性是个非常专业的"技术活儿"。

如何判断肺结节的风险高还是低？

1.通过结节大小判断：早期的肺癌通常都是小于 3 cm 的结节。结节越小，恶性的风险就越小。直径小于 5 mm 的小结节，其恶性的可能性小于 1%；5 ～ 8 mm 的肺结节恶性概率为 2% ～ 6%；8 ～ 20 mm 的肺结节恶性概率为 18% 左右。超过 2 cm 以上的肺结节恶性概率会明显增高，可高于 50%。

2.通过结节的密度、边界和变化判断：良、恶性结节有不同的生物学行为，影像学特征也是不同的。

（1）纯磨玻璃结节：从大小、边界和变化来区分结节还是炎症。对于首次发现的纯磨玻璃病灶，需要一个观察周期。通常炎性病变会通过抗炎治疗或者吸收而变小或者消失。不吸收的磨玻璃结节是由大小决定风险的。6 mm 以下的磨玻璃结节慢性增生为主，6 ～ 8 mm 支气管上皮瘤样增生（癌前病变或原位癌）可能性增大，8 mm 以上浸润癌的可能性增大，尤其是密度较高的病灶。所以观察内容不仅限于大小，还需要观察密度变化，如有增大和密度变高，则需要手术切除。

（2）混合密度的磨玻璃结节：在磨玻璃结节的基础上，大小和密度升高到一定程度，实性成分越多，病灶内组织的恶性度越高，如果大于 8 mm，就应高度重视，仔细分析结节的影像细节（分叶、毛刺、空泡、胸膜皱缩等），做出初步良恶性判断，并根据风险程度给出观察间隔的建议，甚至手术决策。

（3）实性结节：1 cm 以下的实性结节，多为良性，1 ～ 2 cm 的纯实性结节如果边界光滑、无恶性征象、无增大表现，通常以良性为主，最常见的是肺内淋巴结肿大或者肉芽肿等；对于具备恶性行为的影像表现，则需要高度警惕了。> 2 cm 的实性结节通常需要手术切除明确病理并治疗。

3.通过结节的发展特点判断：良、恶性结节非常重要的特征是其动态的变化。往往只有专科医生才会对这些特征具有很灵敏的识别度和准确的判断能力。

发现肺结节怎么办？

胸部 CT 如果发现肺结节，具体的情况请到正规医院就诊明确。

对于肺结节的良恶性判断和手术时机的把握，胸部 CT 的动态随访非常重要，如果影像提示是 8 mm 以下纯磨玻璃结节，我们一般建议是静观其变，继续密切随访。但若在随访过程中，肺结节有增大趋势或者出现实性成分，需要考虑是浸润性病变，要进行临床干预并实施手术。

为什么对于同一个肺结节，医生的建议不同？

由于网络的发达，信息渠道不一，当体检或胸部 CT 检查发现肺结节，尤其是磨玻璃结节时，患者在了解到磨玻璃结节有可能是早期肺癌的情况下非常紧张，有时可能多方就医，到呼吸科、放射科、胸外科、肿瘤科或者其他科室就诊，因此往往会收到不同的意见。

专业背景不同，提供的解决问题的方法不同。每种方法都有它的科学性和局限性，在目前状态下，有些方法是已被验证过的，有些方法是即将被验证的，有些方法还未被验证。因此，在收到治疗建议时，需要了解不同方法的利弊和特定的适应证后，再做出判断。

医生有话说

发现肺结节别紧张，胸科医生来帮忙，定点、定期来评估，不因误判而过度，不因漏诊而延误。

黄宇清

扫一扫观看视频

《气管镜和超声支气管镜在肺癌诊断中的作用》

肺结节中的危险分子——肺癌

单位体检后拿到胸部低剂量 CT 报告的本院职工找到黄医生，"你快帮我看看，CT 报告显示我有肺部阴影，考虑肺癌，我该怎么办？我既不吸烟，也不接触粉尘，更没有任何症状，怎么就说是肺癌了呢？"黄医生看到她左肺上叶显示有 1.5 cm 磨玻璃结节，对照了 4 年前系统里她的胸部 CT 影像，相同部位有个 0.6 cm 的淡磨玻璃结节，经过 4 年（期间未查 CT）明显增大，并且结节内出现少量实性成分。建议立即住院。住院后全身检查排除纵隔及远处脏器转移，排除了手术禁忌证，2 天后安排了全麻下电视胸腔镜下左肺上叶切除加纵隔淋巴结清扫，手术历时 50 分钟，患者术后当天就下地活动，3 天后拔除了胸腔引流管，6 天后病理结果报告示左肺上叶浸润性腺癌，腺泡型，可见微乳头结构（5% 左右），大小 1.7 cm × 1.2 cm × 0.6 cm，未见脉管瘤栓和气腔播散，未侵及脏层胸膜，送检淋巴结 6 组 13 个均未见转移。诊断左肺上叶腺癌 IA 期。患者顺利出院，无须后续治疗，但因为有微乳头结构，需要定期随访密切观察，以防复发、转移。

什么是肺癌？

肺癌是发生于支气管上皮的恶性肿瘤，是正常细胞在不同促进因素的作用下，通过增生与分化形成的新生物。肿瘤的生长不受正常机体生理调节，它会破坏正常组织与器官，不仅在肺内生长，还会通过淋巴循环由近向远地转移。同时，到一定程度后，它会通过血液循环向其他器官、脏器转移，如肝脏、肾上腺、骨、脑等，从而影响患者生存。因此，肺癌是居于全球十大肿瘤发病率和死亡率之首的恶性肿瘤。

肺癌都有哪些种类？

肺癌有不同的组织学类型，不同类型的肿瘤发展特点不同，治疗原则也不同。从治疗学上，我们把肺癌分成小细胞肺癌和非小细胞肺癌两大类。

小细胞肺癌有哪些特点？

小细胞肺癌的生长方式非常"野蛮"，通常起源于大气道，之后很快和周围淋巴结融合生长，同时非常早通过血行转移扩散至远处器官、脏器。所以，大多数小细胞肺癌患者是没有手术机会的，因为手术无法满足根治性切除肿瘤的目标。小细胞肺癌主要通过全身综合治疗的方法控制肿瘤。

非小细胞肺癌如何诊断？

非小细胞肺癌的诊断包括三个方面。一是明确病理类型。需要明确肿瘤是鳞状细胞癌、腺癌、大细胞癌、类癌、腺鳞癌、肉瘤样癌中的哪一种。二是明确肿瘤分期。肿瘤分期由三个方面组成：原发肿瘤的大小称作 T，相关淋巴结的情况称作 N，远处器官、脏器的转移情况称作 M，由 T、N、M 共同组成了肿瘤的分期，体现了肿瘤发展的程度。三是分子诊断，了解肿瘤的驱动基因突变状况。根据不同的病理诊断、肿瘤分期和基因突变情况，给患者提供合理、恰当的治疗方案。

得了肺癌能活多久？

肺癌患者的生存期会受到多种因素的影响。其中包括：肺癌的病理类型和分子特征、分期情况以及对治疗的反应等。

1.肺癌的病理类型和分子特征代表了肿瘤的恶性程度和进展及复发、转移的风险。

2.肺癌的分期情况对治疗效果和生存期产生重要影响。早期的肺癌治疗效果更好，生存期更长。现有流行病学数据显示，Ⅰ期肺癌的 5 年生存率为 68%～90%，ⅠA 期 5 年生存率为 90% 以上。因此，肺癌筛查尤为重要，低剂量螺旋 CT 是发现早期肺癌的最有效手段，可使肺癌死亡率降低 20%。而晚期肺癌的 5 年生存率则较低，约为 5%。尽管出现了靶向治疗、免疫治疗等新手段，但并非全人群受益。因此，早发现、早治疗是肺癌病患"活得长"的最有效方法。

3.肺癌病患对治疗的反应直接影响其生存期。目前Ⅰ期肺癌，尤其是ⅠA 期肺癌，约 90% 可达到根治的目标。对于Ⅱ至Ⅲ期的患者，则需要通过手术为主的综合治疗方法。其中，新辅助治疗、辅助治疗、化疗、靶向治疗或是免疫治疗的合理安排是为肺癌病患争取长期生存的重要因素。而对于无法进行手术的ⅢB和Ⅳ期患者，需要根据每名患者特定的肺癌特点制定精准治疗方案。

肺癌都有哪些特点？

随着人们生活水平的提高、国家和个人对健康的重视，更重要的是以电视胸腔镜为代表的胸部微创技术的推广使用，使肺癌的早诊早治得以真正实施。

肺癌呈现以下特点。

1. 发病率居高不下。

2. 早期检出率逐步提高。

3. 年轻化趋势越来越明显。

4. 女性占比明显增加。

5. 磨玻璃结节、小结节越来越多。

6. 手术作为早期肺癌唯一根治性治疗的手段，创伤越来越小，患者术后康复越来越快，生活质量越来越高。

7. 手术方式的个体化、人性化被医生和患者广泛接受。

8. 综合治疗手段更丰富，根据基因检测结果选择的辅助治疗更精准，高效低害。

9. 早期肺癌手术治疗后长期无病生存已成为常态。

肺癌有哪些治疗方式？

在可见的未来一段相当长的时间内，肺癌都将是高发疾病。它既可能被视为"仅影响情绪，不影响寿命"的慢性病，也可能转变为严重的疾病。经过近30年的技术进步和设备完善，电视胸腔镜下微创手术已成为外科治疗肺癌的最合理选择。这种手术方式能够全方位优于传统开胸手术，在切除病灶、术后迅速康复、身体功能和心理负担等方面都实现了突破。

对于肺部的磨玻璃或小病灶，术前CT引导下的定位或人工智能的3D

重建可以显著缩短寻找病灶的时间，提高医生的手术精确度，有效地保护健康肺组织和功能，提高患者术后的生活质量。术后，肿瘤组织进行动态的多基因项目组合（大 Panel NGS）检测，这是实现肺癌精准综合治疗的关键。通过了解肿瘤组织的分子生物学特征，我们可以在靶向治疗、免疫治疗和化疗敏感性药物选择等方面做出最佳的治疗安排，同时也能客观地判断疾病的预后风险。

对于无法进行手术根治切除的晚期肿瘤，我们可以通过超声引导下经支气管镜穿刺活检（EBUS-TBNA）、电磁导航支气管镜活检、人工智能平台下肺结节的 3D 可视化定位穿刺活检等方式获得病理诊断和分子诊断结果。结合这些结果，我们可以为患者制定个体化的精准靶向、免疫、放疗和化疗等综合治疗方案。通过提供精准诊断、精确分期、精确治疗方法，我们旨在最大程度地延长肺癌患者的生存期，并改善他们的生活质量。

医生有话说

　　肺低剂量 CT 扫描是肺癌最有效的检测方法，这已经被大家广泛了解和接受。对于有家族肿瘤病史、吸烟习惯（无论是主动还是被动）以及患有慢性肺部疾病的人来说，他们都被视为高风险人群，因此应该每年进行定期的胸部 CT 检查。有些不抽烟的年轻人也发现了肺结节甚至肺癌，这与他们的生活环境和生活方式息息相关。

黄宇清

《肺癌筛查什么最有效？》

《肺癌手术需要切多少肺？》

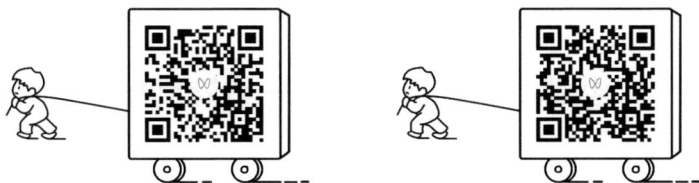

《能做手术的肺癌还需要其他治疗吗？》　《什么样的肺癌可以治愈？》

《做不了手术得肺癌该怎么办？》

扫一扫观看视频

纵隔内的不速之客——纵隔肿瘤

小强今年体检选择胸部 CT，结果显示有前纵隔肿物，于是他急匆匆来门诊看病，想知道这个问题严不严重。小强走进门诊，脸上带着一丝忧虑，急切地询问医生："医生，我体检的时候发现了前纵隔肿物，这个严不严重啊？是不是恶性的？"医生认真地查看了小强的体检报告和胸部 CT，然后详细询问了他的症状，建议小强做胸部增强 CT，以便更好地对纵隔肿瘤的性质进行判断。小强按照医生的建议，完成了胸部增强 CT 检查，医生根据胸部增强 CT 考虑胸腺瘤的可能性大，随后安排了小强住院进行了手术，术后病理确定是 A 型胸腺瘤，小强问手术后是否需要放化疗，医生告诉他，手术做得很及时，手术后不需要放、化疗，定期复查即可，小强高高兴兴地出院回家休养了。

纵隔在哪里？

纵隔不是人体的器官，而是一个区域的名称，通俗地说就是两肺之间的区域，在这个区域里面，组织、器官众多，包含心脏、大血管、气管、食管、神经、胸腺及丰富的结缔组织和脂肪组织，因此这些组织或器官起源的肿瘤多种多样。但是纵隔肿瘤往往有其相对固定的好发部位，为了更好地诊断，将纵隔分为数个区域，常用的是四区法，先横向分割，分为上纵隔和下纵隔，再以心包前后壁为界，将纵隔分为前、中、后纵隔。

什么是纵隔肿瘤？

纵隔肿瘤是发生在纵隔内的各种肿瘤的统称，有原发性肿瘤和继发性肿瘤之分。继发性肿瘤指的是由身体其他部位转移到纵隔内的肿瘤。

因纵隔肿瘤好发部位相对固定，时常可根据其发生位置做出相应的性质判断，纵隔各区域常见的肿瘤如表 2-1 所示。

表 2-1　纵隔肿瘤常见位置分布

前纵隔	中纵隔	后纵隔
胸骨后甲状腺肿	淋巴瘤	神经源性肿瘤
胸腺瘤（癌）	巨大淋巴结增生症（Castleman 病）	食管囊肿
畸胎瘤		
淋巴瘤		
心包囊肿		
支气管源性囊肿		

纵隔肿瘤有哪些症状？

大多数纵隔肿瘤患者无症状，多为体检或因其他情况行胸片、CT 或核磁时被发现。但当肿瘤过大或侵犯周围组织、器官时可产生相应症状。例如，肿瘤压迫或侵犯气管、支气管会引起咳嗽、胸闷，甚至呼吸困难；肿瘤压迫、侵犯上腔静脉会出现上肢及颜面部水肿；肿瘤压迫食管会导致吞咽困难；肿瘤压迫星状神经节会出现面部无汗、瞳孔缩小、上眼睑下垂；肿瘤压迫臂丛神经会出现上肢麻木、疼痛；压迫喉返神经会出现声音嘶哑、饮水呛咳；肿瘤侵犯胸壁、胸骨、肋骨会出现疼痛等。有些肿瘤亦有特异性症状。例如，胸骨后甲状腺肿可随吞咽上下活动；畸胎瘤侵犯肺组织破溃后可咳出毛发或豆腐渣样物质；胸腺瘤可合并重症肌无力表现，如眼睑下垂、全身无力等，亦可合并单纯红细胞再生障碍性贫血，可表现为乏力，查血常规可发现血红蛋白降低。

怎么才能及早发现纵隔肿瘤？

大多数纵隔肿瘤无症状，故大多于体检或因其他原因行 CT 或核磁时发现，胸片只能发现较大的纵隔肿瘤，因此体检很有必要完善胸部影像学检查，对于小的纵隔肿瘤，需要通过 CT 检查才可发现。

发现纵隔肿瘤怎么办？

发现纵隔肿瘤应及时就医，因纵隔肿瘤种类繁多，需专业医生提供诊疗意见，主要就诊科室是胸外科。

纵隔肿瘤应该如何治疗？

纵隔肿瘤多为良性肿瘤，大部分可经过手术切除治愈。对于纵隔恶性肿瘤，较小时发现亦可行手术完整切除，术后需根据情况决定是否需要辅助化疗或者放疗。对于已经有周围器官侵犯的恶性肿瘤则可能无法根治性切除，可考虑通过活检明确诊断，后续通过化疗、放疗等手段控制病变发展，延长寿命。大部分手术可通过胸腔镜微创手术方式来完成，但复杂手术需开胸完成。活检方式包括 CT 或 B 超引导下经皮穿刺活检、超声支气管镜下穿刺活检（EBUS–TBNA）、纵隔镜或胸腔镜活检术。

纵隔肿瘤手术后会不会复发？

大多数纵隔良性肿瘤行手术完整切除后不会复发，但手术若未能完整切除即有复发可能。纵隔恶性肿瘤复发概率更高，要视具体情况而定。

医生有话说

纵隔肿瘤是当之无愧的不速之客，大多无症状，建议体检时选择胸部 CT，可以早期发现纵隔肿瘤。纵隔肿瘤种类多样，病因复杂，一旦发现应及时至胸外科就诊。遇到纵隔肿瘤不要慌，大多数纵隔良性肿瘤及一部分体积较小的纵隔恶性肿瘤可经手术完整切除，且大多可通过胸腔镜微创手术方式完成。对于无法完整切除的病变，可选择穿刺活检或胸腔镜活检，明确诊断后进行非手术治疗。

杨影顺

突发胸痛可能是气胸

胸外科急诊来了位上体育课突发右侧胸痛的高二男生，白白瘦瘦的，表情痛苦。黄医生简要询问了发病过程，快速进行了查体，发现孩子瘦高体型，胸廓扁平，双侧胸廓对称，右侧触觉语颤降低、呼吸音明显减弱，黄医生意识到孩子很有可能是自发性气胸，立即安排了胸片检查，发现右侧胸腔外带肺纹理消失，肺压缩 50%，气胸线顶端肺尖部可见"Ω"型大疱影，心电图为窦性心动过速，做了相应的实验室检查。随即给患者急诊下了闭式引流管，保证其呼吸顺畅。但因为胸片可见明显的肺大疱征象，所以建议胸腔镜手术彻底切除肺大疱，避免反复发作气胸影响孩子的高考和学业。孩子家长了解后决定接受手术治疗。于是黄医生将孩子收入院，完善了术前检查，安排了全麻下电视胸腔镜胸腔探查＋肺大疱切除术。手术顺利，术后三天拔管出院。

气胸是怎么回事？

从医学角度来讲，气体进入到胸膜腔，胸膜腔负压消失，就叫气胸。

胸膜腔是一个潜在的腔隙，存在于人的胸壁和肺之间，胸膜覆盖在肺的表面，通过反折又同时覆盖在胸壁表面，脏层胸膜和壁层胸膜之间的腔叫作胸膜腔。

胸膜腔是一个完整的结构，中间没有空隙，并且里面是负压状态，呼吸时通过呼吸肌的主动运动，使得胸膜腔扩张和收缩，从而带动肺的吸气和呼气运动。

如果外界的气体或者肺破裂造成气体进入到胸膜腔，使胸膜腔的负压消失，那么肺就不能跟随胸壁运动，呼吸就会受限，叫作气胸。

气胸是怎么引起的？

气胸分为开放性气胸和自发性气胸。

开放性气胸是因为胸壁受到外伤，造成外界的气体进入到胸膜腔。

自发性气胸比较多见，胸膜因为某种原因自身破裂，比如肺表面有肺大疱，肺大疱破裂以后，气体就会从肺内进入到胸膜腔。

肺大疱与支气管相通，吸气时气体进入大疱，使之变大，但肺大疱不能自行排出气体，所以内部压力在不断增大，大到一定程度时，恰好受到了外力，比如剧烈咳嗽、打喷嚏等，胸膜腔压力发生变化，或者是潜水等使外部压力改变，就可能导致肺大疱破裂，引起气胸。有时候即使没有外力的作用，肺大疱也会随着自身压力的增大而自发破裂，可能在休息的时候，甚至在睡觉的时候就发生了气胸。

另外有些肺部疾病，比如肺结核、肺气肿、肺部肿瘤、淋巴管肌瘤病，甚至肺部恶性肿瘤治疗后空洞形成等，都有可能会导致肺局部破裂，发生气胸。

原发性自发性气胸好发于瘦高个的中青年人，可能是因为在发育过程中身高发育过快，胸膜腔快速延长，胸腔内顶部与下部压力梯度增加，肺实质在发育过程中，在胸膜顶部增大的压力下，形成了肺大疱，肺大疱破裂就会引起气胸。

气胸有哪些症状？

少量的气胸可能仅仅是有点胸闷、胸痛，或者活动之后气短。

大量的气胸会导致呼吸困难，肺部被压缩得越明显，呼吸困难就越严重，最严重的会造成呼吸循环障碍。

有时气胸还会合并胸腔出血，出现血气胸，甚至会发生失血性休克，危及生命。

突然出现以上症状，怀疑是气胸时，尽量保持安静，同时尽快就医，有条件的话尽早吸氧。入院后通常拍一张胸片就能明确是不是气胸。

通常情况下，少量的气胸，肺部压缩在30%以下，可以保守治疗，通过卧床休息，胸膜腔一般能将气体自行吸收，自己就缓解了。如果是大量的气胸，肺部被压缩超过30%，就需要治疗了。

气胸怎么治疗？

治疗方法有排气治疗和手术治疗。

排气治疗，一个是穿刺抽气，一个是持续胸腔闭式引流。

穿刺抽气是一次性的治疗，对于患者来说，气胸是一个持续的过程，气体持续进入胸膜腔，所以穿刺抽气并不太适合自发性气胸患者。

持续胸腔闭式引流是在胸壁切一个小口，在胸膜腔放置一根连接密闭负压装置的引流管，使气体能随时排出来。持续胸腔闭式引流虽然能将胸膜腔内的气体随时排出，并且通过密闭的负压装置，可以使胸膜腔逐渐恢复负压状态，但如果是持续漏气，仅仅胸腔闭式引流就不够了，需要从根本上解决引起气胸的原发疾病，因此有些气胸患者可能需要选择手术治疗。

原发性自发性气胸患者如果发现有明显的肺大疱，原则上应该主张积极手术治疗，特别是双侧肺先后或者同时发生过气胸的，这种非常危险，通过手术积极彻底治疗气胸的病因，防止气胸的发生。

手术治疗主要是切除肺大疱，属于修复性手术，对肺脏本身的功能影响是很小的，可以从根本上解决气胸，对于防止复发是非常有意义的。

年轻人的原发性自发性气胸，95%可以通过手术根治，不再复发。

医生有话说

突发胸痛一定要及时就医，急诊完善检查并快速诊断。诊断为气胸或者液气胸的患者都应采取及时的治疗措施。对于有手术适应证的患者，应当及时讲解病情，建议患者进行电视胸腔镜根治性的手术治疗，以避免气胸反复发生，提高患者生活质量。

黄宇清

第三章

消化系统那些事儿

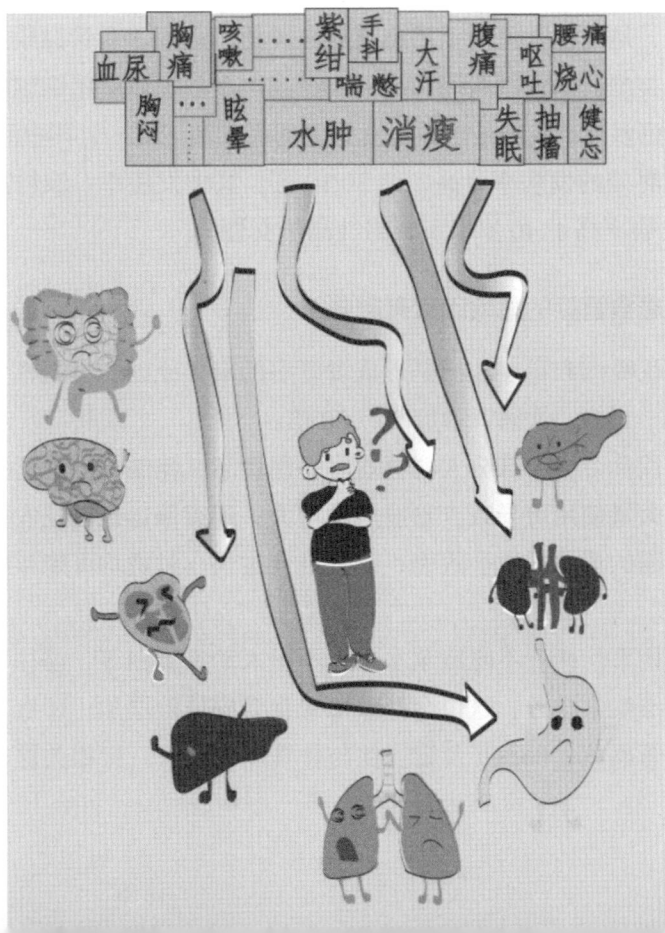

保护食道，远离食管癌

俗话说得好：人是铁，饭是钢，一顿不吃饿得慌。近期高爷爷就出现这个问题：1 年前，高爷爷吃饭的时候总觉得很噎，需要用水或米汤才能冲下，他也没有太注意。近期高爷爷觉得喝酸奶时都咽不下去，更别提吃米饭和菜了，体重急速下降，浑身无力。高爷爷的爱好：烟不离手，酒不离口。并且喜欢吃咸菜，吃饭时候总喜欢"速战速决"。结果到医院做了胃镜，就看见三个醒目大字"食管癌"。高爷爷就纳闷了："平素身体杠杠的，怎么就食管癌了，下一步怎么办呢？"

什么是食管癌？

食管癌，是一种常见的上消化道恶性肿瘤，起源于食管黏膜上皮细胞，常见的病理类型：鳞状细胞癌和腺癌。在我国食管癌以鳞状细胞癌多见，欧美地区以腺癌多见。我国是世界上食管癌的高发地区之一，其中河南、河北、山西三省交界处的发病率最高，约 30/10 万。其中发病率：农村高于城市，40 岁以上发病率高于 40 岁以下，男性高于女性。

导致罹患食管癌的危险因素有哪些？

目前公认吸烟和重度饮酒是形成食管癌的重要原因，吸烟者食管癌的发病率增加 3 ~ 8 倍，饮酒者增加 7 ~ 50 倍。

不良的饮食习惯：部分人群喜欢吃腌制食品，腌制食品中还有大量亚硝酸盐，长期大量使用可导致食管癌风险增大；还有偏远地区及农村，进食发霉食物，里面的黄曲霉素会致癌；以及进食过快、过烫均可能导致发生食管癌风险增加。

饮食结构不均衡：不吃蔬菜水果，不摄入动物蛋白等，往往导致体外内微量元素及维生素缺乏，这也会导致罹患食管癌风险增加。还有其他一些疾病，如胃食管反流、Barrett 食管往往与食管癌发病有直接相关性；另外食管癌可能存在家族遗传性。

患有食管癌有哪些症状?

其实早期食管癌症状不明显,吞咽较硬食物可能出现:针刺样或牵拉疼痛,自觉有食物停滞感或异物感,需要吞咽水后缓解。

中晚期食管癌的典型症状为进行性吞咽困难,随着疾病加重,进食食物由普通食物到半流质食物,直至流食出现咽不下去症状。部分患者还会出现后背痛,声音嘶哑、饮水呛咳等,并且出现消瘦、乏力等表现。

食管癌如何诊断?

当出现上述症状,或者临床怀疑有食管癌时,首先可考虑食管吞钡双重造影以及胃镜,并活检明确诊断,这两种方法可以确定食管内情况,以及病变位置,并且组织活检可以达到确诊目的。其次可以通过超声胃镜来判断食管癌的浸润深度。另外还需做胸、腹部增强 CT 了解病变长度以及对于周围组织和器官的影响,评估能否手术切除。

食管癌如何治疗?

食管癌是胸外科诊疗范畴,也涉及肿瘤内科、放疗科。

食管是从颈部开始延伸到腹部,可以分为:颈段食管,胸段食管(上段、中段、下段),腹段食管。食管癌在国际上也有它的分期情况,根据不同分期及不同部位,治疗方案不同。

对于早期食管癌患者,可以采用内镜下治疗方式,但需要仔细评估病情。就目前来看我国发现食管癌患者大部分已处于中晚期。

对于可手术切除的食管患者,手术是目前治疗食管癌的首选方法,手术方式包括:左开胸、右胸 – 腹部、右胸 – 腹部 – 颈部,左胸 – 颈部,以及微创食管癌切除(minimaly invasive esophagectomy,MIE)。MIE 主要是以胸腔镜联合腹腔镜治疗食管癌的一种方式。优点:不切断肌肉和肋骨,术后疼痛减轻;术中组织及结构解剖更为清晰;手术视野更好;淋巴结清扫更彻底等。

对于局部晚期患者,可通过术前的新辅助治疗:化疗,放疗或免疫治疗,以及联合治疗，达到缩小肿瘤后进行手术。

对于晚期患者，以及不愿意或无法耐受手术患者，可采用根治性放化疗或免疫联合化疗等方式治疗。

如何预防食管癌发生?

1. 戒烟、限酒。

2. 少吃或不吃腌制、熏制食物；杜绝使用发霉及过期食品。

3. 保持良好的饮食习惯：细嚼慢咽，避免过烫食物，以及保持食物营养的均衡性：做到不挑食，多吃新鲜水果及蔬菜。

4. 积极治疗食管其他疾病：胃食管反流，贲门失迟缓症以及 Barrett 食管等。

5. 若出现高危因素，建议定期复查胃镜。

医生有话说

食管癌需要早期发现，早期诊断，早期治疗。改变不良饮食习惯，保证营养的均衡性，积极规范治疗食管其他疾患，可以降低食管癌发生的风险。如果出现不适症状，建议及时就医检查，听取专业的诊断意见，切忌根据网络资料做出片面以及错误的判断，以免带来不必要的心理负担。随着医学进步,食管癌的治疗方式以及治疗药物不断优化，一定程度上提高了患者的生存率，但整体的效果不容乐观，因此早期预防及发现尤其重要。

王帅

为什么会得胃、十二指肠溃疡?

小张是一家公司的业务经理,平时业务繁忙,下班后常还有应酬,生活也不规律,近两年来,小张总感觉胃痛,但不是很严重,也就没有去医院看病。胃痛一直时有时无,饮酒后疼痛更为明显,终于有一天小张出现了恶心、呕吐,而且还吐血了,这才慌忙去医院检查。医生给小张做了胃镜,发现他有严重的胃溃疡,让他住院治疗,小张这才知道既往胃痛的原因,后悔没有早些就诊。

胃、十二指肠溃疡是什么疾病?

胃、十二指肠溃疡是我们平常所说的消化性溃疡中最常见的类型,是指在各种致病因子的作用下,黏膜发生炎性反应,坏死、脱落,形成溃疡,目前仍是常见的消化系统疾病之一。该疾病可见于任何年龄,以 20 ~ 50 岁居多,男性多于女性,临床上十二指肠溃疡多于胃溃疡。

胃、十二指肠溃疡有哪些症状?

胃、十二指肠溃疡患者主要的症状就是胃痛,会出现中上腹部隐痛,可以反复周期性发作,多在季节交替时出现。十二指肠溃疡典型的表现就是肚子饿了就痛,吃点东西能缓解,医学上称之为"饥饿痛",有时也会在凌晨出现胃痛,影响睡眠。胃溃疡则表现为进餐后胃痛,至下一餐可缓解。除了胃痛,也可伴随上腹烧灼感、反酸、嗳气、消化不良,有时还伴有恶心和呕吐,严重的患者会出现呕吐咖啡色、黑色或暗红色物质,排黑便或暗红色血便等严重情况,同时伴有乏力、心慌、头晕等,这往往提示溃疡出血,而且出血量比较大,患者需要立即就医。还有些严重的患者出现腹痛突然加重,需要警惕溃疡穿孔,也需要立即就医。

胃、十二指肠黏膜的急、慢性炎症、糜烂是溃疡吗?

胃、十二指肠黏膜的急、慢性炎症、糜烂不是溃疡。炎症、糜烂侵犯黏膜的深度不如溃疡，但临床表现可以与溃疡类似，单从临床症状有时很难区分，需要通过胃镜与病理检查明确诊断，两者的治疗疗程也不一样，溃疡治疗时间比炎症、糜烂要长。

为什么会得胃、十二指肠溃疡？

胃、十二指肠溃疡的病因有很多。

1. 幽门螺杆菌感染：幽门螺杆菌是一种能在胃酸中生活的特殊病菌，可以在人与人之间通过消化道传播，幽门螺杆菌感染可以引起胃黏膜分泌胃酸增加，导致胃黏膜出现炎性反应、萎缩，防御能力下降，从而造成溃疡，是引发胃、十二指肠溃疡的关键致病菌。

2. 药物：①非甾体抗炎药，如阿司匹林等，常被用于风湿性疾病、骨关节炎、心脑血管疾病等，15% ～ 30% 的服药人群会患胃、十二指肠溃疡，且溃疡出血、穿孔等并发症的危险性增加 4 ～ 6 倍；②其他药物，如糖皮质激素、抗血小板药物（氯吡格雷等）、部分抗肿瘤药物和抗凝药物的广泛使用也可诱发胃、十二指肠溃疡，服药时间越长，越容易引起溃疡。

3. 胃酸：在胃、十二指肠溃疡的发病中起重要作用。胃酸对消化道黏膜造成损伤一般只有在正常黏膜防御和修复功能遭受破坏时才发生。许多十二指肠溃疡患者都存在基础酸排量、夜间酸分泌、最大酸排量、十二指肠酸负荷等增高的情况。

4. 遗传因素：部分患者有家族史，进食后胃酸分泌过于旺盛，胃幽门括约肌松弛，胆汁反流，也可以形成胃、十二指肠溃疡。

5. 饮食原因：平时喜欢吃辛辣刺激的食物，而且食物过热、粗糙、饮酒多也会引起或加重胃、十二指肠溃疡。

6. 其他原因：吸烟、应激、心理因素，以及胃、十二指肠运动异常等在溃疡的发展中也起一定作用。

胃、十二指肠溃疡要做什么检查？

胃、十二指肠溃疡一般需要到医院做进一步的检查，主要包括血常规、便常规加隐血、呼气试验检测幽门螺杆菌、胃镜检查等，一般很快就能确诊。

胃、十二指肠溃疡很严重吗?

胃、十二指肠溃疡是一种消化道常见疾病,发病率高,但一般并不严重,治疗药物包括抑制胃酸药物,如奥美拉唑或雷贝拉唑;保护黏膜药物,如替普瑞酮、铝酸铋、铝碳酸镁、瑞巴派特等,坚持规律、全程服用,如果有幽门螺杆菌感染还需抗菌治疗,溃疡一般都可以治愈。对于个别严重的患者,比如并发溃疡出血、穿孔者需要住院治疗。在药物治疗的同时,还要注意戒烟、戒酒,注意饮食、休息,保持心情平和等。

胃、十二指肠溃疡可以避免吗?

胃、十二指肠溃疡是可以避免的,主要预防措施如下。

1. 饮食要清淡,易消化,避免辛辣刺激、过热和过冷的食物,不要大量进食含糖量高的食物,而应该食用富含膳食纤维的饮食。

2. 生活起居要规律,尽量不熬夜、减少疲劳、按时三餐,戒烟、戒酒。

3. 适当运动,加快食物消化,减轻胃、肠消化负担。

4. 调节身心,保持良好的精神状态,避免紧张与焦虑。

5. 注意饮食卫生,使用公勺公筷,避免幽门螺杆菌感染。

医生有话说

胃、十二指肠溃疡是可以预防和治愈的,胃部不适、疼痛要及时就医,尽早确诊,才能有效治疗,切不能长期忍受,自行服药止痛,以免延误治疗。平时工作与生活要劳逸结合,饮食起居要规律,不抽烟、少饮酒,健康饮食,养成良好就餐习惯,使用公勺公筷,避免幽门螺杆菌感染,远离胃、十二指肠溃疡。此外,消化系统功能易受情绪及精神状态影响,身心健康才能保持胃肠功能健康,也可以防范其他消化道疾病的发生。

庆琳琳

如何降低胃癌的发病风险?

小王今年 32 岁,近半年来总是觉得上腹不适,1 周前自觉症状加重,食欲不振,于是来到医院做了胃镜检查,结果竟然是胃癌! 随即完善了腹部增强 CT 检查,还发现了肝转移癌,大家都非常吃惊。为何这么年轻就患上胃癌了呢? 向小王详细追问了情况,发现他平时饮食不规律,体检时也发现了幽门螺杆菌感染,但因当时无明显症状未予重视,没有治疗。此外,他的爷爷和姑姑分别患有胃癌、结肠癌。

胃癌是常见疾病吗?

胃癌是我国常见的恶性肿瘤之一,严重威胁人民群众的生命健康,是我国重大的公共卫生问题。在我国,胃癌位列恶性肿瘤发病率的第 4 位,死亡率的第 3 位,目前胃癌防治仍是我国恶性肿瘤防控面临的重大挑战。胃癌发病率在 40 岁之前处于较低水平,自 40 岁之后快速上升,男女发病率均在 80 岁以上人群中达到高峰;目前我国的胃癌患者主要以 50 岁以上人群为主,男女比例约为 2∶1。近年来发现胃癌的发病有年轻化的趋势,这可能与大家的生活习惯、生活方式等因素密切相关。

什么样的人容易患胃癌?

胃癌的发生是多因素参与、多步骤演变的复杂过程,是遗传和环境等因素相互作用的综合结果。目前研究已经明确的主要危险因素如下。

1. 幽门螺杆菌(HP)感染:幽门螺杆菌在胃部长期存在会引起慢性胃炎,并在胃黏膜萎缩和肠化生的发生发展中起重要作用。有研究结果表明,幽门螺杆菌感染者胃癌发生风险是非感染者的 2.04 倍;根除幽门螺杆菌是预防胃癌的有效措施,可降低胃癌发生风险。

2. 饮食与饮食习惯:长期高盐饮食,过多烟熏煎炸食品、红肉与加工肉的摄入及不良饮食习惯是胃癌的危险因素。过量摄入盐分可能会刺激胃黏膜,导致黏膜萎缩、DNA 合成增加和细胞增殖，从而促进胃癌的发生；腌熏煎烤炸食品在制作过程中会产生多环芳烃、N－亚硝基化合物等致癌物，使胃癌发生风险的增加；不良饮食习惯会导致胃黏膜反复损伤修复，降低胃黏膜的保护作用，长期作用可引发癌变。

3. 吸烟：吸烟可增加胃癌的发病风险，吸烟量越大、吸烟年限越长，胃癌发生风险越高。

4. 饮酒：饮酒是胃癌的危险因素之一，饮酒对胃的影响与酒的类别、饮酒量和饮酒时长有关。

5. 一级亲属胃癌家族史：如果家族里父母、兄弟姐妹有胃癌病史的人群发生胃癌的比例更高。如果年轻的患者有胃癌家族史，同时出现上腹部不适、消化不良或者近期短时间内体重下降，一定要警惕胃癌。

胃癌会有哪些症状？

胃癌是起源于胃黏膜上皮细胞的恶性肿瘤，90% 以上是胃腺癌。多数胃癌患者在早期没有明显的症状，少部分患者可出现腹部饱胀、上腹疼痛、消化不良等不适，症状较轻微，一般会被认为只是胃炎而忽视。多数患者在确诊时已处于中晚期，中晚期胃癌可有上腹痛、消瘦、食欲减退、乏力、恶心、呕吐、呕血、黑便、腹泻、吞咽困难等症状。

如何发现胃癌？

胃镜检查及病理是诊断胃癌的金标准。

年龄 45 岁及以上，且符合下列任一条件者为胃癌高风险人群。①长期居住于胃癌高发区；② Hp 感染；③既往患有慢性萎缩性胃炎、胃溃疡、胃息肉、手术后残胃、肥厚性胃炎、恶性贫血等胃癌前疾病；④一级亲属有胃癌病史；⑤存在胃癌其他高危因素（高盐饮食、吸烟、重度饮酒等）。

高风险人群是指患病风险处于较高水平的人群，确定高风险人群是疾病预防控制中一项极其重要的措施，有助于癌症的早期发现、早期诊断及早期治疗。针对高风险人群开展胃癌筛查是较为可行的方法。

发现胃癌怎么办？

早期的胃癌不仅能够通过胃镜进行检查，甚至可以通过它进行切除。病灶≤2 cm、无合并溃疡的分化型黏膜内癌，胃黏膜高级别上皮内瘤变，可通过胃镜进行切除。胃镜下切除有诸多优点，符合适应证的胃镜下切除跟外科手术是一样的，而且从风险和生活质量方面来讲，比外科手术更为优越；但是由于适应证的限制无法用于所有早期胃癌，特别是伴淋巴结转移的早期胃癌。

胃癌的综合治疗提倡各项治疗措施优化组合，制订完善的诊疗方案，可以克服单一治疗方法的局限性，实施针对每一个患者的个体化治疗，大大提高治疗效果。手术是治疗胃癌的首选方法，亦是最有效的治疗方法。

胃癌患者的生存率是多少？

胃癌患者的生存时间与其临床诊断发现的早晚密切相关。胃癌早期症状不明显，多数患者在确诊时已处于中晚期，即使接受手术治疗的五年生存率仍＜30%，而早期病例经过及时治疗五年生存率可＞90%。

如何降低胃癌的发病风险？

足量摄入蔬菜水果是胃癌的保护因素。有研究表明，食用富含维生素C的蔬菜和葱蒜类蔬菜可显著降低胃黏膜病变进展和胃癌的发生风险，在22.3年的随访研究中，补充维生素制剂和大蒜素制剂展示出潜在的胃癌预防作用。

避免高盐饮食，减少红肉与加工肉的摄入，少吃咸菜、烟熏和腌制食品，不食霉变食物，戒烟戒酒，根除幽门螺杆菌及治疗癌前病变等措施可在一定程度上减少胃癌的发生。

医生有话说

胃癌的发病有年轻化的趋势，这可能与大家的生活习惯、生活方式等因素密切相关。胃镜检查及病理是诊断胃癌的金标准。胃癌患者的生存时间与其临床诊断发现的早晚密切相关。

尚杰

出现什么症状可能是结直肠癌?

最近 3 个月，赵大爷发现自己大便和原来有些不一样了，原来每天可以很规律的排 1 ～ 2 次大便，现在每天多达 4 ～ 5 次，每次都很急，但是又排的不多，还有肛门的下坠感，有时候还会发现大便里有少量的鲜血。虽然吃得和平时一样多，但是体重却下降了。于是他来到了医院，想看看自己是得了什么病。

出现什么症状可能会是结直肠癌?

最主要的症状就是排便习惯的改变，包括大便次数增多、便秘、腹泻，甚至便秘和腹泻交替出现，有的患者还会有肛门的坠胀不适感；最为明显的症状是无痛性的便血，大多数患者会排黏液脓血便，有的患者可以表现为果酱样或者黑色大便。因为肿瘤患者长期的消耗，可能还会出现体重下降。另外，根据肿瘤的发生部位不同，患者还可能会出现肠梗阻、贫血、发热、无力等症状。

如何早期发现结直肠癌，需要做哪些检查?

对于结直肠癌的，结直肠镜的病理诊断是"金标准"，是目前结直肠癌筛查最确切的方法。90% 以上的结直肠肿瘤是由腺瘤样息肉发展而来的，而腺瘤样息肉就是结直肠癌的癌前病变，我们通过结直肠镜检查发现息肉或者腺瘤样息肉，将其切除就可以做到癌前阻断，因此结直肠镜检查是结直肠癌必不可少并且最为重要的诊断依据，所有疑似结肠癌的患者均推荐接受这一检查。

另外，腹部 CT、核磁检查对于明确病变侵犯肠壁的深度、蔓延的范围、远处转移有十分重要的价值，可以提供肿瘤的分期依据、发现肿瘤复发、评价治疗效果等。PET–CT 不作为常规的推荐检查，但是对于病情复杂、常规检查无法明确诊断的患者，可以作为有效的辅助检查。

结直肠癌可以预防吗？

随着对疾病认识的深入，对于结直肠癌有了一些有效的预防手段。

从病因上，我们可以改善生活方式，减少高蛋白、高脂肪食品及腌炸烟熏食品的摄入，多吃蔬菜、水果、粗粮等，减少吸烟，避免过量饮酒，增加运动、减少肥胖。

对于高危人群，比如患过结肠腺瘤、溃疡性结肠炎者，患过妇科、乳腺肿瘤者；直系亲属中有 2 人以上或 1 人 < 50 岁肠癌的患者，有遗传性非息肉性大肠癌、家族性腺瘤性息肉病的患者，应积极行健康检查。若已经发现癌前病变，应该积极治疗，防止发生溃疡性结肠炎、结肠息肉，对于多发性息肉、腺瘤性息肉，一旦发现应该尽早切除，以减少癌变的机会。

结肠镜检查发现息肉，切除后需要多久复查？

这是根据息肉性质决定的，如果是炎性息肉，那么 3 年后复查就可以了。如果是低级别的腺瘤，那么 1 年复查；如果是高级别的腺瘤，6 个月后就需要进行复查了。如果复查没有发现任何问题，那么 3 ～ 5 年后再次复查就可以了。

医生有话说

结直肠癌是人类最常见的恶性肿瘤之一，在我国消化系统恶性肿瘤中发病率排第二位。结直肠癌早期发现、早期治疗是可以治愈的。对于有排便习惯改变、无痛性便血人群及发病高危人群来说，应积极就诊、早期筛查、规律复查。

吴凯

肠梗阻为什么要禁食、禁水?

李大爷几天前出现腹部隐痛,他也没在意,但是这几天腹痛逐渐加重,肚子越来越鼓,每顿饭只能喝点稀粥,而且还会恶心呕吐,也好几天没有排气、排大便了。李大爷实在是腹痛难忍,这才联系了子女将自己送到医院。行腹部 CT 检查后医生诊断为肠梗阻,建议马上住院治疗。

什么是肠梗阻?

肠梗阻是指肠内容物不能正常运行、顺利通过肠道的疾病,其病因复杂,临床表现不一,病情可快速进展,严重者危及生命,约占外科常见急腹症的 15%。

肠梗阻的病因有哪些?

1. 肠腔堵塞:如寄生虫、粪块、异物等。

2. 肠管受压:如粘连带压迫、肠管扭转、肠套叠。

3. 肠管病变:如先天性肠道闭锁、狭窄、炎症、肿瘤等。

4. 腹膜炎、腹部大手术、腹膜后血肿感染引起肠壁肌层自主神经功能紊乱,肠道失去正常蠕动,使肠内容物停止运行。

5. 肠系膜血管栓塞或血栓形成,使肠管血运障碍。

临床上以腹部手术或者腹腔炎症导致的粘连性肠梗阻多见。

肠梗阻有什么症状?

肠梗阻的典型症状有腹痛、恶心、呕吐、腹胀、停止排气排便,可以总结为"痛、吐、胀、闭"。如合并腹膜炎,还可能有发热、腹肌紧张;病情严重者出现休克表现,如脉搏细速、血压下降、易出汗、四肢变冷、意识障碍等。

什么情况下需要就医？

当出现以上典型症状且无法缓解时，应引起警惕，及时就医。儿童语言表达不清，出现哭闹不安、面色苍白、出汗、腹部肿块，伴有呕吐和果酱样血便时，也要引起警惕，及时就医。肠梗阻病情发展快，病情危重，复杂多变，易误诊误治，常需急诊处置。病情严重的绞窄性肠梗阻死亡率高达 10%，若有上述情况，一定要及时就诊。

肠梗阻怎么治疗？

除了绞窄性肠梗阻及肿瘤、先天性肠道畸形所致的肠梗阻外，大多数可先行保守治疗，包括禁食禁水、胃肠减压、纠正水电解质紊乱和酸碱失衡、防治感染等，必要时给予止痛、促进胃肠动力治疗。对于保守治疗无效、病情较重者，医生会根据不同情况，采取不同方式的手术治疗。

肠梗阻为什么要禁食、禁水？为什么要插胃管？

如果已经考虑为肠梗阻，再进食的话，只会使得梗阻上游的内容物越积越多，腹痛症状更为明显。留置胃管也是基于这样的原因，尽量将梗阻上游的内容物或积气引出来，从而促进肠道再通。

肠梗阻为什么要静脉点滴那么多的液体？

我们人体一天需要摄入不少的水，也需要摄入肉类、蛋类、米饭、蔬菜等。当出现肠梗阻时，这些食物需要改变一下形式从我们的静脉输注进去。至于补液量，各位患者就不用担心了，医生会根据人体需要量计算补液量的。

怎么预防肠梗阻？

根据肠梗阻发生的常见原因，可以从以下方面入手预防肠梗阻。

1.饱食后避免剧烈活动。

2.进行手术的患者，术后需在医护人员指导下尽早下床活动，保证适量活动。

3.便秘者应注意通过调整饮食结构、中医理疗、通便药物辅助等方法保持大便通畅。

4. 较大体积的肿瘤亦可引起肠梗阻，因此定期体检是有必要的。

5. 当疝囊发生嵌顿或转变为绞窄性疝时易引起肠管缺血坏死，因此，有腹壁疝的人群应及早手术治疗。

医生有话说

如出现"痛、吐、胀、闭"症状时，务必及时就医，并在专科医生的指导下进行治疗，切莫延误病情，严重者将危及生命。没有腹部手术史或长期慢性便秘的肠梗阻要高度怀疑肿瘤的可能。老年人应多选择易消化、含纤维素多的食物，少食不易嚼烂及易形成团块的食物（如年糕、糍粑和汤圆等糯米制品），谨防食源性肠梗阻。

夏春江

阑尾发炎要切了吗?

一天清晨,闹钟叫醒了熟睡中的大学生小沈,今天原本想早起吃一顿早餐再去上课,但终究还是没能睁开眼睛,翻个身又睡去了。等到再一睁眼,已经迟到了5分钟。小沈连忙穿好衣服向教室飞奔而去,到了教室匆匆坐下,突然感觉到胃部有些胀痛,小沈以为自己胃痛的老毛病又犯了,就强忍着疼痛继续上课。等到中午吃完饭要午休的时候,小沈却疼的怎么也睡不着,捂着右侧的小肚子在床上打滚,觉得自己浑身发抖,冷得厉害,恶心想吐。同学赶紧送小沈去了校医院,医生经过检查后告诉小沈,他患了急性阑尾炎需要手术治疗。

为什么会得阑尾炎?

阑尾本身是一根细长的盲管,开口狭小。它是人体的免疫器官,肠壁中有丰富的滤泡组织,并且阑尾开口于升结肠,阑尾管腔内有较多的微生物。这就导致了当阑尾管腔由于滤泡组织增生、粪石嵌顿等原因造成阑尾腔阻塞时,大量的微生物细菌在阻塞的管腔内大量繁殖,分泌毒素,损伤阑尾黏膜,且阑尾腔内压力上升,血运障碍,阑尾的炎症由此产生。此外,有些人的阑尾过长、阑尾过度扭曲、阑尾管腔过于细小等,这些都容易引起阑尾炎症。

阑尾炎有哪些表现?

医生在面对疑似阑尾炎的患者时,会先询问他的症状。

1.腹痛:典型的阑尾炎引起的腹痛为转移性右下腹痛,也就是说,大多数阑尾炎的患者会先出现类似于胃痛的症状,随后出现右下腹疼痛。也有些患者会出现小腹部、右上腹部、左下腹部疼痛,这和阑尾的位置有关。

2.胃肠道不适:有些患者会出现恶心、呕吐、厌食、腹泻、腹胀、便秘等症状。

3.阑尾的炎症还会使患者出现心率加快、高热、寒战、乏力等不适症状。

4.有时阑尾炎症过重，出现阑尾穿孔时，患者会出现全腹弥漫性疼痛，表现为全腹的压痛反跳痛及肌肉紧张。

在对患者症状充分了解之后，医生会对患者进行查体：

1.右下腹压痛：阑尾炎最典型的压痛点我们称之为麦氏点，麦氏点位于人体的右下腹，为阑尾在体表的投影。

2.腹膜刺激征：腹膜刺激征为腹部压痛、反跳痛及腹部肌肉紧张。这是腹壁受炎症刺激后的反应。

3.右下腹肿块：有时医生在查体时会发现患者右下腹饱满，可以摸到一个压痛性肿块，这是因为在阑尾周围已形成脓肿。

为了帮助诊断阑尾炎，需要完善哪些检查？

医生会开具相应的检查，以帮助确定诊断，包括以下几种。

1.血常规：大多数阑尾炎患者的白细胞计数和中性粒细胞比例增高。

2.阑尾超声：阑尾超声检查可发现阑尾处积液或阑尾增粗肿胀。

3.腹部及盆腔CT检查：有助于发现阑尾炎症及阑尾粪石。

阑尾炎有哪些治疗方法？

阑尾炎有手术治疗与保守治疗两种治疗方式。绝大多数急性阑尾炎一经确诊，应早期行手术治疗，如延误病情导致阑尾坏死或穿孔，会导致手术困难，术后并发症增加。当急性阑尾炎尚处于早期阶段时，也可考虑保守治疗，选择有效的抗生素进行治疗。

阑尾切除术会有哪些影响？

阑尾是人体的免疫器官，其内含有丰富的淋巴滤泡组织。所以切除阑尾之后可能对身体的免疫力有一定的影响。但是这种影响不是很大，也不会影响我们的生活质量以及预期寿命。只要在术后注意合理饮食，加强锻炼，对于生活的影响微乎其微。总体来说，阑尾切除利大于弊。

如何预防阑尾炎?

注意合理安排饮食,保证规律的饮食饮水,不要暴饮暴食。饮食尽量以清淡为主,避免吃太多辛辣刺激的食物,多摄入膳食纤维,保持大便通畅。最重要的是保持心情愉悦,定时参加体育锻炼,提高身体免疫力。切忌饱腹后剧烈活动。

医生有话说

阑尾炎是最常见的外科疾病之一,出现阑尾炎的相关症状时要及时就医,不要延误病情,一旦造成阑尾坏疽或穿孔会有严重的后果。在确诊阑尾炎后,要听从医生的诊疗意见。此外,日常生活中需要注意养成良好的生活习惯,有助于合理、有效的预防阑尾炎。

李昊泽

肝癌能预防吗？

王某是一位 45 岁的工人，近 3 个月来出现持续性右上腹痛，有时向右肩背部放射，自服去疼片缓解。1 周来疼痛加重，服用去疼片效果不好，于是到医院就诊，B 超检查发现肝脏占位性病变，随即完善各项检查，确诊是肝癌！王某生病前自觉身强体健，饮食规律，无烟酒嗜好。发病以来偶有恶心，自觉有发热（体温不详），体重下降约 5 千克。大约 20 年前王某曾患乙型肝炎，家族成员中无其他遗传病史。

什么是肝癌？

我们通常说的肝癌是指原发性肝癌，它是发生在肝组织内的癌症。依据癌细胞的类型不同，又可分为肝细胞癌（HCC）、肝内胆管细胞癌（ICC）和混合型肝癌（HCC-ICC）。其中，肝细胞癌是原发性肝癌中最常见的类型，其发生率占所有肝癌的 85% ～ 90%。

哪些人容易得肝癌？

目前研究认为，乙型肝炎病毒（HBV）、丙型肝炎病毒（HCV）、肝硬化、黄曲霉毒素、饮水污染等是肝癌发生的主要因素。此外，肝癌家族史、吸烟、酗酒、亚硝胺类物质、生活环境、基因突变等也与肝癌发病相关。

肝癌的症状有哪些？

肝癌发病较为隐匿，发病早期多无特殊症状。随着疾病进展，患者可能表现出腹部疼痛、消化道不适、出血等症状。

1. 腹部持续或间断性隐痛、钝痛，并随疾病的进展而加重。

2. 出现腹胀、食欲不振、恶心、呕吐等症状。

3. 牙龈出血、皮肤淤斑及上消化道出血，如黑便、呕血等。

4. 发热，大多为持续性低热，无寒战，且使用抗生素无效。

此外，肝癌患者还可能会出现黄疸、腹水、肝脾肿大的体征。值得警惕的是，当临床症状明显时，患者的病情可能已进入中晚期。

如何早期发现肝癌？

对于原发性肝癌，抽血化验的结果中，有 4 项指标可提供有价值的诊断，结合影像学检查，可以早期诊断，从而明显提高肝癌的远期疗效。

1. 甲胎蛋白（AFP）：正常情况下，这种存在于胚胎早期血清中的甲胎蛋白在出生后即迅速消失，如重现于成人血清中，则提示有肝癌的可能。另外，在生殖腺胚胎瘤和少数转移性肿瘤如胃癌，以及在孕妇、肝炎、肝硬化患者血清中，甲胎蛋白可呈假阳性，但升高不如肝癌明显。甲胎蛋白现已广泛用于肝细胞癌的普查、诊断、判断治疗效果、预测复发。普查中阳性可早于症状出现 8 ～ 11 个月。

2. 高尔基体跨膜糖蛋白 73（GP73）：是肝癌早期诊断和术后评估肝癌复发的理想血清标志物，其敏感性和特异性远高于甲胎蛋白（AFP），二者联合检测将大幅提升肝癌的诊断水平。

3. γ- 谷氨酰转肽酶同工酶 Ⅱ（GGT2）：对原发性和转移性肝癌诊断的阳性率可达 90%，特异性达 97.1%，非癌性肝病和肝外疾病患者的阳性率小于 5%。γ- 谷氨酰转肽酶同工酶 Ⅱ 与甲胎蛋白浓度无关，在甲胎蛋白低浓度和假阴性肝癌患者中，γ- 谷氨酰转肽酶同工酶 Ⅱ 的阳性率也较高。

4. 血清岩藻糖苷酶（AFU）：国内报道，血清岩藻糖苷酶诊断原发性肝癌的阳性率为 70% ～ 80%，该指标阳性与甲胎蛋白浓度及肿瘤大小无关。血清岩藻糖苷酶对甲胎蛋白阴性肝癌和小肝癌患者的阳性率分别为 76.1% 和 70.8%。对转移性肝癌和肝良性肿瘤均为阴性，但肝硬化、慢性肝炎患者出现假阳性率较高。

AFP、GP73 对肝癌有肯定的诊断价值，在普查中也有早期诊断意义。GP73 与甲胎蛋白联合检测，则可大大提高诊断准确率。AFU 对肝癌有一定的诊断价值，但特异性不高，若与 AFP 联合检测，可用做 AFP 阴性肝癌患者的辅助诊断。

治疗肝癌有哪些方法？

肝癌的治疗很复杂，需要根据肝癌的分期和患者具体情况制订个性化的治疗方案。主要方法有以下几种。

1. 外科手术，包括切除肿瘤和肝脏移植，这是最彻底的治疗方法。

2. 射频消融治疗，就是把肿瘤烧死或冻死。

3. 介入栓塞化疗，就是阻断肿瘤的供血，让其失去营养来源并局部应用药物。

4. 放疗，就是局部应用放射性粒子杀死肿瘤。

5. 全身系统治疗，即靶向治疗和免疫治疗等措施。

虽然肝癌的治疗方法多，但每种方法都有其局限性，医生往往会采取多学科会诊模式，制订综合治疗方案。

肝癌能预防吗？

预防肝癌发生最主要就是防止肝功能受损，避免引起肝癌的病因发生。

1. 乙肝病毒感染是原发性肝癌发生的主要原因，因此需要接种乙肝疫苗，预防乙肝病毒感染。

2. 酒精在肝脏代谢过程中会损伤肝细胞，严重时会演变成肝硬化，并可能发展成肝癌，所以要限制饮酒。

3. 管理好日常饮食，注意饮食卫生，少吃腌制、高脂肪、高胆固醇的食物，避免吃发霉的食物。

4. 合理用药，如长期服用药物，特别是一些偏方药等，会持续对肝脏造成损害。

5. 积极抗病毒治疗，慢性病毒性肝炎患者应该尽早接受规范化的抗病毒治疗，延缓肝损伤进程。

医生有话说

肝癌的发病率和死亡率都很高，但如果能早发现，还是有很多患者可以长期生存的。肝癌的高风险人群一定要定期体检，只有早发现、早诊断、早治疗才能避免错过最佳治疗机会。腹部B超和甲胎蛋白（AFP）检查是早期发现肝癌的有效方法，建议低中危人群每6～12个月筛查一次，40岁以上高危人群每3～6个月筛查一次。

郭丹

警惕"胃痛"可能是胆囊结石引起的

王阿姨今年50多岁,家住郊区,经常"胃痛"的毛病已经好多年了。上周,王阿姨又觉得"胃痛",而且疼得直不起腰来。家人把她送到了市内的医院。医生通过彩超检查后发现,王阿姨的胆囊肿大,胆囊壁增厚,胆囊里有很多结石。医生告诉王阿姨,她的"胃痛"不是胃病引起的,而是胆囊结石、胆囊炎引起的,必须做胆囊切除手术。住院行腹腔镜胆囊切除手术,医生从王阿姨的胆囊里取出近100颗结石,最大的有黄豆粒大小,最小的和大米粒一样大。此后,王阿姨"胃痛"的老毛病再也没犯过。

什么是胆石症?

胆石症即胆结石,是指胆道系统(包括胆囊或胆管内)发生结石的疾病。它是肝胆外科最常见的疾病之一。按结石所在的部位可分为胆囊结石、胆管结石。

胆囊结石有什么表现?

1. 无症状:有些胆囊结石既不引起胆囊炎,也不导致梗阻,故患者可没有任何症状,很多人是通过体检行超声检查发现的,称为无症状胆囊结石。

2. 胆绞痛:典型表现是饱餐或进食油腻食物或者睡眠中体位改变时,由于胆囊收缩或胆石移位加上迷走神经兴奋,石头将胆囊颈堵住(就是把胆汁出去的门给堵住了),可出现阵发性加重的右上腹或者上腹部绞痛,疼痛可向右肩部或者背部放射,可伴有恶心、呕吐。

3. 上腹隐痛或者胀痛:多数患者在进食过多、吃肥腻食物时或休息不好时出现,表现为上腹部胀痛或者隐痛,经常被误认为是胃痛,以为是胃病。

4. 其他表现:①黄疸:极少引起黄疸,结石掉入胆总管,如果引起梗阻,会出现梗阻性黄疸。②结石掉到 Vater 壶腹部(约2/3人群中胆总管和胰管共同开口于此)会堵住了胰液,会导致胆源性胰腺炎。

胆囊结石必须手术治疗吗？可以微创手术吗？可以保胆取石吗？

对于那些既没有腹痛，也没有嗳气、饱胀、腹胀、恶心等消化不良症状的胆囊结石，称为无症状胆囊结石，一般不需预防性手术治疗，可密切观察和随诊。

有以下情况之一者可以考虑手术治疗：①有临床症状，比如腹痛等。②伴有胆囊息肉，且息肉直径＞1 cm。③胆囊壁钙化或瓷性胆囊。④结石数量多及结石直径＞2 cm。⑤伴有慢性胆囊炎者。

手术方式首选微创的腹腔镜胆囊切除术。腹腔镜下胆囊切除手术具有创伤小、手术时间短、痛苦小、恢复快、术后基本无切口瘢痕等特点，是目前胆囊结石治疗的金标准。

目前不主张行保胆取石术，一是术后结石复发率高，需要再次手术切除；二是一旦延误病情，取石后胆囊仍会恶变，为时已晚。《胆囊癌诊治和治疗指南》（2019版）首次明确把"保胆取石"术后胆囊作为胆囊癌的高危因素，认为保胆取石后的胆囊，致结石形成的危险因素和胆囊炎症未消除，保胆取石术是不科学、不规范的治疗手段。

胆囊切除后会不会有后遗症？

胆囊是储存和浓缩胆汁的"临时仓库"，胆囊切除后胆管将代偿性扩张，部分替代胆囊的功能。在严格把握手术指征前提下，胆囊切除手术是安全的，少数人术后短期内有脂肪泻表现。一般2～3个月后胆管会代偿性扩张起到部分胆囊的作用，之后可正常饮食，对生活没有影响。所以说切除胆囊并不可怕。

胆管结石和胆囊结石一回事吗？有何危害？

除了胆囊结石，胆管也可能存在结石。胆管，是肝脏排泄胆汁的"下水道"，一旦被结石堵塞，将引起黄疸、高热、腹痛等显著症状，甚至导致急性胰腺炎的严重后果，极端时甚至可能危及生命。胆管结石可能是胆囊小结石掉入的，也可能是自身产生的原发性结石，但无论是哪一种几乎不会自行排出，都必须到医院请医生处理。

胆管结石有什么表现?

1. 腹痛。发生于剑突下或右上腹，以绞痛为主，为阵发性，或是持续疼痛并阵发性加重，可向右肩或后背放射，常伴恶心、呕吐等症状。

2. 寒战、高热。胆管阻塞继发感染引起胆管炎，胆管黏膜发炎水肿，梗阻加重胆管内压增高，细菌及毒素经毛细胆管逆行进入肝窦至肝静脉，进入体内循环，引起全身感染。大约 2/3 患者在病程中会出现寒战高热，体温可高达 39 ~ 40 ℃。

3. 黄疸。胆管梗阻后可出现黄疸表现，尿液颜色变深，粪便颜色变浅，完全梗阻后呈陶土样大便；随着黄疸的加深，许多患者会出现皮肤瘙痒。

胆总管结石如何治疗?

在急性期，发作胆绞痛或急性胆管炎的患者应立即禁食，给予解痉、止痛治疗，同时给予补液和抗感染治疗，积极完善实验室和影像学检查，尽快手术治疗。

胆管结石的手术方式如何选择?

胆总管切开取石术可采用腹腔镜或开腹手术。若患者同时伴有胆囊结石与胆囊炎，应同时行胆囊切除术。对于不伴胆囊结石的患者是否需要同时切除胆囊尚存在争议。术中根据有无残余结石、胆管壁炎症水肿程度、胆总管直径等决定是否留置 T 管引流。

内镜逆行胰胆管造影术（ERCP）曾经一度成为胆总管结石的主要治疗方式，85% ~ 90% 的胆总管结石患者可通过内镜乳头胆管括约肌切开（EST）或内镜乳头气囊扩张术（EPBD）结合网篮或取石气囊取出结石而得到治愈，成功率约为 98%，并发症发生率为 1% ~ 3%。但是胆管括约肌切开术后容易反复发生肠液逆行进入胆管，诱发反流性胆管炎和胆总管结石。

目前，随着腹腔镜胆总管切开取石手术的广泛开展，ERCP 仅用于老年患者和一般情况较差者。

胆石症的好发人群有哪些？

1.肥胖或超重者。

2.高脂饮食、不吃早餐者。

3.患有糖尿病、高脂血症者。

4.40 岁以上成年人。

5.育龄女性及多产次女性。

如何预防胆石症？

1.饮食要规律。规律进食（一日三餐）是预防胆结石最好的办法。

2.饮食结构要合理。避免高蛋白、高脂肪、高热量饮食，适当高纤维饮食。

3.合理运动，控制体重。

医生有话说

有些胆囊结石的患者在进食过多或吃肥腻食物后会出现"胃痛"，这可能是胆石症发作了，而不是胃病，最好去医院就诊，通过腹部B超或者CT检查明确诊断。对于有症状的胆囊结石、胆管结石，一定要早期诊断，早期治疗。

孙少华

什么是胆道感染?

王先生今天跟朋友聚餐后出现腹痛症状，右上腹较重，同时伴有恶心、呕吐，立即到医院就诊。王先生既往体检时曾发现有胆囊结石，经检查，这次是胆囊结石嵌顿合并急性胆囊炎，在做了腹腔镜胆囊切除手术后，很快就痊愈出院了。朋友们，如果你进食了油腻食物后出现上腹部或右上腹疼痛、发热、恶心等症状，一定要警惕这类疾病，尤其是既往体检发现胆囊内有结石的朋友，那很可能是胆道系统感染了。

什么是胆道感染?

所谓胆道系统，包括肝内外胆管及胆囊、胆囊管，它们一起主管着我们身体的胆汁代谢。胆道感染临床常见，按发病部位分为胆囊炎和胆管炎。按发病急缓和病程经过分为急性、亚急性和慢性炎症。胆道感染与胆石症互为因果关系。胆石症可引起胆道梗阻，导致胆汁淤滞，细菌繁殖，进而致胆道感染。胆道感染的反复发作又是胆石形成的重要致病因素和促发因素。简单来说，就是由于各种诱因导致胆道系统梗阻，加上细菌定植引起的感染，梗阻在胆囊管或者胆囊颈部引起胆囊炎；梗阻发生在胆，引起胆管炎。

胆道感染的病因有哪些?

95%的患者是由胆石症引起，另外5%可能是肿瘤、寄生虫等因素引发。油腻饮食则是胆囊结石合并胆囊炎的主要诱因，所以如果您体检发现有胆囊结石，一定要注意尽量清淡饮食。

如果出现了胆道感染，该怎么办呢?

首先，务必要去医院明确诊断，根据病情采用保守治疗或者手术治疗。
非手术疗法包括禁食、输液、纠正水、电解质及酸碱代谢失衡，以及全身支持疗法；选用对革兰阴性、阳性细菌及厌氧菌均有作用的广谱抗生素或联合用药。使用维生素 K、解痉止痛药物等对症处理。

什么情况下需要手术呢？

发病在 48 ～ 72 小时内者。

经非手术治疗无效且病情恶化者。

有胆囊穿孔、弥漫性腹膜炎、急性化脓性胆管炎、急性坏死性胰腺炎等并发症者。

对于年老体弱的高危患者，应争取在患者情况处于最佳时行手术。但是因为目前腹腔镜技术的发展，时间窗也在不断放宽，可以根据辅助检查判断炎症的程度，由专业的医生判断能否手术治疗。

手术方式有哪些？

常规的手术方式包括：①胆囊切除，目前多数微创腹腔镜下进行；②胆囊穿刺引流，多用于一般状态差，无法耐受手术的患者；③如果合并胆管的问题，则应该行解除胆管梗阻的手术，如经内镜逆行性胰胆管造影术或者术中胆管取石等。

如何预防胆道感染呢？

尤其是合并胆囊结石的朋友，千万记住，这种疾病多数是病从口入，饮食上应该尤其注意，注意低脂、低油饮食，避免辛辣刺激食物，合理补充维生素及膳食纤维，维生素 A 有防止胆结石作用，有助于胆管上皮生长和保持完整性，帮助病变的胆道修复，大量补充对胆道疾病恢复有利。植物纤维能增加胆盐排泄，抑制胆固醇吸收，降低血脂，可使胆固醇代谢正常，减少形成胆石的机会。

医生有话说

胆道感染是很常见的疾病，需要我们正确对待。发生胆道感染需要及时就诊，一旦延误诊治，后果比较严重。因此，需要重视健康规律的饮食，对预防胆道感染很重要。

李光耀

饱餐后为什么会得胰腺炎?

小王和朋友晚饭吃火锅,半夜,肚子开始隐隐约约地疼起来。小王以为肚子疼不是什么大事儿,可能只是吃得太多,想着去医院开几片消化药就好,但医生在问完病情后却让他去抽血做检查。结果发现淀粉酶高出正常3倍。医生告诉小王,他这是得了胰腺炎,得住院观察治疗。

什么是急性胰腺炎?

急性胰腺炎是多种病因导致胰酶在胰腺内被激活,引起胰腺组织自身消化、水肿、出血甚至坏死的炎症反应。临床以急性上腹痛、恶心、呕吐、发热和血胰酶增高等为特点。病变程度轻重不等,轻者以胰腺水肿为主,临床多见,病情常呈自限性,预后良好,又称为轻症急性胰腺炎。少数严重者的胰腺出血坏死,常继发感染、腹膜炎和休克等,病死率高,称为重症急性胰腺炎。临床病理常把急性胰腺炎分为水肿型和出血坏死型两种。

为什么会得急性胰腺炎?

1.胆道疾病是我国急性胰腺炎最常见的病因,其中胆石症更加常见。据统计,约2/3人群中胆总管和胰管共同集合于乏特氏壶腹,集合后进入十二指肠,胆管炎症、结石、寄生虫、水肿、痉挛等病变使壶腹部发生堵塞,加之胆囊缩短,胆管内压力升高,胆汁经过共同通道反流入胰管,激活胰酶原,以致胰腺自己消化而引起胰腺炎。

2.蛔虫、结石、水肿、肿瘤或痉挛等可使胰管堵塞,胰液排泄受阻,当暴饮暴食使胰液分泌过多时,胰腺内压力增高,以致胰泡破碎,胰酶原进入间质,被组织液激活引起本病。

3.十二指肠乳头周边部病变以致十二指肠内压力增高及Oddi括约肌功能障碍,致十二指肠液反流入胰管引起胰腺炎。

4.酗酒和暴饮暴食是西方国家急性胰腺炎的主要病因。

胰腺炎有哪些临床表现？

1. 腹痛：出现最早、最常见，为本病的主要症状。忽然发生，常于饱餐或喝酒后 1～2 小时发病，痛苦为持续性，有阵发性加剧，呈钝痛、刀割样痛或绞痛，常位于上腹或左上腹，可向腰背部带状放射，仰卧位时加剧，坐位或前屈位时减轻。轻症急性胰腺炎腹痛轻，3～5 天内缓解，重症急性胰腺炎时间延伸。当有腹膜炎时，痛苦洋溢全腹。

2. 发热：多半患者有中度发热。轻症急性胰腺炎的发热 3～5 天内可自退；重症急性胰腺炎呈高热或持续不退，多表示胰腺或腹腔有继发感染。

3. 恶心、呕吐与腹胀：起病时有多次恶心、呕吐，呕吐物为当天所进食品。重症急性胰腺炎呕吐剧烈，可吐出胆汁或咖啡渣样液，呕吐后腹痛不减轻，同时伴有腹胀，伴麻痹性肠梗阻时腹胀尤其明显。

4. 黄疸：较少见，发病后 2～3 天可出现轻度黄疸，数天后减退，此系胰头部水肿压迫胆总管引起，亦可因并发胆管结石或感染所致。

5. 休克：见于重症急性胰腺炎，是最严重的表现。

哪些检查可以诊断胰腺炎？

1. 血常规多有白细胞总数升高。

2. 血、尿淀粉酶：血淀粉酶一般在发病 6～12 小时后开始升高，48 小时达顶峰，一般超出 500 U/L（Somogyi 单位），48～72 小时后降落，3～5 天内恢复正常。尿淀粉酶在发病 12 小时后开始升高，一般超出 1000 U/L，保持时间较长，连续增高时间可达 1～2 周。

3. 血脂肪酶：随着脂肪酶检测技术的进步，已发现急性胰腺炎初期就有脂肪酶水平的升高，并且与淀粉酶水平的升高呈平行状态，在诊断急性胰腺炎时，其敏感性和特异性均可达到 100%。

4. 血钙：急性胰腺炎时血钙明显降低，提示胰腺有宽泛的脂肪坏死，预后不良。

5. 影像学检查：B 超、腹部 CT 扫描、腹部 X 线检查，帮助明确胰腺病变情况，亦可查看有无肠麻痹，并有助于鉴别其他急腹症。

诊断：有关病史＋临床表现＋血尿淀粉酶明显升高。

得了急性胰腺炎，该如何治疗？

根据急性胰腺炎的程度不同，需选择不同的治疗方法。

1. 轻症急性胰腺炎治疗。

（1）禁食及胃肠减压：是最基本的治疗方法。食物及胃液进入十二指肠可刺激胰腺分泌，故本病需禁食、胃肠减压 1～3 天，至腹痛消逝，发热减退，白细胞及淀粉酶基本正常后拔去胃管，再观察看 1～2 天即可恢复进食。

（2）应用抑制胰腺分泌的药物：①抑制胃酸药物：抑制胃酸，间接抑制胰腺分泌。②生长抑素及其近似物八肽：减少胰腺分泌。③抑制胰酶活性：胰酶抑制剂。④止痛及对症治疗。⑤胆源性胰腺炎需应用抗生素。

2. 重症急性胰腺炎治疗。

（1）禁食 7～10 天，病情缓解则考虑实行肠内营养。

（2）应用抗生素。

（3）生长抑素和胰酶抑制剂，减少胰液的分泌并抑制胰酶的活性。

（4）抗休克和纠正水、电解质及酸碱代谢失衡。

（5）镇痛同轻症急性胰腺炎。

（6）糖皮质激素一般不用，除非出现重要脏器严重并发症。

（7）先实行肠外营养支持，病情缓解后考虑尽早实行肠内营养。肠内营养可预防肠道衰竭，保持肠道黏膜屏障功能，防备肠内细菌易位。

医生有话说

　　胆道疾病为我国急性胰腺炎最常见的病因。腹痛是胰腺炎出现最早、最常见的症状。血淀粉酶、尿淀粉酶，血脂肪酶的检测结果有助于急性胰腺炎的诊断。饮酒和吃高脂肪的食物是引起慢性胰腺炎急性发作或迁延难愈的重要原因，因此一定要禁酒，禁吃油腻、高脂肪的食物。医院曾经有因暴饮暴食引起坏死性胰腺炎而丧命的患者。

常显星

"癌中之王"胰腺癌

刚刚退休的王大爷平时身体不错，两个多月前突然出现食欲下降，腰背部疼痛，尿色发黄，自己在家里口服止痛药后无明显好转。来到医院门诊就诊，B超检查发现胰头部肿块，化验CA19-9明显升高，考虑为"胰腺癌"，之后来到普通外科住院进一步治疗。

什么是胰腺癌？

胰腺是人体内重要的消化器官，包括外分泌和内分泌两方面功能。外分泌功能是胰腺可分泌消化酶，帮助消化食物；内分泌功能是胰腺可分泌胰岛素、胰高血糖素等多种激素，帮助稳定血糖水平。

胰腺癌是起源于胰腺的恶性肿瘤，75%位于胰头。中国国家癌症中心2021年统计数据显示，胰腺癌位居我国男性恶性肿瘤发病率的第7位，女性的第11位，且发病率在逐年升高。

很多名人，比如苹果公司创始人乔布斯、中国香港艺人"肥姐"沈殿霞、世界三大男高音之一帕瓦罗蒂等，都是罹患胰腺癌而离世。由于胰腺癌恶性程度高，难以早期发现，治疗难度大，治疗效果差，预后极差，整体的五年生存率不足10%，因此胰腺癌素有"癌中之王"之称。

什么样的人容易得胰腺癌？

胰腺癌的病因尚不明确，流行病学调查显示，胰腺癌发病与多种因素有关。

1. 遗传因素：大约10%的胰腺癌病例有家族遗传。患有遗传性胰腺炎、林奇综合征等遗传性肿瘤疾病的患者，胰腺癌的风险显著增加。

2. 吸烟：吸烟导致的胰腺癌占20%～30%，被动吸烟同样增加胰腺癌的发生风险。

3. 高龄人群。

4.高脂饮食及肥胖者。

5.慢性胰腺炎患者。

6.糖尿病患者。

胰腺癌有哪些症状？

胰腺癌恶性程度较高，进展迅速，但起病隐匿，早期症状不典型，主要临床表现如下。

1.腹部不适或疼痛：是最常见的首发症状，多数胰腺癌患者仅表现为上腹部不适或疼痛，症状不典型；中晚期患者肿瘤侵及腹腔神经丛可导致持续性剧烈疼痛。

2.消瘦和乏力：80%～90%胰腺癌患者在疾病初期即有消瘦、乏力、体重减轻，与缺乏食欲、焦虑和肿瘤消耗有关。

3.黄疸：与胆道出口梗阻有关，是胰头癌最主要的临床表现，可伴有皮肤瘙痒、深茶色尿和陶土样大便。

4.其他症状：部分患者可伴有持续性或间歇低热，部分患者还可出现血糖异常。

怀疑胰腺癌需做哪些检查？

主要包括血液学检查和影像学检查。

1.血液学检查

（1）血液生化检查：早期无特异性生化改变，胆道梗阻时可有转氨酶及胆红素升高。肿瘤晚期可出现电解质紊乱和低蛋白。

（2）肿瘤标志物：常用的胰腺癌肿瘤标记物有 CA19-9、CEA 和 CA 12-5，胰腺癌患者常有不同程度的升高，其中 CA19-9 是胰腺癌中应用价值最高的肿瘤标记物，可用于辅助诊断、疗效监测和复发监测。

2.影像学检查

（1）B 超：简便易行、灵活直观、无创、无辐射，是胰腺癌的初筛检查方法。

（2）增强 CT：可较好地显示胰腺肿物的大小、部位、内部结构及与周围结构的关系，能准确判断有无肝转移及显示肿大淋巴结。

（3）核磁共振检查：在显示胰腺肿瘤、判断血管受侵、准确的临床分期方面有较高的价值，可作为增强 CT 的有益补充。

（4）PET/CT 和 PET-MRI 检查：可显示肿瘤的代谢活性和代谢负荷，在发现胰腺外转移、评价全身肿瘤负荷方面具有明显优势，一般不作为胰腺癌诊断的常规检查，可作为 CT 和 MRI 的补充手段，检查不能明确诊断的病灶。

（5）其他检查：包括超声内镜及活检、ERCP 检查，均为有创检查，可作为胰腺癌诊断的辅助检查。

确诊胰腺癌后如何治疗？

多学科诊疗是任何分期胰腺癌治疗的基础，根据患者的身体状况、肿瘤部位、侵及范围、临床症状，合理应用现有的诊疗手段，以求最大幅度地根治、控制肿瘤，减少并发症和改善患者生活质量。胰腺癌的治疗主要包括手术治疗、放射治疗、化学治疗、介入治疗和最佳支持治疗等。

手术治疗：手术切除是胰腺癌患者获得治愈机会和长期生存的唯一有效方法，然而，超过 80% 的胰腺癌患者因病期较晚而失去手术机会。手术后可行化疗、放疗巩固疗效，减少复发。

对于临界可切除的胰腺癌患者，可先行新辅助放化疗，评估达到肿瘤降期，再行手术治疗，术后行化疗、放疗巩固疗效，减少复发。

对于肿瘤中晚期无法行手术切除的患者，如患者无黄疸和肝功能异常，一般状况较好，建议行胰腺肿瘤穿刺活检，再给予放、化疗；如患者存在黄疸和肝功能明显异常，可先行胆管内支架放置或手术解除胆道梗阻，改善肝功能后，患者一般状况允许时，可行放、化疗。

对于一般状况差，严重消瘦、严重疼痛的中晚期患者，可给予营养、止痛等支持治疗，提高患者生存质量。

如何预防胰腺癌？

1. 有家族遗传病史的人群需要每年进行胰腺癌的筛查。

2. 避免不良饮食、生活习惯。戒烟、戒酒，少吃高脂肪、高蛋白食物，少吃腌制、烧烤食物。

3. 治疗、控制其他疾病。如有慢性胰腺炎，要及时治疗；胃切除术后、胆道疾病术后，消化道结构改变，可能会造成胰腺癌发生风险升高，有这些疾病手术史的人应加强筛查，糖尿病患者也应控制好血糖。

医生有话说

胰腺癌恶性程度高，早期难以发现，治疗难度大，治疗效果差。对于胰腺癌高危人群，应加强筛查，做到早发现、早诊断、早治疗。如出现不明原因黄疸、腰背部疼痛、体重下降，需及时去医院就诊。

庞林涛

感染了幽门螺杆菌一定会得胃癌吗?

小王今年 32 岁,近半年来总是觉得上腹不适,1 周前自觉症状加重,食欲不振,于是来到医院做了胃镜检查,结果竟然是胃癌!随即完善了腹部增强 CT 检查,还发现了肝转移癌,大家都非常吃惊。为何这么年轻就患上胃癌了呢?向小王详细追问了情况,发现他平时饮食不规律,体检时也发现了幽门螺杆菌感染,但因当时无明显症状未予重视,没有治疗。此外,他的爷爷和姑姑分别患有胃癌、结肠癌。

幽门螺杆菌是人群感染率最高的细菌之一,幽门螺杆菌感染者患胃癌的危险性是正常人群的 4 ~ 6 倍。那到底什么是幽门螺杆菌?幽门螺杆菌感染后有哪些症状?感染幽门螺杆菌一定会致癌吗?幽门螺杆菌传染吗?

什么是幽门螺杆菌?

幽门螺杆菌(Hp)是一种寄生在胃内的细菌,黏附于胃黏膜以及细胞间隙,即可引起炎症。Hp 感染是最常见的细菌感染之一,目前我国感染率约为 50%。

幽门螺杆菌从何而来?

人是幽门螺杆菌的唯一传染源,传播途径是消化道,口 – 口传播是其主要传播途径,共用餐具、水杯及团体聚餐等都可能感染幽门螺杆菌,另外幽门螺杆菌还具有家庭群体发病的可能。

幽门螺杆菌感染后可能出现哪些症状?

上腹疼痛、早饱、口臭、恶心、呕吐、腹胀等。

幽门螺杆菌有哪些检查方法?

1.侵入性检查方法:通过胃镜取活体标本进行的检查方法。

（1）培养法：活体组织做幽门螺杆菌的培养，进行检测，好处是可以同时进行药敏试验，看看哪些药物可以针对性治疗患者的幽门螺杆菌。

（2）快速尿素酶法：活体标本检测是否有尿素酶，快速简捷，可立等结果。

（3）组织学镜检法：通过显微镜放大组织切片，直视下确认幽门螺杆菌的存在。

2. 非侵入性检查方法

（1）^{13}C 或 ^{14}C 尿素呼气试验法：呼气试验简便，安全，同时也是幽门螺杆菌检测的金标准。

（2）抗体测定法：抽血检查血液中是否有幽门螺杆菌抗体，多用于大规模普查，但治疗后的复查不适用。

（3）抗原测定法：粪便检测幽门螺杆菌抗原，准确易行，鉴于标本问题患者接受度不高。

幽门螺杆菌感染有哪些危害？

幽门螺杆菌感染与慢性胃炎、消化性溃疡、消化不良和胃癌等多种疾病的发病密切相关，但是疾病的发生发展还与许多其他因素相关，如遗传因素、生活习惯等，不过幽门螺杆菌感染者，是消化疾病的高危人群。

感染了幽门螺杆菌一定会得胃癌吗？

感染幽门螺杆菌患者发生胃癌的比例比非幽门螺杆菌感染者明显升高，且幽门螺杆菌是 I 类致癌因子，因此认为胃癌的发病与幽门螺杆菌有一定的关联，但不是绝对。

幽门螺杆菌是如何根除的？

鉴于幽门螺杆菌耐药的发生，目前根除幽门螺杆菌多采用四联用药，也就是需服用质子泵抑制剂、两种抗生素及铋剂，每日 2 次，连服 14 日，抗生素首选阿莫西林，安全有效且临床耐药率最低。

根除治疗后需要复查吗？

规范治疗 14 天，停药 1 个月以后再次就诊，复查幽门螺杆菌是否彻底清除。

根除治疗过程中的注意遵医嘱按时服药，用药期间戒烟酒，用药过程中有不适请咨询医生。

日常如何预防？

首先，饮食卫生最关键，饭前便后勤洗手；其次，分餐、使用公筷；再次，通过运动增强免疫力；最后，牙刷、毛巾定期消毒或更换。

医生有话说

口－口传播是幽门螺杆菌主要传播途径。胃癌的发病与幽门螺杆菌有一定的关联，但不是绝对。幽门螺杆菌的规范治疗需要 14 天，停药 1 个月以后需要再次就诊复查是否彻底清除。

郭银燕

为什么年纪轻轻脂肪肝找上门?

小王今年 28 岁,四年前在一次体检中发现肝功能异常,超声提示是脂肪肝。但他觉得没什么不适感,自己还年轻,就想着"观察观察再说"。这一拖就是好几年,直到最近,他才在父母的敦促下来到医院就诊。谁知,不查不知道,一查吓一跳。小王人高马大,平时食量大、动得少,偏爱吃主食,而且还经常吃零食。进一步检查提示,他还有高脂血症、高尿酸血症,肝脏有大量脂肪,已经处于严重肝纤维化,肝硬变前期。

非酒精性脂肪性肝病是什么?

脂肪肝主要分为两种,第一种是酒精性脂肪肝;第二种是非酒精性脂肪性肝病(也称为代谢性脂肪性肝病),是指除外酒精和其他明确的损肝因素所致的以肝细胞内脂肪过度沉积为主要特征的临床病理综合征,与胰岛素抵抗和遗传易感性密切相关的获得性代谢应激性肝损伤。包括单纯性脂肪肝(SFL)、非酒精性脂肪性肝炎(NASH)及其相关肝硬化。随着肥胖及其相关代谢综合征全球化的流行趋势,非酒精性脂肪性肝病现已成为欧美等发达国家和我国富裕地区慢性肝病的重要病因,普通成人患病率为 10% ～ 30%,其中 10% ～ 20% 为 NASH,后者 10 年内肝硬化发生率高达 25%。

非酒精性脂肪性肝病除了可以直接导致患者出现肝硬化、肝细胞癌及移植肝复发病症以外,还会影响到患者体内其他一些慢性肝病的进展,而且还参与 2 型糖尿病以及动脉硬化疾病的发病。代谢综合征相关的恶性肿瘤、动脉硬化性心脑血管疾病和肝硬化也会在一定程度上影响非酒精性脂肪性肝病患者的生活质量及寿命,并且是影响中不可忽视的因素。因此非酒精性脂肪性肝病属于当代医学领域中一种新的治疗挑战,而且近些年来这种疾病对于人们身体健康的危害还在不断地增加,患病人数也在逐年递增。

非酒精性脂肪性肝病是如何发生的?

非酒精性脂肪性肝病分为原发性和继发性两大类,前者和胰岛素抵抗以及遗传易感性有很大的关系,而后者则是由一些特殊的因素而导致的。营养过剩会导致患者体重增长过快以及体重过重患者就会出现肥胖、糖尿病、高脂血症等一些病症,这些都属于原发性代谢性脂肪肝的疾病范畴之内。而营养不良、全胃肠外营养减肥手术之后患者的体重出现急速下降、药物治疗环境及长时间处于工业污染气体排放超标的空气中而导致的工业中毒等因素而所致的脂肪肝,则属于代谢性脂肪肝继发性疾病的范畴。

非酒精性脂肪性肝病和患者的肥胖程度、是否有糖尿病病史、血脂高不高等自身的疾病有很大的关联。两种非酒精性脂肪肝和酒精性脂肪肝的治疗方式却有很大的不同,所以,患者如果患上脂肪肝,一定不要急于服用药物进行治疗,首先要搞清楚自己患上的是哪种脂肪肝,然后再进行具体的治疗。

非酒精性脂肪性肝病一定要吃药治疗吗?

非酒精性脂肪性肝病的患者首先要改变自己的生活方式,比如适当控制体重,降低食物摄入的热量,调整日常的饮食结构。食用低糖、低脂肪、高膳食纤维的食物,避免或者减少饮用含糖量比较高的饮料或者是其他饮品。每个星期之内至少要做 4 次有氧运动,总锻炼时长至少要保持在 150 分钟以上,而且患者要控制自己的体重,做到每周下降 1.6 千克左右。但是减重也不能太多,因为体重骤减也会给肝脏带来不良影响,另外,减重太多也会导致免疫力下降,可能会引发一些其他的疾病。

非酒精性脂肪性肝病会影响寿命吗?

大多数非酒精性脂肪性肝病预后良好。在医学上,肝组织学进展缓慢,甚至经常呈现出静止的状态,预后相对良好,虽然有一些患者已经出现了脂肪性肝炎以及肝纤维化的并发症,但是如果能够得到及时治疗,患者的肝组织学仍然有逆转的可能,甚至是恢复健康。但是有一些罕见的脂肪囊肿破裂并发脂肪栓塞则会导致患者死亡,有少部分脂肪性肝炎患者能够进展到肝硬化，如果发生肝硬化，那么患者的预后会有一些不好的现象出现，针对大部分脂肪肝患者，有时候可以通过调节日常的饮食，坚持中等量的有氧运动等等非药物治疗措施控制自己的体重和血糖，并且能够降低血脂来促进肝组织学进行逆转，进而达到治疗效果。

医生有话说

引起脂肪肝的原因较多，主要是因为饮酒及营养过剩。治疗脂肪肝最佳的方法是科学合理的能量摄入和科学化的饮食结构调整，加强体育锻炼，改变不良的生活习惯和方式。必要的时候在医生的指导下辅以一些药物治疗。

王建

肝脏为什么也会变硬?

近几年老张总感到食欲不振、肚子胀，浑身乏力，面色越来越晦暗，还经常恶心。有一天恶心后突然呕吐大量暗红色血液，家人急忙呼叫 120 把老张送至医院急诊，经过抽血化验、CT、胃镜等一系列检查，确诊为肝硬化、食管静脉曲张破裂出血，由于救治及时，老张转危为安。

肝硬化是什么病?

肝硬化是一种常见的慢性肝病，可由多种原因引起。肝脏细胞弥漫性变性坏死，继而出现纤维组织增生和肝细胞结节状再生，这三种改变反复交错进行，导致肝脏结构和血液循环途径逐渐被改建，使肝脏变形、变硬而形成肝硬化。

肝硬化有什么危害吗?

肝硬化早期并没有典型症状，大多数患者是因为病情进展到一定程度，肝脏功能失去代偿能力，产生了一些并发症而就诊。其并发症包括：①食管胃底静脉曲张破裂出血，表现为呕血、便血、黑便等，严重时出现失血性休克；②肝性脑病，表现为睡眠颠倒、行为失常，甚至昏迷；③腹水，表现为腹部膨隆，腹胀、尿量减少；④另外还有营养不良、消化不良、转氨酶升高、白蛋白减少、黄疸、凝血功能异常、肾功能受损、肝癌等。多种并发症让本不健康的身体每况愈下。由于肝硬化为慢性经过，久治不愈，病情发展逐渐加重，疗效不确定，且所需营养及医疗费用较多，会使患者及家属的家庭生活受到极大影响。

导致肝硬化的原因是什么?

在我国，肝硬化最常见的病因为乙肝。其次，丙肝、长期大量饮酒、自身免疫性肝病、胆汁淤积、血吸虫病等也可导致肝硬化。

出现什么症状的肝硬化患者需要尽快就诊?

当突发呕血、呕吐咖啡色液体、排暗红色血便或大便发黑时,考虑存在消化道出血,建议立即急诊就诊。

若出现焦虑、欣快激动、淡漠、睡眠倒错、健忘,或者衣冠不整、言语不清、书写障碍、嗜睡等,建议尽快消化内科、感染科或肝病专科医院就诊;当出现昏迷不醒时,建议立即急诊就诊。

若腹部膨隆短时间内加重,腹水量短时间内增多,双下肢凹陷性水肿,出现皮肤发黄、尿色加深、腹痛、发热,呼吸困难等,建议尽快到消化内科、感染科,或肝病专科医院就诊。

肝硬化患者日常生活需要注意哪些方面?

1. 心理疏导:中青年患者对自己的工作及婚姻考虑较多,往往会情绪低落,对未来生活丧失信心;老人思想较保守、接受能力较差,所以患者容易产生消极、绝望、悲观情绪,影响日常生活。因此,克服消极、绝望、悲观情绪,树立带病生存的信心,是心理护理不可忽视的一个重要方面。

2. 饮食、生活指导:进食高热量、高蛋白质(肝性脑病患者除外)、高维生素、易消化、软烂的食物。严禁饮酒,适当摄入脂肪,动物脂肪不宜摄入过多。

3. 休息与活动:肝硬化患者应保证充足的睡眠,生活起居要有规律。肝硬化代偿期患者可适当从事较轻松的工作,注意劳逸结合,以不感到疲劳为原则。肝硬化失代偿期患者应多卧床休息,视病情适量活动。卧床可以增加肝脏的血流量,利于受损肝脏的恢复,有并发症患者要卧床休息或绝对卧床休息。肝硬化伴大量腹水者可以取半卧位,使膈肌下降,利于呼吸运动,减轻呼吸困难和心悸,并要抬高下肢以减轻下肢水肿。

4. 皮肤护理:预防皮肤破损和继发感染。宜穿着宽松、柔软的衣物;床铺保持干燥、平整、洁净;卧床患者勤翻身,以防压疮的发生;保持皮肤的清洁,沐浴时应注意避免水温过高或使用有刺激性的皂类、沐浴露;皮肤瘙痒者勿用手抓搔,以免皮肤破损。

5. 用药指导与病情监测:按医嘱用药,增加剂量时应在医生指导下进行,以免因服药不当而加重肝脏负担和肝功能损害。如服用利尿剂者，应记录尿量，如出现软弱无力、心悸等症状，可能提示低钠、低钾血症，应及时就医，定期随访。

医生有话说

　　肝硬化的病因多种多样，医生会根据患者自身特点，给出针对病因的个体化治疗。建议每半年或1年体检1次。如果感到自己在任何方面与平时相对正常状态有所不同时，都应及时来医院咨询医生或做有关的检查。肝硬化并发症可能出现一种或多种，急性严重并发症可短时间危及生命，一定要重视。

张晓

大肠里的小疙瘩需要治疗吗？

小王 5 年前开始出现腹胀，以下腹部为主，进食后明显，每次持续数小时可自行缓解，伴有大便习惯改变，解黄色稀便，最多时 4～5 次 / 天，没有明显腹痛、血便、黑便、肛门坠胀感、潮热盗汗、里急后重等不适，腹胀厉害时吃点益生菌可好转。不吃的时候，症状会反复。做了个肠镜提示结直肠多发息肉，总共有 9 枚，最大的直径 0.5 cm，最小的直径 0.2 cm，结肠、直肠均有分布。因为平时工作忙没有时间治疗，考虑到他爷爷、叔叔是因结肠癌去世的，自己也算是"结肠癌基因的携带者"，所以最近终于下定决心来医院把息肉切掉。

什么是大肠息肉？

大肠息肉是指大肠黏膜表面的隆起性病变，在没有明确病理性质之前，统称为大肠息肉。大肠息肉包括结肠息肉和直肠息肉。

大肠息肉有哪些病理类型？

根据息肉的病理性质，可以将大肠息肉分为炎性息肉、增生性息肉、腺瘤性息肉和其他类型息肉。

大肠息肉的病因有哪些？

大肠息肉很常见，病因目前尚不清楚，可能与遗传、年龄、饮食（高蛋白、高脂肪、辛辣饮食）、吸烟、酗酒等因素有关。

有家族史的人群发病率高，大肠息肉患者直系亲属的发病率比正常人群高 4 倍。

此外，大肠息肉的发病率与年龄有密切关系，年龄越大，发病率越高。40 岁以下人群的发病率为 20%～30%，而 40 岁以上人群的发病率则上升为 40%～50%。

怎样才能早期发现大肠息肉?

大约有 95% 的大肠癌是由大肠息肉演变而来的。所以,早期发现并处理大肠息肉可能预防大肠癌的发生。大肠息肉早期几乎没有任何症状,当息肉增大到一定程度后,才会出现腹痛、便血、腹泻等表现,但是此时息肉往往已经发展成为了大肠癌。所以,想要早期发现大肠息肉,必须行结肠镜检查。40 岁建议做,50 岁必须做。

如何治疗大肠息肉?

治疗方法有内镜治疗、手术治疗和药物治疗等。最简单的方法就是内镜下切除。

内镜下结肠息肉切除术是一种非外科剖腹性微创无痛性切除术,由于多数大肠息肉患者没有消化道出血、腹痛等明显症状,对于及时进行肠镜检查和及时内镜下切除治疗尚未能引起足够的重视,甚至放弃早期检查与治疗,直至癌变出血不得已才来治疗,但往往肿瘤已是晚期并已转移。

术后应注意哪些事项?

1. 内镜治疗后应卧床 3 天,因为肠管仅几毫米厚度,电凝电灼切除息肉,卧床有利于黏膜创面修复,防止出血、穿孔等并发症的发生。

2. 息肉治疗后要注意劳逸结合,在 1 个月内宜避免进行剧烈运动、提举重物、长途外出等,以防范息肉创面出血等并发症发生。

3. 治疗后 1 ～ 3 天如较长时间平卧在床,要注意起床后不要急于下地,要先在床边坐上片刻,无头晕不适再下地,再站立一阵,无头晕反应才去厕所,完厕后慢慢起立,站稳,无头晕后再回床休息,以防发生起立性昏厥而跌倒。

4. 大便时要注意顺其自然,不要努挣排便,以防擦伤息肉创面,引发出血。

5. 一旦出现便血、腹痛、发热等要立即就诊。

6. 治疗后 2 周左右,宜酌情服用一些抗溃疡、止血、生肌药物。

怎么定期做肠镜复查?

大肠息肉切除后,由于可能留有残基,也可能有漏网之鱼;再者生活习惯、遗传等因素还存在，适合于它生长的环境还在，所以还有复发的可能，所以应强调定期结肠镜随访，以便发现问题及时处理。

1. 对于 1 ～ 2 个小管状腺瘤（直径＜ 10 mm）以及低级别上皮内瘤变的患者在息肉切除术后 2 ～ 3 年进行初次随访，具体间隔视患者意愿、医生的选择而定。

2. 对于 3 ～ 10 个腺瘤，任何一个腺瘤的直径 ≥ 10 mm、有绒毛结构、高级别上皮内瘤变的患者如果确定息肉完全切除且整块切除在息肉切除术后的 3 ～ 6 个月进行随访。

3. 在 1 次检查中发现 10 个以上腺瘤的患者，随访间隔应在 1 年以内，并考虑是否有潜在家族性息肉病的可能。

4. 对于分块切除无蒂型息肉的患者，应该在随后的 3 ～ 6 个月进行随访，从而验证息肉是否被完全切除。

5. 对于疑有遗传性非息肉性结直肠癌的患者加强随访，同时对其由血缘关系的亲属做肠镜检查，排除家族性息肉病（后期大多数癌变）。

6. 单个良性息肉摘除术后，刚开始每年需复查一次大肠镜，连续 2 ～ 3 年检查不复发，之后可以改为每 3 年复查一次大肠镜。多为保险起见，良性息肉患者术后，还是要每年做一次大肠镜检查。

术后如何自我护理？

1. 术后卧床休息 3 天，进流食或少渣饮食 1 周，半个月内避免剧烈活动。

2. 术后 1 个月内注意观察粪便颜色、有无血便情况。如有不适，请随时到医院检查。

3. 保持稳定情绪，应尽量避免精神刺激，保持心情愉快，以积极乐观的态度配合各项治疗和护理，以便尽快康复。

4. 原有慢性结肠炎或溃疡性结肠炎者应积极治疗，有利于减少大肠息肉的发生。

医生有话说

养成良好的饮食习惯，饮食多样化，进食要尽量定时、定量。保持食物清洁卫生，防止被致癌物的污染，改变不良的烹调方法如不食或少食煎、炸、烘、烤食物。发挥食物中抗癌要素的作用：维生素、微量元素、纤维素被称为食物防癌"三要素"，平时要注意多吃，少吃或不吃熏、硝（红色肉）、腌、泡和过烫、过碱、过冷、过硬等易诱发肠癌的食物，多吃新鲜蔬菜和水果。

杨小红

既危险又常见的消化道出血

48 岁的王大叔，黑便 3 天，每天 2 ～ 3 次，是不成型的柏油样便，有时候还会呕吐咖啡色胃内容物。王大叔前段时间在空腹和夜间时会出现腹痛，常常伴有面色苍白、乏力、头晕不适等症状。到医院就诊，血液化验提示贫血，完善胃镜检查发现消化道出血，确切地说，是十二指肠球部溃疡伴出血。

什么是消化道出血？

随着生活节奏的加快，人们的压力增加，饮食不规律，胃肠道在不知不自觉中受到很大的刺激。消化道出血就是常见的消化道问题之一。

根据出血部位分为上消化道出血与下消化道出血。上消化道出血就是指屈氏韧带以上的食管、胃、十二指肠与胰胆等病变引起的出血；胃空肠吻合术后的空肠上段病变所致出血亦属此范围。屈氏韧带以下的肠道出血称为下段消化道出血。临床根据失血速度将消化道出血分为慢性隐性出血、慢性显性出血与急性出血。

消化道出血的常见病因有哪些？

消化性溃疡、食管胃底静脉曲张破裂、急性糜烂出血性胃炎和胃癌是上消化道出血中最常见的原因。痔疮、肛裂是下消化道出血最常见的原因，其他常见的病因还包括肠息肉、结肠癌、炎症性病变（溃疡性结肠炎、缺血性肠炎、感染性肠炎等）等。

消化道出血有哪些常见症状？

消化道出血的临床表现取决于出血量、出血速度、出血部位及性质，与患者的年龄及循环功能的代偿性有关。呕血与黑便是上消化道出血的特征性表现。血便和暗红色大便多为中或下消化道出血的临床表现，一般不伴呕血。急性大量失血由于循环血容量迅速减少而导致周围循环衰竭。表现为头晕、心慌、乏力、突然起立发生晕厥、肢体冷感、心率加快、血压偏低等，严重者呈休克状态。消化道大量出血后，部分患者在24小时内出现低热，持续3～5天后降至正常。

消化道出血应该如何治疗？

卧床休息，严密监测患者的生命体征，如心率、血压、呼吸、尿量及神志变化，观察呕血及黑便情况。及时补充与维持血容量，抑制胃酸分泌，必要时使用生长抑素及其类似物（奥曲肽），这类药物通过收缩内脏血管与减少血流量，来控制急性出血。待生命体征平稳后，尽快内镜检查明确消化道出血病因。可通过在胃镜下用冰去甲肾上腺素喷洒、胃黏膜下注射肾上腺素、钛夹止血、曲张血管套扎、食管胃底静脉曲张注射硬化剂等方式止血。以上方法均无效时，需尽快行介入或外科手术治疗。

医生有话说

消化道出血的原因很多，医生会根据患者自述的出血特点，结合辅助检查，帮助患者诊治。患者存在消化道出血相关症状时，应及时就诊，避免耽误疾病诊治。消化道出血，背后的潜在疾病一般较为严重，要重视起来。

李程

慢性胃炎非小病

老王说自己年轻的时候不注意养护肠胃，平时工作是开大车运送货物，吃饭比较不规律。经常随便吃点面包、火腿肠就是一顿。随着年纪的增长，问题逐渐出现。起初的时候是吃饭时偶有烧心、胃疼、胃胀满感，以为是偶尔吃得太多，也没当回事。后来，情况越来越不好，经常吃一点点东西就感觉恶心、呕吐、反胃，并且开始出现消化不良、饭后腹胀，感觉肠道内有气体排不出来，食管里面有酸水往上反。他来到医院看病，本来想着食欲不振，吃点健胃消食片就行，结果检查发现事情并不简单。

什么是慢性胃炎？

慢性胃炎是指各种原因引起的胃黏膜的慢性炎症。慢性胃炎患病率尚无统计数据，但根据流行病学分析，慢性胃炎患病率可约等于人群中幽门螺杆菌的患病率，我国幽门螺杆菌患病率为 40%～60%。我国使用国际上新悉尼系统对慢性胃炎进行分类，该方法将慢性胃炎分成萎缩性、非萎缩性（浅表性）胃炎和特殊类型胃炎三大类。

1. 萎缩性胃炎：是慢性胃炎的一种，又可分为多灶性和自身免疫性萎缩性胃炎。临床症状不典型，主要表现为腹胀、腹痛、反酸、嗳气等消化道症状。内镜和组织病理活检是确诊萎缩性胃炎的可靠方法。

2. 非萎缩性（浅表性）胃炎：又称浅表性胃炎，是指不伴有胃黏膜萎缩性改变的慢性胃炎。症状类似萎缩性胃炎，且无明显规律性，进食可加重或减轻。部分非萎缩性胃炎也可以发展为慢性萎缩性胃炎。

3. 特殊类型胃炎：又可细分为巨大肥厚性胃炎和化学性慢性胃炎。巨大肥厚性胃炎较为罕见，好发于中老年男性，我国发病率极低，依靠胃镜和病理活检可以确定分型。化学性慢性胃炎主要为化学刺激诱发的慢性炎症，主要刺激因素为非甾体抗炎药、激素等，也可为酒精以及胆汁等。

是什么引起了慢性胃炎？

1. 幽门螺杆菌：幽门螺杆菌代谢产生的多种酶和代谢产物等，可直接损伤、破坏黏膜。幽门螺杆菌可分泌细胞毒素，可导致胃黏膜细胞变性及坏死。幽门螺杆菌可诱导细胞释放白细胞介素等生物因子，诱发炎症反应，进而损伤胃黏膜。幽门螺杆菌可诱发免疫反应，使自身的免疫系统错误地攻击胃黏膜，进而引起相关损伤。

2. 理化因素刺激：药物、胃液、X 线及食物等外界理化因素，都可直接损伤胃黏膜，进而诱发慢性炎症。

3. 免疫因素：在自身免疫紊乱情况下可出现抗壁细胞抗体及抗内因子抗体，壁细胞抗原和壁细胞抗体形成的免疫复合体在补体的催化下可以破坏胃壁细胞。

慢性胃炎都有哪些典型症状？

1. 上腹部不适：疼痛，一般为钝痛或烧灼痛。饱胀，尤其是吃一点食物后就出现早饱等症状。

2. 食欲下降：食欲相比既往出现明显下降，表现为不想吃任何东西。

3. 反酸：是指含酸味或仅为酸水的胃内容物在无恶心和不用力的情况下涌入咽部或口腔的感觉。可因胃排空能力减弱引起。

4. 恶心：是一种主观上的异常感觉，常见于慢性胃炎等消化系统疾病。

5. 嗳气：俗称"打饱嗝"，是胃或食管内的气体从口腔溢出的表现，同时伴有特殊的声响。

医生可能会问哪些问题？

有什么不舒服，持续多长时间了？

有无腹痛、腹胀、恶心、呕吐、反酸、嗳气等症状，持续多长时间了？

近期是否服用某些药物，如水杨酸盐类、糖皮质激素、抗生素等？

是否有幽门螺杆菌感染病史？

是否有饮食不规律、大量饮酒、长期吸烟、精神压力大等？

是否患有消化性溃疡？

直系家属是否患有消化性溃疡、慢性胃炎？

是否长期服用非甾体抗炎药（包括低剂量阿司匹林）等？

是否做过胃镜、幽门螺杆菌检测？

医生有话说

　　首先要慎用药物：避免服用损伤胃黏膜的药物，如非甾体抗炎药。另外，积极治疗原发疾病：对于患有慢性肝胆疾病、糖尿病等全身疾病的人群，应积极治疗原发病。此外，饮食需要注意：进食要细嚼慢咽，减轻对胃的刺激；避免进食过硬、过酸、过热、过辣的食物；戒酒，避免喝浓茶、咖啡等；少吃高盐、加工以及烟熏和腌制的食物。

杨寄华

肠子也会被激惹、闹情绪?

小陈得了一种奇怪的病,2年前开始经常拉肚子,起初每天1～3次大便,经常大便不成形,加班和备考的日子比较明显,周末或放假在家休息时情况会减轻。刚开始他并没有太在意,1年前情况加重了,犯病的时候每天要去4～5次厕所,并且出现了左下腹疼痛,排便之前腹痛比较明显,大便以后会轻松一些,也买了一些治疗肠炎的药,但是情况反反复复,每周都有1～2天要拉肚子,精神紧张或者应酬聚餐的时候就犯病。小陈很困扰,2个月前干脆请了假,打算回老家休养一段时间,没想到回到四川老家,吃着喜欢的家乡菜,每天也不用工作,情况反而加重了,每天5～6次稀便,并且左下腹痛比之前明显了。去医院做了一些检查,医生说小陈是得了"肠易激",全称叫"肠易激综合征(IBS)"。

"肠易激"是怎么回事? 肠子也会被激惹、闹情绪?

肠易激综合征是以腹痛、腹胀或腹部不适为主要症状,常伴有排便习惯(大便频次、形状)改变的一组疾病,排便后腹痛症状多改善。

人情绪不好(如紧张、焦虑),生活不规律的时候,作为有大量神经元、被称为人"第二大脑"的肠道,也会"闹情绪",比如很多人各项化验指标都正常,做了结肠镜也没什么事儿,可是紧张、焦虑、生气、睡眠不好时,就会腹痛、腹胀、腹泻或者便秘,这种情况在医学上被称作"肠易激综合征",目前最新的说法又称之为"脑肠互动异常"。

肠易激综合征都会拉肚子吗? 怎么判断自己是否得了肠易激综合征?

小陈得了肠易激综合征,主要表现是腹泻和腹痛;实际上肠易激综合征有很多种表现和类型,以有腹泻症状为主的,有便秘症状为主的,也有腹泻和便秘都有的。

早在1988年,在意大利罗马,专家们在胃肠病国际会议上就制定了肠易激综合征的诊断标准，称为"罗马标准"。多年来经过多次修订，2016 年发布的最新标准被称为"罗马Ⅳ标准"，其中认为肠易激综合征需要满足以下情况：重复性的腹部疼痛，在过去 3 个月平均不少于一周 1 次，或下列 2 种或以上的情况：①腹痛发作跟排便有关；②排便频率的改变；③粪便的状态改变。而且诊断必须在症状发生 6 个月后才可以进行。换句话说，必须过去 3 个月连续发生上述的症状，而且症状必须发生超过 6 个月后经过诊断才算是肠易激综合征。

目前专家们根据粪便性状进行了分类：腹泻型、便秘型、混合型、未定型。

腹泻型：＞ 25% 的时间排稀糊便，而排块样或干硬粪便的时间＜ 25%。

便秘型：＞ 25% 的时间排块样或干硬粪便，而排稀糊便的时间＜ 25%。

混合型：指排稀糊便和排块样或干硬粪便时间均＞ 25%。

未定型：粪便形状不符合上述三型任何一种。

怀疑自己得了肠易激综合征，来到医院需要做哪些检查？

医生首先会询问困扰患者的症状，调查一些详细的信息，并与"罗马Ⅳ诊断标准"进行对照。如果有其他疾病的危险信号，比如大便带血、无法解释的体重减轻或发热，或者患者年龄较大，或有肠道疾病的家族史，医生会首先进行检查，来排除其他疾病。

您可能需要化验血常规、便常规及大便潜血，大便球杆比、便培养，及其他肠道感染或者寄生虫相关的一些化验；您可能需要化验是否身体无法吸收或者消化某些食物成分，比如乳制品中的乳糖；您可能还会接受结肠镜检查，如果不能耐受肠镜，有时可能需要 CT 或钡餐灌肠等影像学检查。所有检查看似繁琐，但是要想诊断肠易激综合征，需要排除器质性疾病和其他功能性疾病，最终找到肠道疾病的病因，这是必不可少的过程。一旦确诊才会开始正确的治疗。

得了肠易激综合征怎么办？这个病可以治愈吗？会不会复发？

肠易激综合征诱因很多，症状呈现多样化，无论哪种类型的肠易激综合征，都可通过药物治疗来缓解症状，比如不同类型的止泻药可舒缓腹泻的症状、不同种类的通便药舒缓便秘的症状、抗生素可对付小肠细菌过度生长、抗忧郁药物处理心理情绪问题等。一般服药 1 周左右，症状就可以明显缓解。虽然肠易激综合征症状消失了，看似病好了，但也很容易复发，情绪、作息、饮食可以再次诱发之前症状，到目前为止，肠易激综合征还没有完全治愈的方法。

近年来食物治疗成为新的方向，其中采用最为广泛的方法是 FODMAP。

低 FODMAP 饮食是由澳洲莫纳什大学提出的，它是指避免特定类型的碳水化合物的食物，均为一些易发酵的短链碳水化合物，FODMAP 分别代表：F —可发酵的，O —低聚糖（例如果聚糖、半乳聚糖），D —双糖（例如乳糖），M —单糖（例如果糖），A —和，P —糖醇（例如木糖醇、山梨糖醇）。

这些是人体可能无法有效吸收的特定类型的碳水化合物，由于它们不能被小肠吸收，到了大肠就成为某些细菌的食物，细菌发酵了这些人体无法完全消化的碳水化合物，会使得患者肠道内聚集大量的气体，从而引起包括腹胀和腹泻等症状。建议对肠易激综合征有经验的医生和营养师帮助患者制订饮食方案。

肠易激综合征的患者平时需要注意什么？

第一，对于经验中能够诱发症状的食物，应尽量避免，尤其避免刺激性食物的摄入。比如小陈作为四川人，喜欢吃辛辣食物，平时工作应酬也会饮酒，辛辣食物和酒精都会导致腹痛、腹泻症状的加重，这类食物就应"浅尝辄止"。饮食要以少渣、易消化食物为主。

第二，喜温恶凉，消化酶需要一定的温度才能发挥作用，而从中医角度讲，脾胃是喜温恶凉的，所以尽量吃温热的食物，避免寒凉食物的摄入，比如冰镇饮料、冷饮、冰镇水果等。

第三，饮食有节、饮食有洁，定时定量定餐，避免可能不洁、过期的食物。

第四，生活要规律，要劳逸结合，避免焦虑、紧张的情绪，适当参与体育锻炼。

医生有话要说

怀疑患有肠易激综合征最好到医院找有经验的医生做详细的评估，不要自我诊断，因为有可能是其他肠道感染和更严重的疾病，延迟治疗可能导致更严重的后果。如果诊断为肠易激综合征，由于药物只能起到部分减轻病情的作用，通过食物改善病症可能是有效的办法，短期实施低"FODMAP 饮食方案"是安全和比较有效的治疗肠易激综合征的手段，具体需要来到医院，请有相关经验的医生和营养师帮您治疗。

付越

"烧心"为什么要看消化科？

张大爷最近总感觉饭后胸口不适，胸骨后方像有一团火一样，烧得厉害，还常常有胃内的食物随着打嗝反流到口腔中，晚上睡觉也难受得厉害。除此以外，张大爷咳嗽越来越厉害了，挂号看了呼吸科和心内科，症状一点不见好转。张大爷今天复诊，在呼吸科医生的指导下，挂了消化科医生的号，诊断为胃食管反流，就吃了几天的药，烧心的症状就好多了，就连咳嗽也好了。

什么是胃食管反流病呢？

胃食管反流病为胃内容物反流至食管引起不适症状和／或并发症的一种疾病。它是一种常见病，调查显示有 10%～20% 的人会出现反流症状，出现反流的原因，往往与食道和胃之间的"阀门"故障有关。

正常人存在防止胃内容物反流入食管，并能及时清除这些反流物的抗反流机制。其中位于食管与胃连接部的下食管括约肌在抗反流中起到了阀门样的作用，食管体部的有效收缩是清除反流物的关键。

当"阀门"压力降低和过度出现一过性松弛、食管壁有效蠕动和清除功能下降、胃排空延缓以及十二指肠逆蠕动增加时，就容易出现胃食管反流。过多的胃内容物（主要是胃酸）反流入食管可引起食管黏膜损伤，反流的胆汁和消化酶也会损伤食管黏膜。

为什么咳嗽、咳痰和消化科有关系呢？

胃食管反流是引起咳嗽的最主要原因，胃食管蠕动的动力下降，会导致胃酸的反流，胃酸反流了到咽部，可以刺激患者的气道，包括上呼吸道以及下呼吸道，从而使患者出现咳嗽。

而且这类患者主要以干咳为主，很少出现咳痰，很多患者会伴有反酸、嗳气及腹胀等不适，但是很少出现发热以及呼吸困难等症状。

什么人容易患这个病呢?

发病的危险因素包括年龄、性别、吸烟、体重指数增加、过度饮酒、服用非甾体抗炎药和抗胆碱能药物、体力劳动、社会因素、心身疾病及有家族史等。

生活方式如抽烟、喝酒,大量咖啡、浓茶和巧克力,肥胖、饮食过饱、过度食用辛辣酸甜等刺激性食物,长期便秘、某些药物刺激、精神因素,体位如身体屈曲、弯腰、头低位、仰卧等姿势时,腹带加压、季节气候因素等都会加重胃食管反流。

胃食管反流病能治好吗?

胃食管反流病是一种慢性难治性疾病,其主要发病机制是胃食管动力障碍(食管下括约肌一过性松弛)。一般认为患者服用药物的最短疗程应为 8 周,病情缓解后由医生判断是否需要维持治疗,以防止复发。

针对本病病因而言,目前尚无理想的治疗药物,关键是患者要坚持长期治疗。

胃食管反流病除药物治疗外,必要时还可手术治疗。

生活上需要注意什么呢?

改变生活方式是治疗胃食管反流的基础方法,包括减轻体重、戒烟酒、睡前 3 小时不再进食、抬高床头、避免紧身衣物、避免饮食过饱、避免进食可加重胃食管反流症状的食物和饮料(如辛辣食物、脂肪饮食、薄荷、巧克力、洋葱、柑橘汁和碳酸饮料)以及避免应用降低"阀门"压的药物和引起胃排空延迟的药物。

医生有话说

胃食管反流是一种常见病,反流的胃内容物会破坏食管黏膜屏障,引起黏膜炎症、糜烂,甚至溃疡和出血。如果这些病变不能及时治愈,久而久之会导致食管狭窄,影响进食,甚至出现病变部位细胞类型转换,甚至发生癌变。我们要高度重视,规律服药,延缓该病的发生发展。

吴森森

第四章

泌尿系统里的隐疾

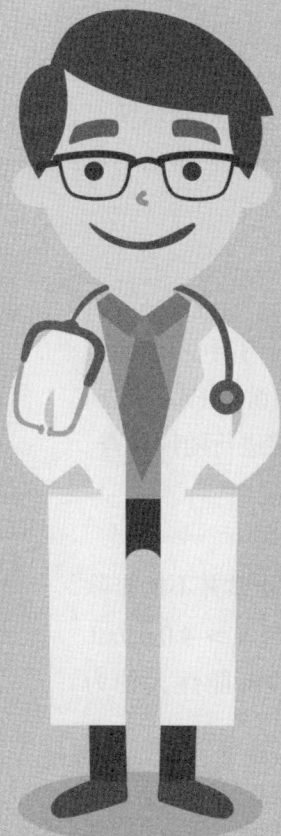

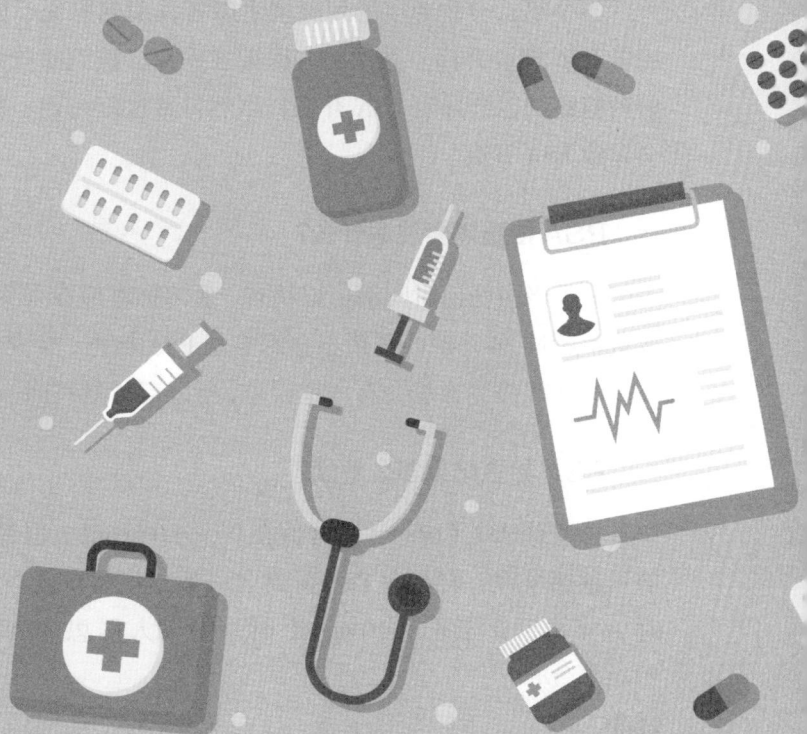

你不曾了解的前列腺癌

78 岁的王大爷今年体检发现一个男性肿瘤标志物——"PSA"明显升高，很是担心，来我院就诊，经过一系列的检查，确诊为前列腺癌，需要进一步治疗。那么 PSA 是什么检查，PSA 升高就一定是前列腺癌吗？

什么是 PSA？

PSA 英文名称为 prostate specific antigen，又叫前列腺特异性抗原，它是一种精液特异性抗原，由前列腺上皮细胞合成，分泌至精液，正常人的血清中含量极微。疾病状态下，血—上皮细胞之间的屏障破坏，导致血清中 PSA 升高，PSA 是目前首选的前列腺癌肿瘤标志物。

PSA 升高就一定是前列腺癌吗？

不一定，一些老年前列腺增生患者，前列腺炎、尿潴留、细菌性膀胱炎患者 PSA 也会升高。其次一些医源性操作，例如膀胱镜检查、前列腺按摩、前列腺穿刺也会导致 PSA 升高。当然日常过度行走、骑自行车、射精之后也会导致 PSA 升高。

PSA 检查需要注意什么？

一天当中任何时间都可以检查，血清标本应在采集 3 小时内离心并冷藏，冷藏不超过 24 小时，透析不会影响总 PSA 检查，但是会影响游离 PSA 检查。不同的 PSA 检测方法会有一定误差，所以应尽量在同一个医院进行随诊检查。

PSA 检查结果怎么解读？

血清总 PSA（tPSA）正常值在 0 ～ 4.0 ng/mL，但是 tPSA 正常并不能排除前列腺癌风险。对初次 PSA 异常者一般建议再次复查。当 tPSA > 4.0 ng/mL 时为异常，介于 4 ～ 10 ng/mL 时，中国人群患前列腺癌的可能性大约为

25%，国外人群患前列腺癌的可能性为40%。我们将这一区间视为灰区，因为tPSA这种轻度升高可能与炎症、前列腺增生等因素相关。大部分患者可能需要进一步直肠指检，完善影像学等检查，控制炎症，定期监测tPSA；游离PSA（fPSA）与前列腺癌的发生率成负相关。研究表明，fPSA/tPSA < 0.1，患者发生前列腺癌的可能性高达56%，相反当患者fPSA/tPSA > 0.16时，发生前列腺癌的可能性为11.6%。PSA受年龄和前列腺大小等因素影响，有研究发表了年龄特异性tPSA值（表4-1）。

表 4-1　前列腺增生患者年龄特异性 tPSA 值

年龄	PSA 正常值范围参考（ng/mL）
40 ～ 49	0 ～ 2.125
50 ～ 59	0 ～ 3.20
60 ～ 69	0 ～ 4.10
70 ～ 79	0 ～ 5.37
≥ 80	0 ～ 8.0

PSA 对于前列腺癌重要性如何？

通过PSA检测可提前6 ～ 13年发现前列腺癌；相对于直肠指诊可发现更多的局限性前列腺癌；PSA检测还可用于前列腺癌治疗后随访。

前列腺癌的现状如何？

前列腺癌是男性泌尿生殖系统中最常见的恶性肿瘤，发病率在男性所有恶性肿瘤中位居第二，死亡率居第五。在美国，前列腺癌的发病率位男性恶性肿瘤第一位，死亡率居第二位。我国前列腺癌的发病率居恶性肿瘤第六位，但是近年来显著上升，在全国肿瘤登记地区中前列腺癌居男性生殖系统恶性肿瘤发病率第一位。前列腺癌在大城市发病率明显高于中小城市及农村地区，60岁以上男性发病率明显升高。前列腺癌在男性所有恶性肿瘤中死亡率上升最快，年均增长率8% ～ 9%。

得了前列腺癌有什么症状？

前列腺癌早期通常无特异性症状，往往与前列腺增生症状类似，有尿频、尿急、排尿费力、尿等待、尿滴沥等，或无特殊的临床症状。当肿瘤阻塞尿道或侵犯膀胱严重时可出现急性尿潴留、血尿、尿失禁等，骨转移时可出现骨痛、贫血、病理性骨折、消瘦、恶病质等。

怎么确诊前列腺癌？

首先直肠指检可以发现约 18% 的前列腺癌，应在抽血检查 PSA 后进行直肠指检，通常可触摸到前列腺质地变硬，可有质硬粘连、固定结节。其次要完善影像学检查。核磁共振检查可以显示前列腺包膜的完整性，以及肿瘤浸润程度，是否侵犯前列腺周围组织，是否有淋巴结转移及骨转移。全身核素骨显像是评估前列腺癌骨转移最常用的方法。当然诊断前列腺癌最可靠的检查是前列腺穿刺活检。

什么情况下需要进行前列腺穿刺活检呢？

直肠指检发现前列腺质硬结节，任何 PSA 值；B 超、CT 或 MRI 发现异常影像表现，任何 PSA 值；PSA > 10 ng/mL，任何 fPSA/tPSA 和 PSAD 值；PSA 4 ~ 10 ng/mL，结合直肠指诊、影像表现、fPSA/tPSA 确定是否穿刺。

穿刺注意事项：泌尿外科就诊，评估病情，预约穿刺；术前预防性应用抗生素治疗，术前肠道准备。

前列腺癌怎么治疗？

前列腺癌并不可怕，早期的诊断及治疗尤为重要。我国总体前列腺癌 5 年生存率约为 69.2%；早期前列腺癌生存率在 95% 以上。前列腺癌的治疗方式有多种，包括主动监测、根治性的前列腺切除术、根治性放疗，还有内分泌治疗、化疗、靶向治疗等。

前列腺癌怎么预防？

补充硒类制剂及维生素 D、维生素 E；避免高蛋白、高脂肪、高胆固醇饮食；多食豆类食物；多食番茄，以起到抗氧化作用；多运动，控制体重；戒烟；避免接触化学品；避免慢性前列腺炎；避免过早、过频性生活；适量饮用红酒及绿茶。

医生有话说

一是，体检发现 PSA 升高，需要到医院进一步检查；二是，年龄＞ 45 岁且有前列腺癌家族史的男性需要到医院定期检查 PSA；三是，老年男性出现进行性排尿困难、尿频、尿急、夜尿增多或者血尿，需要到医院完善检查；四是，直肠指检发现前列腺异常的患者，需要来院就医；五是，影像学检查提示前列腺结节，需要到泌尿外科进一步就医。

卢晓东

可以"自愈"的血尿，其实最危险

张大爷是传统的老北京人，平日爱好走街串巷，悠然养生，唯独有个不好的爱好——每天烟不离手。某天张大爷突然发现自己小便发红，像洗肉水一样，但也不痛不痒，奇怪的是之后这种症状似乎自己就好了。直到 2 年后，同样的症状再次出现，大爷才引起了重视。

什么是膀胱？

膀胱在人体的泌尿系统中扮演着蓄水库的角色，来自肾脏的尿液经过输尿管汇集在膀胱中，当尿液累积到一定程度时，会通知我们的大脑产生尿意，进而由膀胱逼尿肌收缩再配合尿道括约肌完成排尿。所以，当膀胱出现问题时，对于人体的储尿和排尿功能将产生极大的影响。

什么是膀胱癌？

顾名思义，膀胱癌就是发生在膀胱黏膜上的恶性肿瘤，其种类包括尿路上皮癌、鳞状细胞癌和腺癌等，其中尿路上皮癌占膀胱癌的 90% 以上。我们通常说的膀胱癌基本是指尿路上皮癌。

膀胱癌常见吗？

膀胱癌是泌尿系统最常见的恶性肿瘤之一。在我国，膀胱癌的发病率为 5.8/10 万，居全身恶性肿瘤的第十三位。男性发病率显著高于女性，城市的发病率高于农村。膀胱癌可发生在任何年龄，在 55 岁以后男性中的发病率明显上升；而女性的发病高峰在 85 岁以后。

为什么会得膀胱癌？

吸烟是目前最为肯定的膀胱癌的致病因素，研究表明，有半数的膀胱癌由吸烟引起。此外，吸烟的强度越大，时间越长，发生膀胱癌的概率就越高。

长期接触工业化学制品是膀胱癌的另一高危因素。从事纺织、印刷、染料制造，橡胶化学、药物制剂、油漆、皮革及铝和钢的生产等相关职业的人群膀胱癌的发病率更高。

此外，慢性感染、放化疗、吡格列酮、砷、染发剂等均与膀胱癌的发生有关。遗传因素也是膀胱癌发生可能的原因之一。

膀胱癌的发生有哪些信号？

血尿是膀胱癌最常见的信号，90% 以上的膀胱癌患者最初的临床表现都是血尿。膀胱癌的血尿多为无痛的全程肉眼可见的血尿，颜色可为深红色到浅红色，多被形容为洗肉水或浓茶样，常常可以看见血块。也有患者表现为镜下血尿（尿常规检查中的血尿）。值得注意的是膀胱癌引起的血尿可自行消失，甚至可能仅出现 1 ～ 2 次，让患者自认为痊愈了，放松警惕，以至于延误病情。所以对于高危人群，一旦发现血尿应及时就医。

此外，对于少数患者，膀胱癌可以无明显症状，仅在体检时发现；有些患者最初可表现为尿频、尿急、尿痛和排尿困难等。

医生如何诊断膀胱癌？

医生可通过尿液相关检查，如尿常规、尿细胞学检查等，再结合影像学检查，如超声、CT、MRI、PET-CT、骨显像等做出初步诊断。而膀胱镜检查是诊断膀胱癌最可靠的方法，通过膀胱镜可以明确膀胱肿瘤的数目、大小、形态、部位和周围的情况，同时能对肿瘤和可疑病变取活检进行病理诊断。

如何治疗膀胱癌？

膀胱癌的治疗方案与肿瘤的分期分级、形态位置以及患者的自身状态密切相关。对于非肌层浸润性膀胱癌，经尿道膀胱镜下肿瘤电切或激光切除术是最为常用的微创手术，具有创伤小、最大限度保留膀胱等优势，术后可结合膀胱内灌注化疗药物或免疫治疗预防复发。而高危或者肌层浸润性膀胱癌可能需要行膀胱部分或者根治性切除手术，术后进行尿流改道或者构建原位新膀胱以改善生活质量。

同时，化疗和放疗对于膀胱癌术前、术后以及膀胱外转移灶均有不同程度的治疗效果，可以与手术联合或者单纯应用。

医生有话说

老年人如果出现无痛的血尿，务必及时就医，首先排除膀胱癌，以免延误病情。早期发现可以使用微创手术有效治疗。

吉嘉伟

身体毫无征兆的恶性肿瘤——肾癌

小韩是某事业单位普通职工，每年例行体检。今年检查时他的泌尿系超声有些异常，体检医生说他肾脏上长了一个小疙瘩，建议去医院做更为细致的检查。小韩一脸疑惑，平日自己规律作息，注重营养，为什么会突然长出东西呢？小韩带着疑问来到了医院……

肾脏是什么？

肾脏位于我们的后腰，脊柱两侧，是一对互相独立对称的器官。肾脏在人体中发挥着"过滤器"的作用，它将我们血液中的毒素、废物以及各种离子过滤到尿液中，这些尿液通过输尿管、膀胱和尿道进一步排出体外。所以肾脏对于我们血液中毒素的排泄和离子平衡起到了至关重要的作用。

肾癌都有哪些？

我们通常所说的肾癌绝大多数指肾细胞癌。而肾细胞癌中，最为常见的病理类型为透明细胞癌，其他如乳头状肾细胞和嫌色细胞癌等种类较为少见。肾透明细胞癌可在大体上表现为单发或者多发，实性或者囊性的圆形结节。

肾癌常见吗？

肾癌在泌尿系统肿瘤中的发生率仅次于前列腺癌和膀胱癌，然而肾癌的致死率却高于其他两种肿瘤。肾癌可见于各个年龄段，但多见于中老年人，男性的发病率高于女性。我国肾癌的发病率逐年攀升，对于早期肾癌的诊断率也不断提高。

肾癌的发生有哪些原因？

不同于膀胱癌、乳腺癌等其他有较强病因学证据的肿瘤，肾细胞癌的病因尚不明确。有研究表明，肾细胞癌的发生可能与遗传、肥胖、吸烟、高血压甚至抗高血压的药物有关。所以在日常生活中，注意戒烟、戒酒、控制肥胖和高血压可能有助于预防肾癌的发生。

怎样才能发现肾癌？

随着 CT 等检测仪器的普及和发展，以及我国人群体检意识的提高，大多数患者都是在常规体检或者其他检查中发现肾癌，这些患者往往没有任何明显的症状，甚至有些患者肿瘤已经很大也没有发觉任何不适。所以对于肾癌的预防和发现，规律体检，定期复查是最为重要的环节。当患者发觉有血尿、腰痛、腹部包块所谓"肾癌三联征"的时候，表明肾癌可能已经进入晚期。

医院如何诊断肾癌？

平扫和增强 CT 是医院诊断肾癌的主要影像学检查手段，对于 CT 上肾脏有强化效应的肿块来说，肾癌的可能性很大。同时，CT 对于肾癌的形态、位置、浸润程度等都有很好的诊断价值。而核磁多作为不能接受 CT 检查患者的替代或辅助诊断方案。

肾癌好治吗？

由于肾癌在身体独特的间隙，其生长多具有局限性和局部进展性。所以外科手术是目前针对肾癌最有效，也是首选的治疗方案。目前腹腔镜和机器人手术的普及使肾癌的外科治疗更为精准和微创。相较于标准的患侧肾脏根治性切除术，目前对于体积较小的肿瘤，可以实现肾部分切除术以保留更多的肾脏组织，同时可以做到预后与传统的"肾全切"无显著差别。事实上，由于人体的肾脏中大部分肾单位是作为储备状态存在的，在人体内肾脏的日常工作中，一个肾脏可以完全胜任正常的过滤需求，所以即使是切除一侧肾脏，对于人体的正常工作也不会有太大影响。此外对于肾癌的治疗还包括射频消融、抗肿瘤药物治疗、免疫治疗、放疗等，具体治疗方案通常根据患者情况个体化制订。

医生有话说

　　体检是我们现代生活中发现潜在疾病的重要途径，定时体检有助于我们发现一些隐匿的恶性肿瘤，比如肾癌。而肾癌的早期发现对于治疗和预后都有极大的帮助。

吉嘉伟

疼痛程度超过分娩的常见病——泌尿系结石

急诊室来了一位年轻小伙，只见这小伙大汗淋漓，表情痛苦，一会捂着肚子，一会扶着腰，坐立难安，无论哪种姿势都无法缓解。完善检查后，医生首先问了一个问题，平时是不是不爱喝水呀？家属焦急地问医生，这是怎么一回事。原来，他得了泌尿系结石。泌尿系结石是泌尿系统最常见的疾病之一，在我国的发病率为 1%～5%，据统计，约 17 个成年男性中就有 1 人有泌尿系结石。来就诊的结石患者往往痛苦不堪，陪同的家属常常疑惑：一个小小的结石这么严重吗？让我们一起来了解一下这里面的知识与误区。

结石与腰痛有必然联系吗？

引起腰痛的原因有很多，比如外伤、腰肌劳损、腰椎间盘突出、肾脏肿瘤、肾囊肿、上尿路结石等，结石仅仅是其中一种原因。根据结石的大小、位置，是否引起肾积水、感染等，泌尿系结石引起的症状可能会有所不同。

肾结石大多没有特异性症状，结石较大或引起积水、感染可能会有腰部钝痛。与肾脏相关的腰痛有一个特点，就是握拳轻叩腰部会使疼痛加重。输尿管结石大多会引起比较剧烈的肾绞痛，疼痛可出现在腰部、胁部、腹部，疼痛可能向同侧腹股沟、会阴部放射，常常会伴有腹胀及恶心、呕吐，易误诊为胃肠炎，部分患者可能出现血尿、尿频、尿急等症状，这类疼痛可能持续数小时，部分患者可自行缓解，但如果结石一直存在并引起梗阻，上述疼痛可能会反复出现。膀胱结石、尿道结石属于下尿路结石，这类结石多表现为尿频、尿急、尿痛等刺激症状。下尿路结石还可引起排尿突然中断、肉眼血尿、排尿困难、尿潴留等症状。

也有少数结石患者没有疼痛等不适症状，或症状十分轻微，这类患者只能通过体检发现。

结石不疼可以不治疗吗？

上面提到，部分患者可能没有明显的不适症状，这类患者是否需要治疗，取决于结石的大小、部位，以及是否引起尿路梗阻、感染等。

止痛、缓解不适症状只是结石治疗目的中的一部分，症状缓解后如果不积极治疗，不适症状可能会反复出现。结石造成尿路梗阻可能导致肾积水，影响肾脏功能，最终可能导致患侧肾脏完全萎缩。结石引起泌尿系感染，由于尿液下排不畅，局部尿液压力升高，可能导致细菌进入血液，逐渐发展成菌血症、脓毒症，最终可能危及生命。此外，长时间不能排出的结石反复刺激局部黏膜，可能引起局部炎性增生、结石包裹，最终甚至演变成肿瘤。

所以，缓解疼痛并不是结石治疗的唯一目的，更应该注意结石造成的其他损害，积极去除结石。

如何确定自己是否有泌尿系结石？

泌尿系结石往往需要通过症状、体征、辅助检查等诊断。对于反复出现腰痛、血尿、尿频、尿急、尿痛等症状，有反复出现或不易治愈的泌尿系感染，或者既往出现过泌尿系结石的患者，应该考虑是否存在泌尿系结石，建议定期体检或到泌尿外科就诊。泌尿系 X 线平片、B 超、CT 等可以帮助确诊。对于结石，B 超是最简便、无创的检查方法，可以了解结石的大小、位置，以及上尿路的扩张积水情况，但它容易受到肠道气体干扰，部分情况下并不能看到输尿管中下段的结石。CT 平扫的分辨率较高，能够发现 1 mm 以上的结石，还可以通过三维成像明确结石的具体数量、位置、大小等，并能够测量结石的密度，对治疗手段选择、预测治疗成功率有一定的帮助。

泌尿系结石如何治疗？

对于较小、单纯的结石，可以通过多饮水、多运动、辅助用药来自行排出体外，也可以通过体外冲击波碎石将结石震碎，从而利于结石排出。对于较难短时间排出的结石，可以使用内镜，通过人体的自然腔道到达结石处，将结石击碎后取出。对于更大更复杂的结石，可以选择经皮肾镜碎石，在腰部穿刺打孔，将内镜置入肾内碎石取石。此外，还有开刀手术这个选项，但是随着内镜技术的逐渐发展,这种方式已经用得越来越少了。而具体要选择什么样的治疗方案,还是要听从医生的建议。

结石治疗是一劳永逸的吗?

现阶段,通过保守排石、体外碎石、手术取石等手段,只能尽可能清除已经存在的结石,但是如果结石形成的高危因素仍然存在,很可能出现结石复发,一般认为,泌尿系结石的复发率超过50%,所以结石的预防也很重要。

曾经发现过泌尿系结石的患者,或结石高危人群,都应该定期检查,及早发现结石,尽早治疗。增加饮水量、增加运动量,有助于预防结石和排出较小结石,应通过增加饮水量使每天尿量大于2 L。泌尿系结石的种类很多,对于不同种类的结石有不同的预防方法,所以结石成分分析对结石患者预防复发有一定的意义。对于草酸钙结石,建议适量补钙,限制草酸、钠盐、动物蛋白、维生素C的摄入,适当增加水果、蔬菜、粗纤维食物的摄入,适当减轻体重。对于磷酸盐结石,建议限制钠盐、动物蛋白的摄入。对于尿酸结石,建议限制高尿酸食物摄入,口服别嘌醇,治疗原发代谢疾病。对于感染性结石,建议积极防治泌尿系感染,适当酸化尿液。

医生有话说

泌尿系结石是一类常见的疾病,往往引起尿路梗阻、感染、疼痛等,但并不是所有结石患者都伴有剧烈疼痛。对于高危人群和出现类似症状的患者,应及时到医院就诊,积极治疗。治疗后应遵医嘱定期复查、积极预防,不让小病酿成大祸。

唐浩

中老年男性最普遍的疾病——前列腺增生

老张今年 60 岁了，近些年渐渐地发现，每天晚上睡着后都要被尿憋醒起来小便，前 2 年还是一晚上 1～2 次，渐渐地变多了，最近每晚都要起来 3～4 次，平时白天小便比较频繁，排尿的时候还比较费力，水流也比年轻时候细了。老张 50 多岁开始参加单位组织的体检，报告里就总说前列腺肥大，当时觉得自己没什么严重的症状就没当回事，结果前 2 天去医院检查，医生说得了前列腺增生症，必须开始每天坚持吃药了。

什么是前列腺？

前列腺是一种男性特有的器官，正常情况下重约 20 g，类似胡桃，在膀胱下方，包绕着近端尿道口。

什么又是前列腺增生呢？

良性前列腺增生症是男性老年人的常见疾病，通常随着年龄的增长，前列腺体积逐渐增大，压迫尿道，从而引起膀胱出口梗阻，出现排尿费力。70 岁以上的老年人中约有 70% 饱受此病的困扰，导致生活质量严重下降。

那什么情况下我们要怀疑我们的前列腺增生了呢？

中年男性出现尿频，常常没有明显的尿痛，尤其是夜间起夜频繁、憋不住尿、尿不尽感，甚至尿尿费力等就要怀疑啦。以上被称为前列腺增生的储尿期症状。

随着病情的进展，就会出现排尿期症状了。排尿期的症状表现为排尿费力、尿不尽以及尿线变细、尿等待、尿滴沥等。

严重的前列腺增生也会导致患者出现突然不能排尿、腹股沟疝、肾积水，继而膀胱结石、痔疮的发生。

而为什么会出现这种情况，原因是增大的前列腺将尿道挤压狭窄甚至变形，导致了一系列排尿症状，有些患者甚至因此而出现尿液潴留，即尿液无法顺利排出而留在膀胱中，也增加了泌尿系感染的概率。

我们如何来确定自己是否存在前列腺增生，以及程度如何呢？

如果出现上述排尿症状，要及时到医院就诊，任何疾病的诊断都离不开详细的病史，还可以通过直肠指诊来初步确定，这是一种简单有效的检查方式，大家千万不要因为害羞而忽略。在辅助检查方面我们还可以进行 B 超、CT、尿动力检查等。为了鉴别诊断一些症状类似的疾病，有时候还需要抽血检查血清 PSA 等来综合诊断。

前列腺增生可以如何治疗呢？

首先大家不要担心，单纯的前列腺增生都是良性的，不要过度的恐慌。目前良性前列腺增生可以通过药物治疗及手术来治疗改善。药物主要包括 α 受体阻滞剂和 5α 还原酶抑制剂，以及一些中药和生物制剂。手术形式主要包括经尿道前列腺钬激光剜除术和经尿道前列腺电切术。绝大多数人都可以通过药物治疗控制病情进展及缓解症状，那么哪些情况需要进行手术治疗呢？前列腺增生的手术指征包括：①引起反复尿路感染，症状严重，药物治疗不能缓解；②引起反复血尿；③合并膀胱结石；④合并上尿路梗阻、肾功能不全；⑤出现尿潴留；⑥引起疝气或痔疮等并发症。

医生有话说

如果怀疑自己得了前列腺增生，一定要及时就诊治疗，避免长期不控制病情，导致膀胱功能受损，如膀胱肌肉无力，即使手术治疗，效果也会大打折扣。这种时候，可能要面临长期留置尿管的情况，非常可惜。

张孟冬

年轻人会得前列腺疾病吗?

23 岁的小李是一名程序员,最近工作加班时间长,因出现尿频、尿急、尿不尽、会阴部隐痛来医院就诊,门诊完善尿常规检查提示正常,医生考虑小李是前列腺炎,建议完善前列腺液检查。小李很是焦虑,我年纪轻轻怎么会得了前列腺疾病呢,不是老年人才得吗?这个前列腺炎会不会影响生育呢?

年轻人会得前列腺炎吗?

前列腺炎是成年男性常见疾病之一,青年人发病较多,约 50% 的男性在一生中某个时期会受到前列腺炎的影响。据统计,前列腺炎占据泌尿外科门诊量约 25%。

前列腺炎与哪些因素有关?

病原体感染,不仅仅包括细菌感染,也可以是支原体、衣原体等其他微生物感染;排尿功能障碍,尿道阻力增高(例如前列腺增生、神经源性膀胱、尿道狭窄);一半的患者与精神、心理因素相关;神经内分泌因素(与自主神经反应有关);自身免疫;盆腔疾病(痔疮、静脉曲张);季节、生活习惯、饮食、职业、性生活等,比如着凉、久坐、骑自行车、摄入酒及辛辣刺激性食物、憋尿、性交频繁、延迟射精。

前列腺炎分为几种类型?

目前根据 1995 年美国国立卫生研究院制定的新分类方法进行分类(表 4-2)。

表 4-2　1995 年美国国立卫生研究院前列腺炎分类

	新分类	旧分类	特征
I	急性细菌性前列腺炎（ABP）	同	急性下尿路症状，全身症状，菌尿
II	慢性细菌性前列腺炎	同	反复发作下尿路感染，细菌定位前列腺
III	慢性前列腺炎 / 慢性骨盆疼痛综合征（CPPS）		骨盆区疼痛和不适，排尿症状和性功能异常，无明显感染迹象
IIIA	炎性 CPPS	非细菌性前列腺炎	EPS/VB3/ 精液中可见多量 WBC
IIIB	非炎症性 CPPS	前列腺痛	EPS/VB3/ 精液中 WBC 正常
IV	无症状炎症性前列腺炎（AIP）		活检 /EPS/VB3/ 精液中呈炎症性表现，但无临床症状

注：EPS：前列腺按摩液；VB3：前列腺按摩后尿液；WBC：白细胞。

各种前列腺炎有什么症状呢？

　　I 型（急性细菌性前列腺炎）主要特征是急性起病，伴有不同程度的下尿路症状及全身感染症状；下尿路症状为尿频、尿急、尿痛；严重的可出现排尿困难，甚至出现尿潴留；部分患者也可有会阴部、耻骨上区、外生殖器痛；另外也有出现血精及射精痛的患者。全身症状可能有发热、寒战、恶心、呕吐、精神状态差，甚至出现低血压、感染性休克等。

　　慢性前列腺炎病程通常较长（3 ～ 6 个月以上），症状差异不明显，很难根据症状区分是哪种慢性前列腺炎。其中 III 型（慢性前列腺炎 / 慢性骨盆疼痛综合征）最为常见。

　　慢性前列腺炎最常见的症状是会阴区疼痛不适，其次可以有睾丸、耻骨区、阴茎及尿道、腹股沟及腰背部的疼痛不适；45% 的患者会出现射精痛，62% 的患者还可伴有性功能障碍。一部分患者可表现为尿频、尿急、尿痛、尿等待、尿不尽、尿滴沥、夜尿增多、尿分叉等。慢性前列腺炎可影响患者的精神、心理健康，降低生活质量，患者可出现焦虑、抑郁、记忆力下降、失眠等。

确诊前列腺炎需要做哪些检查？

以临床表现为诊断起点。诊断方法包括：①体格检查（急性前列腺炎禁忌前列腺按摩）；②前列腺液检查（EPS）：白细胞大于 10 个 /Hp，卵磷脂小体数量减少，含有磷脂小体的巨噬细胞存在；③尿常规、细菌培养；④精液分析；⑤前列腺超声、核磁；⑥ PSA 检查。

前列腺炎如何治疗？

Ⅰ型：禁止前列腺按摩；应用抗生素至少 2 周，严重的需要静脉应用（输液）；改善排尿药物，尿潴留患者可给予留置尿管；对症解痉止痛。

Ⅱ型：一般治疗（健康教育）；敏感抗生素 4 ～ 6 周；α 受体阻滞剂（坦索罗辛、赛洛多辛）、植物制剂、非甾体抗炎镇痛药、M 受体阻滞剂（托特罗定）；理疗（前列腺按摩、热疗等）。

Ⅲ A 型：短期抗生素治疗 2 ～ 4 周（不可过度依赖）；一般治疗；改善排尿及症状药物（6 周）。Ⅲ B 型：一般不应用抗生素，主要以缓解症状为主，可应用 α 受体阻滞剂（3 个月）、M 受体阻滞剂及一些中成药。

Ⅳ型：一般无须治疗，给予健康教育。

前列腺炎会不会引起性功能障碍，会不会影响生育功能？

大约有 50% 的慢性前列腺炎患者会出现勃起功能障碍；部分患者可伴有射精痛及早泄。前列腺炎可导致精液质量异常，比如抗精子抗体阳性率增加、白细胞增多、精子活力下降、精液不液化等，这些情况会一定程度地影响生育。

避免前列腺炎需要注意什么？

生活习惯：戒酒和辛辣刺激性食物；避免久坐、加强锻炼；多饮水；规律性生活；不故意憋尿及延迟射精；避免下腹部着凉。

心理疏导：缓解压力及紧张，保持积极的生活态度，坚持正常学习及工作，不过度关注前列腺炎的病情。

及时就医，服从医嘱，坚持规范治疗。

医生有话说

一是患者出现排尿异常、骨盆区疼痛、射精痛、会阴部不适及疼痛时应及时就诊；二是体检发现 PSA 升高，需要进一步来院检查；三是检查发现精液异常，需除外前列腺炎相关问题；四是患者突发高热伴排尿障碍，需考虑到急性前列腺炎。

卢晓东

男科健康知识

走进男科诊室的中年妇女，带着腼腆的微笑，向医生解释："我是专门替我爱人咨询的，为了我的爱人，也为了我自己"。她向医生讲述近几年来的无性婚姻。她的爱人，今年 45 岁，近些年勃起越来越差了，他们也没有性生活，害羞的他不敢来医院就诊，这种无性婚姻让太太难以忍受。

中年男性为什么容易得男科疾病呢？

随着年龄的增长，男性的雄激素水平逐渐下降，中年男性患阴茎勃起功能障碍、早泄、性欲望低下等的概率会越来越大。这些性功能障碍跟心脑血管疾病也有着相似的病因，比如吸烟、酗酒、久坐不活动、熬夜等不良生活习惯。

男人为什么会出现阴茎勃起功能障碍呢？

阴茎勃起功能障碍简称 ED，俗称"阳痿"，主要的原因如下。

精神心理因素：紧张、焦虑，还有压力大，会导致男人出现心病，越想勃起却越勃起不好。

吸烟、酗酒以及三高等因素：吸烟、酗酒还有高血压、高血脂、高血糖，可以破坏阴茎的血管和神经，从而导致勃起功能障碍。

雄激素水平的下降：年龄的增长、睾丸发育不全、放化疗以及熬夜等不良生活习惯，可以引起雄激素分泌减少，损害性功能和性欲，从而导致勃起功能障碍。

药物的影响：降压药可能会减少阴茎的血流，使得阴茎勃起不坚。但是我们要是不控制高血压，不仅可能引起勃起功能障碍，还可能导致心脑血管疾病，危及生命。所以就算吃降压药引起勃起功能障碍，我们还是要吃，但可以用伟哥辅助治疗。

包皮的手术怎么做呢？手术后需要注意什么？

现在国内常见的包皮手术有传统包皮环切手术和各种包皮环切器环切手

术。包皮环切器环切手术在手术时间、美观以及术后恢复等方面有优势，但是费用相对比较高，而且对于医生的技术要求也更高。手术后一般要保持伤口干燥，不能沾水，2周内避免剧烈运动，防止切口的出血和裂开，成年男子1个月内避免性生活。

睾丸扭转为什么需要及时处理呢？

睾丸扭转是泌尿外科常见的急症之一，是由睾丸和精索的解剖结构异常或者活动度增大引起，可造成睾丸缺血，发生萎缩及坏死。12～18岁是睾丸扭转的高发年龄段。睾丸缺血时间越长，睾丸坏死的可能性越大，即使行复位固定术，术后出现睾丸萎缩的可能性也是存在的，患者会出现性功能下降及生育能力受损，所以早期就诊和尽早手术是非常重要的。

男人需要做哪些孕前检查呢？

男人的孕前检查，是指评估生育能力和生育风险的相关检查，主要有以下几项。

1. 精液检查：主要包括精子的数量、活力以及形态等。要求检查前禁欲3～7天。

2. 传染病检查：包括乙肝、丙肝、梅毒、艾滋病、衣原体感染等传染病的检查。

3. 相关遗传学检查：有条件的可以查染色体核型分析、Y染色体微缺失等。

精索静脉曲张的外科手术方法包括哪些？

精索静脉曲张的外科手术目的主要是消除精索静脉的反流，方法主要包括介入技术（栓塞和硬化剂方式）和手术治疗。手术治疗主要是精索静脉结扎术，包括传统开放精索静脉结扎术、腹腔镜精索静脉结扎术和显微镜下精索静脉结扎术。

医生有话说

如果怀疑自己有男科疾病，一定要及时就诊治疗，千万不要因为害羞、觉得难以启齿而耽误病情。

林毅枢

尿频、尿急、尿痛的最常见原因——泌尿系感染

46 岁的佟大姐，昨天跟女儿一起下馆子，吃了水煮鱼之后，当天晚上就觉得小肚子坠得慌，总是想小便，但是去卫生间又没多少尿，小便的时候觉得下面灼热、痛，到医院化验小便，医生说是得了泌尿系感染。

什么症状会提示泌尿系感染的发生呢？

泌尿系感染又称尿路感染，指尿路受到病原微生物侵袭而导致的炎症反应。

尿路感染男女均可发病，但女性的尿路结构与男性不同，导致女性较为高发，约有一半女性在一生中都发生过尿路感染，尤其是绝经后。

尿路感染分上尿路感染和下尿路感染，下尿路感染最常见的表现是尿频、尿急、尿痛，无论是白天还是晚上都尿意难忍，小便时尿道口有刺痛、灼热感，尿完一会儿马上又有想排尿的感觉，这种感觉被称为"尿路刺激征"，而上尿路感染可能还会有发热、腰部疼痛。出现上述类似症状的时候，一定要及时到医院就诊，避免疾病进一步进展。

泌尿系感染一般由什么微生物引起呢？

泌尿系感染常见的致病菌主要包括革兰阴性菌和革兰阳性菌两大类。

革兰阴性菌主要包括大肠埃希菌，大约占人泌尿系感染致病菌的70%以上，此外还有克雷伯杆菌、奇异变形杆菌等。还有一大类是革兰阳性菌，主要以肠球菌为主，在泌尿系疾病当中最常见的肠球菌有粪肠球菌和屎肠球菌，这两类球菌一旦引起泌尿系感染，都是比较严重的感染，有时甚至会导致感染性休克。

什么检查可以帮助我们诊断泌尿系感染呢？

首先详尽的病史是协助医生精准诊断的第一步。其次就是我们的体温和

血尿常规了，下尿路感染一般不会有明显的体温变化，但是尿常规一般会检测白细胞、红细胞及细菌、上皮细胞，白细胞酯酶阳性、亚硝酸盐阳性，如果是上尿路感染可以出现发热、腰痛，血常规白细胞升高，有时还需要 B 超及 CT 明确诊断。

如何治疗泌尿系感染呢？

1. 泌尿系感染发生之后，需要进行一般治疗，一般治疗指的是注意休息、多饮水、勤排尿、清洗尿道口、勤换内衣等。

2. 需要应用抗生素进行抗感染治疗，在使用抗生素的时候需要注意应该在医生的指导下使用。

3. 一些有抗感染作用的中药制剂可以和抗生素联合应用，可减少抗生素的长期使用，同时避免泌尿系感染的复发。

如何尽量预防尿路感染呢？

首先要改变生活方式，即养成良好的个人卫生及行为习惯，避免劳累；其次少饮酒、少吃辣椒、少熬夜、减少心理压力等也是有效预防措施。

尽量避免留置尿管，尤其是尿路感染高危人群；必要时可采取替代方法，如间歇性导尿、使用耻骨上导管或尿道支架、避孕套代替导管等。

医生有话说

当出现相关症状后应尽快到医院就诊，千万不要因为害羞、觉得难以启齿而贻误病情。

张孟冬

肾脏的隐形杀手——慢性肾炎

3 年前小王体检时发现尿蛋白阳性，体检医生建议他去肾内科看病，肾内科医生说他得了"慢性肾炎"，让他定期来医院复查。但是小王平时大大咧咧的，也没把医生的话当回事。最近半个月小王得了一次"重感冒"，烧退下去了依然感觉浑身没劲儿，这几天还恶心、呕吐，没有什么食欲。来医院检查医生告诉小王他得了"尿毒症"。

慢性肾炎到底是什么疾病呢？

慢性肾炎是慢性肾小球肾炎的简称。所谓"慢性"指的就是发病时间长，一般大于 3 个月。慢性肾炎的一般表现为血尿、蛋白尿、水肿、高血压。

慢性肾炎可发生于任何年龄段，以中青年居多，多数起病隐匿，没有明显的急性发病过程，由急性肾小球肾炎转变为慢性肾炎的仅占极少一部分。

随着病情的加重，会出现不同程度的肾功能损害，表现为血肌酐升高，部分患者会发展为终末期肾病，也就是尿毒症。因此我们一定要高度重视慢性肾炎这一疾病，规范治疗。

慢性肾炎早期有什么症状呢？

慢性肾炎早期患者可无任何症状，部分患者可有乏力、疲倦、腰痛等症状；部分患者会表现为水肿，水肿一般不严重；部分患者会出现尿中泡沫增多；部分患者会出现血尿，多为化验尿常规时发现尿隐血阳性或尿中红细胞增多，慢性肾炎的一些特殊病理类型患者可以出现肉眼可见的血尿；也有一部分人起病表现为高血压，尤其是年轻患者初次发现血压升高一定要注意排查是否为肾性高血压。

慢性肾炎的基础表现为血尿、蛋白尿、水肿、高血压，水肿一般较容易发现，当然引起水肿的原因也比较多，当身体对我们发出水肿预警信号时一定记得要去肾内科就诊排查肾脏疾病。体检时一般会查尿常规、肾功能，当您发现尿中有蛋白、隐血或者血肌酐升高等情况出现时一定要及时去肾内科就诊。建议您初次发现高血压时也到医院完善检查，排除是否是肾病导致的高血压。

得了慢性肾炎就一定会发展为尿毒症吗？

部分慢性肾炎患者如病理类型较轻且采取规范治疗可达到临床治愈，如不规范治疗，随着病变发展，慢性肾炎患者会出现不同程度的肾功能损害，表现为血肌酐升高，这种情况会持续数年，甚至数十年，最终有可能发展为尿毒症，需要肾脏替代治疗。所以我们广大慢性肾炎患者一定要早期、定期去肾内科门诊复查、调整用药。

如何预防和治疗慢性肾炎呢？饮食要注意什么呢？

由于病因和发病机制未明，多数肾小球疾病起始因素为免疫介导炎症，慢性肾炎并无特效根治措施。控制病情的发展、防止或延迟尿毒症的发生是目前我们慢性肾炎治疗的主要策略。

我们的治疗目标是防止或者延缓肾功能恶化、减轻临床症状以及预防心脑血管并发症。千万不要走进完全消除血尿或者蛋白尿的误区。

慢性肾炎的治疗包括两个层面。

第一个层面是普通保肾治疗。饮食上要做到低盐、低脂、优质蛋白饮食，当出现肾功能下降的时候需要控制肉、蛋、奶等蛋白质丰富的食物的总摄入量，变成优质低蛋白饮食（< 0.6 g/d）。还要积极地控制高血压和蛋白尿，高血压患者需要限制盐的摄入（< 6 g/d）。蛋白尿超过 1.0 g 的慢性肾炎患者如可以耐受，无论血压是否增高，都建议常规应用减轻肾小球负担的降压药物，具体怎么用药必须在肾病专科生的指导下进行，将血压稳定控制在 130/80 mmHg 左右对治疗慢性肾炎有明确价值，患者应自始至终坚持。慎用对肾脏具有毒性作用药物（包括中药制剂）也是保肾措施的重要内容，但这方面易被患者及家属忽略，不少肾炎患者都因长期乱用药物而加速了病情的进展，因此这必须引起所有慢性肾炎患者的重视，否则后悔莫及。

第二个层面是免疫抑制治疗。该层面的治疗方案分几大类，而且不是所有慢性肾炎患者都适合应用同一方案，一般需要依赖肾穿刺活检的结果判断。一般我们认为，适当的免疫抑制治疗对于病情较早期、蛋白尿量较大、肾活检提示病理类型较为严重和肾功能急剧下降的病例还是有效的，但由于激素、细胞毒性药物的不良反应较大，应用不当会带来严重后果，因此须由有丰富经验的肾病医生经综合评估利弊后慎重决定，切忌患者不遵医嘱用药或者擅自调整药物剂量。

肾穿刺活检术风险大不大呢？有什么并发症呢？

有很多人担心肾活检术会对肾脏有很大的损伤。其实不然，每次肾活检取的肾标本一般只有 20～30 个肾小球，最多也不会超过 50 个肾小球，而每个人共有约 200 万个肾小球，所以肾活检对肾功能的影响几乎可以忽略不计，更不会影响以后的生育功能。

但肾穿刺活检术也有其本身的风险。首先是出血，大部分患者都会有少量出血，一般是镜下血尿，发生肉眼血尿的 < 5%，一般几天后可以消退，那些出血到血红蛋白下降、血压下降甚至需要血管栓塞介入手术或外科手术处理的，只占极少数；部分患者可发生肾脏血肿，绝大多数是小血肿，可以自行吸收，大血肿约占 2%。一般来讲，只要血压稳定，大血肿大多能在 3 个月内自行吸收。其他，如动静脉瘘等更为少见。其次，肾穿刺还可导致感染、误穿其他脏器等并发症，但随着穿刺技术进步，现已几乎见不到。

医生有话说

当确诊了慢性肾炎之后，不要恐慌，但也绝不能掉以轻心，要谨遵医生建议规律来医院复诊，监测尿蛋白、肾功能等指标，规范治疗，避免或者延缓走到尿毒症这一步。

郝旭阳

您所不了解的肾病综合征

小李近 1 个月间断出现双下肢水肿，休息后好转，尿中可见泡沫，就诊于肾内科，查尿蛋白 +++，血白蛋白 22 g/L，总胆固醇 10.5 mmol/L，医生诊断为"肾病综合征"，住院行肾脏穿刺检查，经激素和免疫抑制剂治疗，小李水肿消退，尿中泡沫减少。

什么是肾病综合征？

肾病综合征是表现为大量蛋白尿、严重低蛋白血症、高脂血症和重度水肿的一组临床症状。

肾病综合征有什么临床表现？

肾病综合征多表现为大量蛋白尿、血白蛋白下降，可能出现泡沫尿、双下肢及眼睑水肿等症状，严重时可能出现胸腔、腹腔积液。多数患者都是因为突然出现的周身水肿、尿中泡沫增多就诊的。此外，肾病综合征时患者可能会出现一些并发症如感染、血栓及栓塞、蛋白质及脂肪代谢紊乱、急性肾衰竭，有少部分患者可能因并发症如下肢静脉血栓为首发症状经进一步检查发现是肾病综合征。

我为什么会得肾病综合征？

肾病综合征的病因与病理类型复杂，发病机制未完全阐明，根据病因可分为原发性和继发性。原发性肾病综合征病因不明，由肾脏本身疾病引起，常见的病理类型有微小病变型肾病、系膜增生性肾小球肾炎、系膜毛细血管性肾小球肾炎、局灶性节段性肾小球硬化。这么多的名字，其实就是指肾脏的超微结构发生了各种各样的病变。大家可以理解为肾脏就是个细网筛子，出现病变以后变成了一个粗网筛子了，所以有好多不该漏出去的物质都从肾脏漏走了。继发性肾病综合征的原因为感染（如乙肝病毒相关性肾炎等）、药物、毒素及过敏、肿瘤（肺、胃、结肠、乳腺实体瘤和多发性骨髓瘤等）、系统性红斑狼疮、过敏性紫癜、淀粉样变及糖尿病等，病理表现各有特征。其实肾脏是一个容易受伤的器官，各种疾病或多或少都会影响肾脏。

另外，还有一些肾病综合征是先天性的，多与遗传疾病有关，比较少见（表4-3）。

表4-3　肾病综合征的分类和常见病因

分类	儿童	青少年	中老年
原发性	微小病变型肾病	系膜增生性肾小球肾炎 膜增生性肾小球肾炎 局灶性节段性肾小球硬化	膜性肾病
继发性	过敏性紫癜肾炎 乙肝病毒相关性肾炎 系统性红斑狼疮性肾病 先天性或遗传性肾炎	系统性红斑狼疮性肾炎 过敏性紫癜肾炎 乙肝病毒相关性肾炎	糖尿病肾病 肾淀粉样变性 骨髓瘤性骨病 淋巴瘤或实体肿瘤性肾病

怎么确定我得了肾病综合征？

肾病综合征的诊断标准是：①尿蛋白大于 3.5 g/d；②血浆白蛋白低于 30 g/L；③水肿；④高脂血症。其中①②两项为诊断所必需。

确定肾病综合征后需要明确病因：首先排除继发性和遗传性疾病，才能确诊为原发性肾病综合征；成人多需要进行肾活检，做出病理诊断。同时要判断有无并发症及肾功能情况。这个过程就像侦探探案，医生们会"地毯式"搜索所有的信息，经过甄别、推理，最终抓到谋害肾脏的"凶手"。

如果得了肾病综合征，要怎么治疗？

肾病综合征治疗包括特异性治疗（即糖皮质激素、细胞毒性药物或其他免疫抑制剂）及非特异性治疗（一般治疗、对症治疗、并发症治疗及中药治疗）。

1.一般治疗：症状明显的患者应卧床休息；提倡正常量优质蛋白饮食[1 g/（kg·d）]，高热量 [30～35 kcal/（kg·d）]，水肿明显者应予低盐饮食；少食动物油和含胆固醇高的食物。

2. 对症治疗：利尿消肿：根据患者情况，医生会为患者选择合适的利尿剂进行利尿治疗。

3. 特异性治疗：即降低蛋白尿，是治疗肾病综合征的核心环节，需根据不同的临床、病理类型制订相应的治疗方案。可能需要应用激素及免疫抑制剂，由于不良反应较大，需在专业医生指导下进行。

4. 中药治疗：可减少激素和细胞毒性药物的不良反应；可选用中药免疫抑制药物，如雷公藤多苷等；以及增加肝脏白蛋白合成的药物，如黄芪等，以防止并发症及药物不良反应的出现。

得了这个病能恢复吗?

肾病综合征预后的个体差异很大。决定预后的主要因素包括：①病理类型，是影响预后的主要因素，一般微小病变性肾病和早期膜性肾病长期预后较好，肾脏病理改变为新月体形成或肾小管—间质损害、重度系膜增生伴肾小球硬化、肾小管萎缩及间质纤维化者预后不良。②大量蛋白尿、高血压和高血脂均可促进肾小球硬化，上述因素如长期得不到控制，则成为预后不良的重要因素。③反复感染、血栓栓塞等并发症常影响预后。④对治疗的反应：对免疫抑制剂治疗效果不明显者预后相对较差。

医生有话说

肾病综合征重在诊断和查因，一旦出现了水肿、蛋白尿，要及时就诊，不能轻敌，也不能畏敌，积极配合医生的检查及治疗，按照医生制定的战略战术，稳扎稳打，尽量保存肾脏功能。

郑欣

悄无声息的肾衰竭

既往身体健硕的马先生最近常被邻居们说面色苍白，到医院一查，果然有贫血，同时也发现——他的血肌酐已经高达 400 µmol/L！大夫告诉他，他的肾功能已经衰竭了。马先生很懊恼，原来，多年前的体检报告提示他尿蛋白阳性，但由于没有任何不适，他选择了忽略，现在，肾内科专科进一步检查已经迫在眉睫。

什么是肾衰竭？

肾衰竭是指各种急性或慢性肾脏疾病导致肾功能进展到晚期的病理状态。主要分为急性肾衰竭和慢性肾衰竭，急性肾衰竭目前已更名为急性肾损伤（acute kidney disease，AKI），指短时间内（几小时或几天）内肾功能突然下降的临床综合征。慢性肾衰竭为我国老版定义，目前已采用国际通用的"慢性肾脏病（chronic kidney disease，CKD）"定义及分期，指肾脏结构或功能异常（包括肾脏病理异常、血尿检查成分异常、影像学检查异常）；或肾小球滤过率 < 60 mL/（min·1.73m^2），病程 ≥ 3 个月，有或无肾脏损伤。CKD 范围更广，肾衰竭患者主要指 CKD 患者中肾小球滤过率下降的那一部分群体。通常，我们说的肾功能异常是血肌酐和尿素氮升高或肾小球滤过率下降。CKD 患病率高，根据流行病学统计，中国约每 10 个人中就有 1 个CKD 患者，其起病隐匿，确诊时常处于晚期，给患者造成沉重的经济负担。

肾衰竭的原因是什么？

急性肾衰竭根据疾病发生的解剖部位分为肾前性、肾性、肾后性三类。肾前性常见于机体体液丢失和脱水，比如剧烈呕吐 / 腹泻或老年人长期进食不足等造成肾血流灌注减少。肾性常见于肾缺血或肾毒性药物或毒素导致的急性肾小管坏死，以及急性间质性肾炎、肾小球或肾血管疾病等。肾后性指急性尿路梗阻，包括肾结石、输尿管结石、肿瘤所致输尿管受压等。

慢性肾衰竭病因包括原发性、继发性、先天性肾脏疾病。常由各类肾小球肾炎、肾小管间质性疾病、肾血管疾病、代谢性疾病、先天遗传性疾病等引起，比如IgA肾病、膜性肾病、糖尿病肾病、高血压肾小动脉硬化、多囊肾等，其中最常见的是各类原发性肾小球肾炎、糖尿病肾病、高血压肾损害。

肾衰竭有什么临床表现？

急性肾衰竭常由明显诱因引发，比如呕吐、腹泻、出血、过度利尿、使用非甾体抗炎药等，明显的症状常出现于病程后期肾功能严重减退阶段，最突出的症状为突发或急剧加重的尿量减少甚至无尿，还可伴有乏力、食欲减退、恶心、呕吐、呼吸困难、心律失常、酸碱失衡、意识障碍等多系统症状，查体时常会有皮肤脱水、低血压等突出体征。

慢性肾衰竭的首发症状常为食欲减退、恶心、呕吐等消化道症状，近年来糖尿病肾病已成为我国最常见的慢性肾衰竭原发病之一，糖尿病肾病患者常因为严重的下肢水肿或呼吸困难就医，部分患者首次就诊时已经进入慢性肾衰竭终末期。除此之外，慢性肾衰竭患者还会出现与急性肾衰竭类似的心血管系统、血液系统、呼吸系统、神经肌肉系统、皮肤骨骼系统等多系统损害，比较常见的有肾性贫血、肾性高血压、肾性骨病、高钾血症、酸中毒、尿毒症性心肌病、尿毒症脑病、皮肤瘙痒等。

肾衰竭应该如何治疗？

急性肾衰竭的治疗中"快、准"非常关键。"快"为快速诊断和治疗，"准"为准确定位急性肾衰竭的诱因。治疗的首要任务在于纠正可逆因素，比如积极补充血容量、纠正感染、停用肾毒性药物、解除肾前性梗阻等，其他治疗包括营养支持、积极治疗并发症（例如高钾血症、酸中毒、心力衰竭等），若内科保守治疗效果不佳，应及时行透析治疗，其除了能控制肾脏疾病进展，还可以为原发病及并发症的治疗创造时间条件。

慢性肾衰竭的治疗包括原发病的治疗（肾小球肾炎、糖尿病、高血压等）、纠正急性加重的可逆因素（感染等）、慢性肾脏病一体化治疗（包括低盐低脂优质低蛋白饮食、降压、减少蛋白尿、纠正贫血、纠正酸碱电解质失衡、治疗肾性骨病等）。在治疗的过程中应根据病情定期监测，不可漏服或随意停用药物，若肾功能不可逆进展到终末期也并不可怕，可与肾内科医生沟通了解肾脏替代治疗的方式，选择合适自己的治疗方式。肾脏替代治疗包括肾移植、血液透析、腹膜透析。肾移植花费较多，需要等待匹配的肾源。血液透析及腹膜透析是利用人工方式将体内的毒素及多余的水分清除出去，两者的长期生存率及经济花费相当，前者以医院统一管理为主，后者以居家自己管理为主，各有优劣势，具体将在"肾脏替代治疗那些事儿"中讲述。

肾衰竭患者能完全恢复肾功能吗？

急性肾衰竭的预后与病因及病程所处的分期有关。以常见的急性肾小管坏死为例，临床病程分为三期，起始期、维持期、恢复期。起始期阶段尚未发生明显肾实质损伤，此阶段如果采取有效措施，可以逆转肾功能恶化。当肾小球滤过率逐渐下降时，提示由起始期进入了维持期，此阶段若能及时找到病因并针对性治疗，也是有可能恢复肾功能的。恢复期的标志性临床表现为少尿的患者开始出现尿量增多，这是肾功能恢复的前兆。急性肾衰竭肾功能恢复可达数周至数月，部分患者还可能遗留不同程度的肾脏结构和功能损伤。

慢性肾衰竭的预后受多因素影响，个体差异性很大，一般最终将进展到肾脏替代治疗阶段。主要的影响因素包括肾衰竭的原发病是否规范治疗，危险因素是否得到控制等。比如糖尿病肾病的患者预后的关键在于是否能良好控制血糖、血压、血脂、蛋白尿等；高血压肾动脉硬化的患者在于是否能控制好血压等。

得了肾衰竭一定会透析治疗吗？

得了肾衰竭不一定会透析治疗。上面已经提到的大部分急性肾衰竭可以完全或部分恢复肾功能，并长期维持。慢性肾衰竭一般最终将进入肾衰竭终末期，需要透析治疗，但是及时确诊、治疗以及患者良好的依从性可以延缓进入透析的时间，最大限度地保有患者的生活质量。值得一提的是，即使进入透析阶段，透析患者也需要在医护人员的协助下，及时调整好心态，不将自己定义为患者，而是维持透析状态的透析者，不但可以满足日常生活需求，还可以从事一定劳动量的工作。

得了慢性肾衰竭，生活中需要注意什么？

确诊后最重要的是定期随访和规范治疗，遵从医生的医嘱及调整治疗方案，比如使用一些降压、降糖、减少蛋白尿、利尿、延缓肾脏纤维化的药物等；养成良好的生活方式，戒烟、戒酒，避免过度劳累，提防感染的发生；调整饮食习惯，控制盐和高脂食物摄入，在保证充足热量的情况下，选择优质低蛋白饮食，必要时加用 α-酮酸补充必需氨基酸，对于终末期及透析患者还需要控制高钾及高磷食物的摄入等。除此之外，避免使用肾毒性和肾损伤的药物或食物，比如止痛退热药、抑酸药、造影剂等。

在病情稳定的情况下，推荐进行适当的运动，主要以散步、瑜伽等有氧运动为主，运动时长控制在每日 30 分钟以内，可以增加患者的免疫力，调节心情。

医生有话说

肾衰竭并不是不治之症，肾脏疾病的早期诊断和治疗尤为关键。定期体检是判断是否患有肾脏疾病最简便的方式。尿检异常、血肌酐和尿素氮的异常、肾脏超声结构异常等，都需要进一步到肾内科进行就诊；此外，及时关注到尿量、尿色变化、泡沫尿、水肿等肾脏病相关的异常信号并尽快就诊，能最大限度避免进展到肾衰竭。

曾奕

扫一扫观看视频

《悄无声息的肾衰竭》

第五章

呵护女性，从内而外

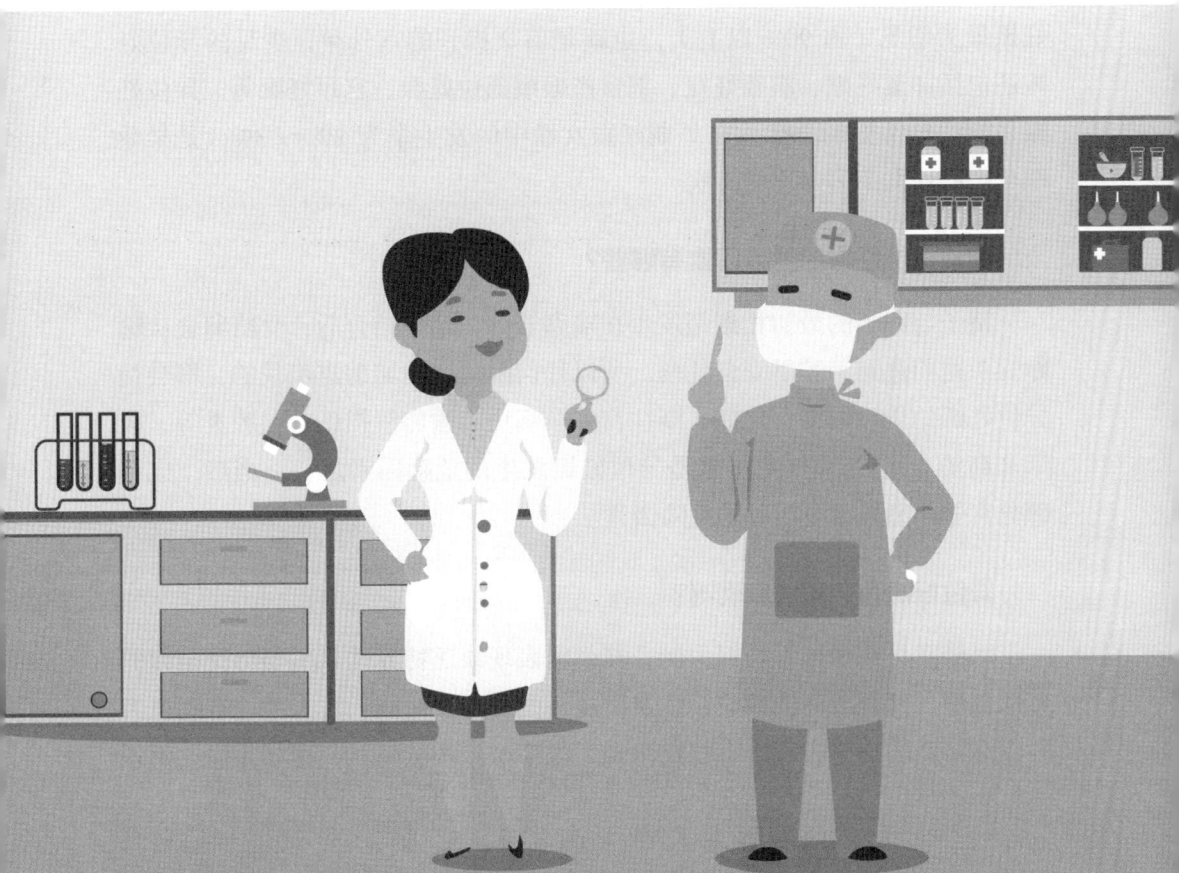

要命的异位妊娠

小敏肚子疼了 1 天，一直有便意却排不出来，下班前还晕了一次。以为吃坏了肚子来急诊想开点胃肠炎的药，急诊医生详细询问病史后却建议小敏先排除怀孕。脸色苍白的小敏感到疑惑："自己还出着血来着大姨妈呢，怎么可能怀孕？"医生却非常严肃地告诉她："有出血不一定是正常月经，也有可能是异位妊娠。"

什么是异位妊娠？

大家平时讲得更多的是"宫外孕"，其实这个说法不够准确。在医学上，孕卵在子宫腔外着床的情况，我们称之为"异位妊娠"。异位妊娠以输卵管妊娠最为常见（占 90% 以上），也就是前文提到的宫外孕，少见的异位妊娠还包括卵巢妊娠、腹腔妊娠、剖宫产瘢痕部位妊娠、宫颈妊娠等。异位妊娠是妇产科常见的急症，在早期妊娠女性中的发生率为 2% ~ 3%，是早孕期孕产妇死亡率第一位的疾病。

造成异位妊娠的危险因素有哪些？

精子与卵子的最初相遇是发生在输卵管的，精卵结合后，受精卵会从输卵管一路前进到宫腔里安营扎寨。所以任何阻碍受精卵前进步伐的，都会是异位妊娠的危险因素，比如，既往宫外孕病史、输卵管损伤、盆腔炎等，吸烟和高龄（年龄 > 35 岁）也是异位妊娠发生的危险因素之一。当然，也有部分宫外孕患者没有明确的危险因素。

异位妊娠有典型的表现吗？

以最常见的输卵管妊娠为例，其临床表现缺乏特异性，主要与受精卵的着床部位、是否流产或破裂，以及出血量的多少及时间长短有关。有些患者并没有特殊的临床表现，有些则出现了像小敏一样的症状，比如腹痛、不正常的阴道出血、恶心呕吐等胃肠道症状、肛门坠胀感等。如果输卵管妊娠发生破裂、腹腔内出血，会导致晕厥与休克，甚至出现死亡的严重后果。

怎样及时发现异位妊娠？

当您月经推迟，自测早孕试纸阳性后，一旦出现腹痛、阴道出血或其他症状，需要尽快去医院就诊，完善超声及血清人绒毛膜促性腺激素（HCG）协助明确诊断。

医生有话说

异位妊娠会"要命"，早期诊断是关键。因此，提醒女性朋友们一旦出现停经、腹痛、阴道出血，一定要及早就诊，除外异位妊娠。另外，异位妊娠难预防，生活方式要改善。要养成良好的卫生习惯，避免生殖道感染、盆腔炎；要改善生活习惯，不吸烟。如果暂无生育计划，一定要做好避孕措施，避免意外怀孕。

张晓威

扫一扫观看视频

《"要命"的异位妊娠，女性一定要小心》

不是所有的阴道出血都叫"大姨妈"

小王今年 29 岁，从月经初潮开始"大姨妈"的造访时间就不那么准确，最近"大姨妈"时来时不来的，她也没太当回事。促使小王走进妇科诊室的，是出差快 1 个月的男朋友回来了，小别胜新婚，激情过后，小王发现"大姨妈"造访了，量不多，但淅淅沥沥的，来了 10 天都还没干净。听完小王的描述，医生给她开了验尿化验单、宫颈液基薄层细胞学检查（TCT）、人乳头瘤病毒（HPV）检查和妇科超声，让她留完尿回来做妇科检查，小王有点儿生气——为什么要查这么多？开点止血药不就好了吗！

面对小王的疑问，在详细解释之前，我们想大声地告诉她——不是所有的阴道出血都叫"大姨妈"！

正常的"大姨妈"什么样？

正常的"大姨妈"，是伴随卵巢周期性变化而出现的子宫内膜周期性脱落及出血，包括 4 个要素：月经周期的频率性、规律性、经期长度和月经量。两次月经第一日的间隔时间称一个月经周期，一般为 21 ～ 35 日，平均 28 日；每次月经持续时间称经期，一般为 3 ～ 7 日；整个经期的月经量一般不超过80 mL。

那么对于月经周期不确定，上一次月经时间记不清的小王来说，这一次的出血，究竟是不是月经，确实是一件值得商榷的事情。

不正常的阴道出血的原因有哪些？不正常的阴道出血，很大一部分是"异常子宫出血（abnormal uterine bleeding，AUB）"，这是妇科常见的症状和体征，是一种总的术语，指与正常月经不符、源自子宫腔的异常出血，按病因分为两大类：有子宫结构性改变出血和无子宫结构性改变出血。

超声检查可以帮助我们了解是否存在子宫结构的异常。其中，子宫内膜息肉是 AUB 结构性病因中最常见的类型，患病率为 7.8% ～ 34.9%。临床上约 67% 的息肉患者存在月经的不正常，甚至不孕。而且息肉也不全是良性的，息肉的不典型增生或恶变的发生率为 0.5% ～ 3.0%。经阴道的超声检查是最常用的筛查方法，当然也有一部分息肉，是 AUB 患者在做宫腔镜时甚至做了病理切片后，才被诊断的。对于体积较大或有症状的息肉，单纯的刮宫手术容易遗漏，推荐做一个叫做宫腔镜的小手术。另外息肉的复发率较高，在息肉手术后也不是一劳永逸的，应该长期管理，必要的时候应用药物治疗来减少复发风险。而对于非息肉性出血，比如子宫腺肌病和子宫肌瘤导致的 AUB，就需要具体问题具体分析了。还有一些 AUB 是因为子宫内膜发生了病变，这就需要做子宫内膜活检病理检查来确诊。

所有的阴道出血都是 AUB 吗？

上面也说了，AUB 是来源于子宫的出血，阴道出血可不仅仅限于子宫，在我们寻找 AUB 的病因之前，还有几步重要的工作要做。第一个，就是要排除妊娠。怀孕这件事，有时候真的不是你觉得，那个还没让人做好准备的小胚胎，不一定什么时候就悄悄到来了。即便是月经规律的女性，也有一部分因来检查"经量减少"而发现是妊娠期出血，何况，还有一个隐形的杀手——宫外孕，阴道出血也是它的主要症状之一（详见"要命的异位妊娠"）。除外怀孕，需要详细的问诊、规范的查体，还有尿或者血 HCG 检查来明确，可不能随随便便想当然。

除外了妊娠相关的出血，还有一个出血相关的重要检查——宫颈筛查，尤其是对于有同房阴道出血的女性。妇科那个"有点儿疼"的窥器检查，可以让医生直观地看到宫颈外观，而宫颈细胞学及 HPV 检查，可以帮助我们筛查宫颈病变和宫颈癌。也不是所有宫颈的出血都意味着癌变，宫颈上良性的病变，比如息肉、宫颈炎也可以存在接触性出血。

还有什么情况会导致异常子宫出血？

小王从月经初潮开始就存在月经紊乱，而且近期作息不规律，精神压力大，又有痤疮，我们还要想到患有多囊卵巢综合征（polycystic ovary syndrome，PCOS）的可能。这里需要提到一点，超声提示的"多囊卵巢（polycystic ovarian morphology，PCOM）"，只是超声检查对卵巢形态的一种描述，不是所有的 PCOM 都是 PCOS。正常育龄女性中 20% ～ 30% 可以有 PCOM，PCOM 也可以见于口服避孕药后、闭经等情况时。而诊断 PCOS 是要综合考虑的，除了超声，还要结合性激素（尤其是雄激素）、抗米勒管激素，甚至代谢指标和内分泌激素的相关检查。另外，还有一些内分泌相关的疾病，如肥胖、高催乳素血症、甲状腺疾病等都可能引起异常的子宫出血。而治疗的原则就是止血、有贫血纠正贫血，血止后调整周期预防复发，有生育要求的进行促排卵治疗。

医生有话说

　　饭要一口一口吃，病要一步一步看。对于小王来说，既往忽略了大姨妈做客的时间和规律，也轻视了定期妇科体检的重要性，这一次的就诊，相当于给自己大姨妈的生存空间做了一次大扫除，这以后也要记得定时维护，让大姨妈安安稳稳地来，妥妥当当地走。

　　要记住，健康没有捷径，早发现、早诊断、早治疗才是最好的选择。

赵钫

扫一扫观看视频

《不是所有的阴道出血都叫"大姨妈"》

子宫肌瘤是什么病？

小美今年大学毕业后入职了一家公司，在进行入职体检时做了妇科 B 超，提示有子宫肌瘤，直径 2 cm，小美看着 B 超报告，心里纳闷："为啥我会得这个病呢？"于是赶紧去医院妇科门诊挂号咨询。

子宫肌瘤是什么病，会恶变吗？

子宫肌瘤是一种妇科非常常见的良性肿瘤，随着年龄增大发病率也会上升，根据肌瘤生长的位置大致分为浆膜下肌瘤、肌壁间肌瘤及黏膜下肌瘤三大类。此病大多为良性，极少发生恶变，所以也不用过度紧张。

子宫肌瘤一般都有哪些症状？

如果只是体积小的浆膜下或肌壁间肌瘤，一般没有明显症状；如果瘤体增长导致盆腔压迫，可能会出现尿频和便秘，我们称为肿块压迫症状；如果肌瘤凸向宫腔，压迫子宫内膜的话，可能出现经期延长或月经量增多，有些人还会出现头晕、乏力等贫血的症状；也有少数患者因为肌瘤不孕等。

子宫肌瘤一般如何治疗？可以吃药消除吗？

子宫肌瘤的治疗方法包括保守治疗、药物治疗以及手术治疗。肌瘤体积小，而且没有症状，可以保守治疗，定期观察，每年体检做一次妇科 B 超监测肌瘤增长情况。药物治疗一般是为手术治疗做准备的一种治疗方式，吃药或者打针只能暂时让肌瘤体积变小，但是停药后还是会继续增长，而且药物不能长期服用，会有一些副作用，如恶心、呕吐、骨质疏松等。手术治疗是比较有效的治疗子宫肌瘤的方式。

什么样的子宫肌瘤才需要手术？

1. 子宫肌瘤使月经量过多，导致继发性贫血，经常出现头晕、乏力。

2. 子宫浆膜下的有蒂肌瘤扭转引起急性腹痛。

3. 子宫肌瘤体积较大，出现泌尿系统、消化系统等压迫症状，比如尿频、尿急、便秘。

4. 排除其他不孕因素后，考虑子宫肌瘤造成不孕或复发性流产。

5. 肌瘤短期内生长迅速，或检查提示可能有肉瘤变性，或绝经后未服用激素药物但肌瘤体积增长。

手术的方式包括哪些?

主要包括子宫切除和子宫肌瘤剔除。子宫切除一般适用于绝经后女性，切除子宫能根治肌瘤、避免肌瘤复发，并且如果伴有子宫腺肌病或者宫颈病变的话，能把伴随病变一同去除；但如果患者年轻，或者有强烈的生育愿望，子宫肌瘤剔除则是主要的手术方式。应根据患者的年龄、是否有生育要求，以及肌瘤大小、数目、生长的部位以及是否有恶变等因素，选择开腹或经腹腔镜、宫腔镜及经阴道等手术入路。

医生有话说

子宫肌瘤很常见，定期复查是根本。有子宫肌瘤的女性出现症状可能需要手术治疗，具体的手术方式要综合多方因素来确定。另外，子宫肌瘤剔除术后容易复发，每年需要定期复查。绝经后子宫肌瘤多数会萎缩变小，一旦出现肌瘤增长或阴道出血等症状，建议一定尽早来医院就诊。

林恩宇

扫一扫观看视频

《子宫肌瘤是什么病?》

让人望而生畏的宫颈癌前期病变

刘红今年 29 岁，体检发现人乳头瘤病毒（HPV）16 阳性，6 个月复查 HPV16 仍为阳性。得知自己的病情后，小刘惊恐万分，俨然自己就是一个晚期宫颈癌患者。自诉吃不下饭，睡不好觉，谈性色变，严重影响生活与工作。

HPV 感染后一定会得宫颈癌吗？

HPV 感染是宫颈癌发生的必要条件，并不是宫颈癌发生的充分条件。女性感染 HPV 是一种常见的事件，大约 40% 的女性在一生中会遭遇 HPV 感染，其中 80% 或者更多会在半年内自动清除病毒，只有那些免疫功能有问题，或者频繁大量接触 HPV 的女性，才会形成持续性 HPV 感染，后者中一小部分会发展为宫颈癌前病变，如果没有及时被发现和治疗，一部分会发展成为宫颈癌。

什么是 HPV 持续性感染？

目前通常认为同一患者间隔 6～12 个月两次或两次以上宫颈检测样本显示同一基因型感染即为 HPV 持续感染。平均 8～24 个月可发生宫颈上皮内瘤样病变（CIN）1～3，平均 8～12 年可发生浸润癌，若 HPV16/18 阳性，3～4 年内能引起较多的高级别鳞状上皮内病变（HSIL），其他 12 种高危 HPV（非 16/18）阳性者，患癌风险高于 HPV 阴性者。

什么是宫颈癌前期病变？

宫颈癌前期病变，是从"HPV 感染"向"宫颈癌"发展的一个阶段，常指发生在子宫颈部位的鳞状上皮内病变。它的外表可以是正常的，但细胞学或组织学有了异常增殖的改变，属于病理医生眼下的病。根据严重程度与未来癌变的风险，分为低级别鳞状上皮内病变（CIN 1）、高级别鳞状上皮内病变（包括 CIN2 和 CIN3）。

什么是宫颈癌三阶梯筛查?

所谓宫颈癌三阶梯筛查,第一阶梯是高危型人乳头瘤病毒(HPV)或宫颈液基薄层细胞学检查(TCT),是三阶梯当中的初级筛查技术。第二阶梯是阴道镜的检查,无论是细胞学异常或高危型 HPV 病毒感染,在阴道镜观察下都可看到有无异常。第三阶梯是病理诊断,在阴道镜下取宫颈组织由病理科医生做出明确诊断。

需要打宫颈癌疫苗吗?

中国 HPV 疫苗临床专家共识:9 ～ 26 岁女性是 HPV 疫苗接种的重点人群;27 ～ 45 岁成年女性接种 HPV 疫苗也可从中获益。

HPV 疫苗同样推荐用于高危、特殊人群:遗传易感人群、高危生活方式人群、免疫功能低下人群应优先接种 HPV 疫苗;不论是否有 HPV 感染、细胞学是否异常均可接种 HPV 疫苗,有 HPV 相关病变治疗史的患者,接种 HPV 疫苗可能降低复发率;近期有妊娠计划和妊娠期女性不接种 HPV 疫苗;哺乳期女性慎重接种 HPV 疫苗。

接种 HPV 疫苗后仍应进行宫颈癌筛查。

医生有话说

宫颈癌是目前仅有的病因明确,三级预防手段完善有效的常见恶性肿瘤。所谓宫颈癌是可以预防、可以治愈的疾病,关键就在于高级别宫颈病变(HSIL)的及时诊断与处理。2020 年 11 月 7 日 WHO 正式启动了《加速消除宫颈癌全球战略》,通往消除宫颈癌之路,各国需在 2030 年实现"90-70-90"目标:15 岁前女孩 90% 接种 HPV 疫苗;35 ～ 45 岁女性 70% 接受高质量子宫颈癌筛查;癌前病变阳性妇女 90% 得到治疗,90% 浸润性癌症病例得到管理。让我们行动起来,让宫颈癌成为历史!

李晨霞

子宫内膜异位症能治愈吗？

佳佳今年 30 岁，事业有成之后准备和老公孕育一个可爱的宝宝，但是小两口备孕了一年也没有成功。不得已，她只好来到医院检查，医生告知佳佳患了子宫内膜异位症。佳佳很是困惑，她之前是有子宫内膜异位症，但是已经做了手术，不是治好了吗？这个病到底是怎么回事？难道治不好吗？

什么是子宫内膜异位症？

子宫内膜异位症是子宫内膜在异常的部位生长而形成的一种疾病，简称内异症。正常情况下子宫内膜应该是在宫腔里，但是也有一部分内膜会经两侧的输卵管到达卵巢及子宫周围的其他器官（如直肠、膀胱、腹膜等）种植生长，发生"异位"。烦人的是，每次来月经的时候，这些异位的内膜也会在种植部位发生类似于月经来潮时的脱落出血，从而引起局部组织的炎症、粘连等，导致出现包块、不孕；若侵及局部的神经则引起痛经、性交痛、盆腔痛等。内异症多见于 20～45 岁育龄女性，发病率占 10%～15%。子宫内膜异位症是育龄期女性痛经、慢性盆腔痛、不孕的主要原因。

为什么会得子宫内膜异位症？

目前对于内异症的病因还未达成统一的认知。有多种病因学说，医学界内认可度较高的是"经血逆流"学说及"在位内膜决定论"。简单理解一下，就是来月经时，子宫内膜从子宫腔内经两侧输卵管进入盆腔内，种植在卵巢，则造成卵巢的"子宫内膜异位囊肿"，也就是俗称的"卵巢巧克力囊肿"，若种植在盆腔其他位置，会出现相应部位的内异症病灶。绝大多数女性都有经血逆流的情况，但只有 10%～15% 的女性会发生内异症，可能与这部分女性的在位子宫内膜具有更强的黏附性、侵袭性、血管生成力有关。

如何初步判定自己是否得了子宫内膜异位症?

内异症普遍存在诊断延迟的情况,诊断延迟可加快病情的进展,影响疾病的治疗及预后。那么,如何能尽早发现自己的内异症,减少疾病危害呢?

如果出现痛经并且达到影响日常活动和生活的程度,出现慢性盆腔痛或性生活后疼痛,出现与月经周期相关的胃肠道或泌尿系统症状,比如排便痛或血尿、尿痛,或者不孕,那么就需要警惕内异症啦!建议这些女性尽快去医院寻求妇科医生的帮助,医生会通过妇科检查、超声检查或盆腔核磁检查及肿瘤标志物 CA125、CA199 等的检查来做出专业诊断。对于可疑膀胱内异症或肠道内异症的女性,医生还会建议做膀胱镜或肠镜、经肠道超声检查来诊断疾病。

子宫内膜异位症怎么治疗?

内异症患者的治疗方法包括药物治疗和手术治疗。疼痛、不孕与复发是内异症治疗的三大难题。目前建议早期诊断,早期开始药物治疗。药物治疗适用于盆腔疼痛或卵巢子宫内膜异位囊肿直径 < 4 cm 的女性。目前可选择非甾体抗炎药、口服避孕药物、孕激素类药物、促性腺激素释放激素激动剂(GnRH-a)、中医中药等。有研究证实能够缩小卵巢子宫内膜异位囊肿的药物主要是孕激素类和 GnRH-a 类药物。药物治疗在缓解症状、控制疾病发展和减少术后复发方面作用重大。药物治疗期间,建议每 3 个月做 1 次检查。若药物治疗期间疼痛不缓解或囊肿 ≥ 4 cm 或者合并不孕,可以选择手术治疗。手术方式以腹腔镜为首选,术后长期药物治疗要到位,以减少复发概率。

子宫内膜异位症能治愈吗?

作为一种女性雌激素依赖性疾病,内异症很难治愈,只要卵巢还有分泌雌激素的功能,这个疾病就容易复发,一年复发率 10%,两年复发率达 20%,五年复发率高达 50%。一般情况下,医生会根据患者的年龄、生育要求、病情程度制订个体化长期治疗方案。内异症应该被看作像高血压、糖尿病一样的疾病进行长期管理。

医生有话说

子宫内膜异位症是一种雌激素依赖性疾病，常见症状是疼痛、不孕和盆腔包块，疾病本身无法治愈，需要医生根据具体情况制订长期的个体化治疗方案。

手术不是根治疾病的方法，术后仍需要专业管理，否则很可能会出现疾病的复发，影响患者的生育能力，增加后续治疗的难度。希望内异症患者能引以为戒。

韩娟

扫一扫观看视频

《子宫内膜异位症能治愈吗？》

认识卵巢囊肿

小李是一位 20 岁的女大学生，一天和朋友在打羽毛球时突然出现左下腹剧烈疼痛，并呕吐数次，痛到直冒冷汗，朋友们赶紧呼叫 120 将其送往医院。经检查小李的左侧卵巢长了一个囊肿，并且这个囊肿还不听话地发生了扭转，才导致小李腹痛如此突然和剧烈，医生通过手术切除了囊肿。

什么是卵巢囊肿？

卵巢囊肿，顾名思义即从卵巢上长出来的囊性肿物，可以是生理性囊肿，这种囊肿一般多与月经周期相关，多出现在排卵期附近及月经前，如滤泡囊肿、黄体囊肿，月经后复查即消失不见；也可以是病理性囊肿，这类囊肿来源于卵巢上皮、生殖细胞、异位的子宫内膜等，大部分为良性肿瘤，也有少数为恶性或交界性，持续存在，不会随着月经周期的变化而消失。

卵巢囊肿为什么会引起疼痛？

卵巢囊肿引起急性腹痛是因为卵巢囊肿蒂扭转，卵巢长了囊肿后体积变大，之前直径 3 cm 的卵巢可能会长至直径 5 ～ 10 cm，甚至更大，体积变大的卵巢重心自然就没那么稳了，多在活动后（如翻身、跑步后）出现扭转。扭转后卵巢血运中断会出现一侧下腹的剧烈疼痛，甚至会伴有恶心、呕吐、大汗淋漓，需要尽快就医手术治疗，拖得时间久了可能会导致卵巢坏死，甚至不得不切除卵巢。除此之外，卵巢囊肿生长过快将囊皮撑破发生卵巢囊肿破裂亦会出现急性腹痛。

除了疼痛，卵巢囊肿还有哪些表现？

长了卵巢囊肿大部分是没有什么感觉的。卵巢正常大小约 4 cm×3 cm×1 cm，长在盆腔的深部，所以卵巢囊肿偏小时很多并无明显感觉，往往是体检行妇科检查或行妇科超声时发现。

1. 急性腹痛：如上所述，多发生于卵巢囊肿蒂扭转或卵巢囊肿破裂。

2. 痛经、不孕：多和卵巢巧克力囊肿相关，痛经会进行性加重，甚至在月经来潮前或月经期发生卵巢巧克力囊肿破裂引起急性腹痛。卵巢巧克力囊肿可反复发生破裂，导致卵巢输卵管与周围组织粘连，影响卵子排出及受精卵着床及运送，所以部分患者会合并不孕。

3. 腹胀、腹坠感：当卵巢囊肿长到足够大时，甚至可在腹部自行扪及肿块，进一步增大占满盆腹腔时可压迫周围的器官即膀胱、直肠，进而出现尿频、便秘等压迫症状。

4. 恶病质：少部分的卵巢囊肿是恶性肿瘤，即卵巢癌。这样的囊肿短期内生长快，晚期可能会出现消瘦、贫血、腹腔积液等症状。

得了卵巢囊肿怎么办？

很多女性都是通过体检超声发现卵巢囊肿，顿时紧张不已，网上搜索一番后是越看越害怕，感觉天都要塌下来。

先别急，首先超声提示卵巢囊肿，不一定就是肿瘤。上面说了卵巢囊肿有生理性和病理性两类，我们需要先判断自己的囊肿是生理性囊肿还是病理性囊肿，再考虑下一步处理。

生理性囊肿一般无症状，直径一般在 5 cm 以下，超声表现为纯囊性，即囊肿内除了液体没有看到其他成分，并且会在月经周期后消失。所以如果你的囊肿符合上述表现，不妨先观察 2 ～ 3 个月，在等月经干净 2 ～ 3 天再复查一下超声，没准囊肿就消失了。

当然，如果通过定期复查，发现囊肿持续存在，就要考虑病理性囊肿了。病理性囊肿绝大部分是良性的，极少部分是恶性囊肿，还有一部是介于良性恶性之间的交界性囊肿。值得一提的是，病理性囊肿会继续生长，甚至发生扭转、破裂、恶变，所以如果是病理性囊肿要及时就医，规律复查，必要时手术治疗。

卵巢囊肿的治疗方法有哪些？

目前卵巢囊肿的主要治疗方法就是手术，但是所有卵巢囊肿都要做手术吗？不完全是。

　　如果是生理性囊肿，只要没有发生扭转或破裂，一般是不予干预的。病理性囊肿如果直径在5cm以下，一般3～6个月复查一次，若复查过程中没有明显增长，肿瘤标志物正常，多考虑为良性囊肿，可选择暂时观察，一定要注意随诊，但在随诊过程中，一定尽量避免一些囊肿扭转、破裂诱因。如果囊肿直径＞5cm，且有继续长大趋势，结合卵巢肿瘤标志物，检查后考虑为良性囊肿者，应择期手术；如果怀疑恶变，出现明显症状，则应立即手术治疗。手术方式目前多选择腹腔镜手术，其创伤小、患者痛苦小、恢复快，但可疑恶变的需要开腹手术。

医生有话说

　　卵巢囊肿不一定是病理性囊肿，可以通过月经后超声复查来明确囊肿是否持续存在，只有病理性囊肿才需要医学干预。随访期间要避免剧烈运动，急性腹痛可能为卵巢囊肿蒂扭转或卵巢囊肿破裂，所以一旦发生急性腹痛需立刻就医。目前，卵巢囊肿主要以手术治疗为主，因少部分囊肿有发生恶变可能，所以得了卵巢囊肿要规律随访，并听从医生的建议采取相应治疗。

尹卓颖

早防早治妇科恶性肿瘤

身体一向很好的 57 岁的王姐最近被查出了"卵巢癌"，她一直认为得癌症是自己的命，自己没办法控制癌症的发生，所以近 10 年的时间她从来没有去医院体检过。实际上癌症的发生固然有遗传、基因等内因作祟，但流行病学研究发现，约 40% 的癌症是可以预防的。

什么是肿瘤的三级预防？

一级预防是在肿瘤尚未形成时，通过健康教育、自我保健和健康保健来进行预防。

二级预防是在肿瘤形成早期，"早发现、早诊断、早治疗"，防患于开端，防止肿瘤发展。

三级预防是注重康复，目的是提高肿瘤患者治愈率、生存率和生存质量，通过规范化诊治方案，提供康复指导，对癌症患者进行生理、心理、营养和锻炼指导。

妇科恶性肿瘤的流行病趋势如何？

妇科恶性肿瘤通常指女性生殖道的恶性肿瘤，常见的有子宫颈癌、卵巢癌、子宫内膜癌三大癌。从中国最新的肿瘤登记报告看，乳腺癌、子宫颈癌、卵巢癌都在女性恶性肿瘤发病的前十位，严重威胁女性健康。而由于筛查的普及，就诊的早期病例增加，卵巢癌、子宫内膜癌的发病率有上升的趋势。

妇科恶性肿瘤的高发年龄是什么？

更年期是卵巢功能逐渐衰退到最后趋向消失的过渡时期，而后是老年期，此阶段是肿瘤高发期。此阶段妇科恶性肿瘤的发病率也是明显提高，请看几个数字：子宫颈癌的高发年龄为 45 ～ 59 岁，子宫内膜癌高发年龄为 50 ～ 64 岁，卵巢癌的高发年龄为 50 ～ 60 岁，乳腺癌的高发年龄为 45 ～ 55 岁。

更年期可谓是女性癌瘤的肆虐之时。因此四五十岁的女性尤其需要提高警惕，做好早发现、早诊断、早治疗。

子宫颈癌的特点是什么？

子宫颈癌是为数不多的病因明确的恶性肿瘤，是目前唯一能够预防的癌症，它是高危型 HPV 长期感染造成的。而 HPV 感染宫颈导致癌前病变和子宫颈癌有一个漫长的变化过程，所以子宫颈癌可以通过筛查早期发现并进行有效治疗。有效治疗子宫颈癌前病变能够预防子宫颈癌的发生，只要治疗及时，就可以避免晚期子宫颈癌。因此，只要每年定期筛查 TCT 及 HPV，及时发现子宫颈癌前病变并治疗，就可以杜绝子宫颈癌的发生，所以子宫颈癌也被称为最可能被人类征服的癌症。

另外对于从未感染过 HPV 的青少年女性，接种 HPV 疫苗能使其免于HPV 感染，从而避免罹患子宫颈癌前病变和子宫颈癌，这是一级预防最主要的内容，但 HPV 疫苗的使用不能取代每年的宫颈定期筛查。

何为子宫内膜癌？

子宫内膜癌是指原发于子宫内膜的恶性肿瘤，高发年龄在围绝经或绝经期。但近些年子宫内膜癌的发病年龄越来越年轻化。子宫内膜癌与高雌激素水平有很大的关联，此外，多囊卵巢综合征、肥胖、高血压、糖尿病、未育也是此病的高危因素。那子宫内膜癌有什么征兆呢？①已经绝经但又出现阴道出血现象；②没有绝经但出现月经异常、异常的阴道出血；③绝经后发现子宫内膜增厚等。一旦出现这些情况，建议做宫腔镜或刮宫检查，简单的妇科检查和 B 超都不能起到确诊作用。

卵巢癌有哪些特点？

卵巢癌是发生在卵巢的恶性肿瘤，是一种号称"隐形杀手"的女性恶性肿瘤。目前病因不明，早期没有任何症状，很难发现，到了中晚期会出现食欲不振、消化不良、腹胀、腹围增大等，或出现乏力、消瘦、贫血等表现。卵巢癌没有公认和确切的筛查方案，还是以阴道超声 + 血液肿瘤标志物检查为主。超声检查是常规初检手段，如果超声或妇科检查发现盆腔包块，则需要化验卵巢肿瘤标志物。其中，CA12-5是上皮性卵巢癌最常用的肿瘤标志物，约80%的患者会出现该指标明显升高，对诊断具有重要价值。另外，如母亲为卵巢癌并携带 *BRCA* 基因突变，女儿需进行基因型筛查，主张制订筛查计划，以早期发现卵巢癌，也可以在专科医生指导下在一定的年龄阶段预防性切除卵巢和输卵管。

医生有话说

预防三大妇科恶性肿瘤最好的方法是每年定期检查身体。早发现、早诊断、早治疗，癌症也是可以控制住的。友情提示女性每年必做的防癌检查包括：TCT、HPV、妇科超声、CA12-5、人附睾蛋白。

冯志娟

难以言表的子宫脱垂

张妈妈虽然70岁了，但身体特别棒，一点儿不服老，平时喜欢跳舞、画画，家里的活从不麻烦孩子，总是自己来。昨晚张妈妈想把电视柜换个地儿，就在用力的一刹那，阴道口脱出来一个肿包，鸡蛋大小，当时上厕所解尿都有些费劲，往里推了推脱出来的包才尿出来。老人家担心极了，马上去了医院妇科门诊。

老年女性阴道口脱出一个肿物会是什么？是肿瘤吗？

一位绝经多年的女性，平时无阴道出血、流液，用力搬物或用力打喷嚏后阴道口脱出一软软的肿物，多是子宫脱垂和阴道脱垂，一般不是肿瘤，通过妇科检查即可明确。肚子里的子宫为什么会脱出来呢？随着年龄的增加，负责托住女性子宫、膀胱和直肠的盆底肌肉、筋膜开始变得薄弱无力，加上搬重物、慢性咳嗽、便秘等增加腹压的动作，子宫就可能从阴道这一天然的孔道脱出来，常合并阴道前壁或后壁的脱出，阴道前壁紧邻膀胱，阴道后壁紧邻直肠。因此，子宫脱垂常合并膀胱脱垂和直肠脱垂，影响小便和大便功能。

老年女性，肥胖的女性，有巨大儿分娩史和难产史的女性，还有长期慢性咳嗽、便秘的女性都容易发生子宫脱垂。

子宫脱垂为什么会解不出尿，有时大便也困难？

子宫脱垂会同时出现尿频、尿急、解尿困难或大便困难，那是因为子宫与膀胱、直肠相邻，盆底肌肉和筋膜松弛引起，子宫脱垂时常常合并阴道前壁（即膀胱）脱垂、阴道后壁（即直肠）脱垂，三者统称为盆腔脏器脱垂。情况严重时不仅会出现行走、活动不便，摩擦出血，更重要的是影响大小便，甚至肾功能，影响日常生活和人际交往，使我们的生活质量明显下降。

出现了子宫脱垂该怎么办呢？

有些子宫脱垂的女性因两腿之间夹着子宫，走路不方便，有时甚至磨出血，不好意思和老姐妹们说，只能在家待着。其实这样是不对的！

轻度的子宫脱垂我们可以通过行为治疗和保守治疗来改善它，包括：

1. 减重，戒烟，避免重体力劳动，禁饮咖啡因饮料等，治疗慢性咳嗽和便秘。

2. 盆底肌肉训练（也称 Kegel 训练）：做缩紧肛门阴道的动作；每次收紧不少于 3 秒，之后放松 3 秒；连续做 15 ～ 30 分钟为一组，每日进行 2 ～ 3 组；或每日做 150 ～ 200 次；6 ～ 8 周为 1 疗程；4 ～ 6 周患者有改善；3 个月明显起效。

3. 生物反馈治疗：由于盆底肌肉的位置特殊，部分患者难以准确有效地控制该部位肌肉运动，致使 Kegel 训练治愈率欠佳，因此，我们建议先到医院进行生物反馈治疗仪辅助的盆底肌肉训练 1 ～ 2 疗程，帮助学会 Kegel 训练，之后就可以自己在家训练了。

其他还包括适用家庭功能康复器（阴道哑铃训练）、电刺激疗法、磁刺激疗法、子宫托治疗。

中重度的子宫脱垂我们建议手术治疗，根据年龄、合并症和性生活的需求选择不同的手术方式。

子宫脱垂可以预防吗？

根据子宫脱垂的危险因素，除了年龄增长我们不可控，其他我们还是可以早些预防的，比如：①恢复妊娠分娩后的盆底肌肉功能。在产后 6 ～ 8 周是盆底肌最薄弱的时期，我们要有意识地去评估，及时地进行 Kegel 训练和生物反馈训练，恢复盆底肌肉力量。②努力将体重指数（BMI）范围内。BMI= 体重（kg）÷ 身高 ^{2}（m^2），正常范围为：18.5 ～ 24 kg/m^2。③避免慢性咳嗽和便秘。年龄大了避免提重物，避免长时间行走等。

做了手术以后，子宫脱垂还会复发吗？

这个还是有可能的，复发概率在 6% ～ 30%。避免高危因素，如避免提重物、慢性咳嗽和便秘，注意控制体重等，就可以降低脱垂复发的概率。术后需要长期的门诊随访。

医生有话说

随着我们寿命的延长，子宫脱垂、膀胱脱垂和直肠脱垂的发生率越来越高，大家要知道它是可以预防和治疗的，不要因为它影响我们的生活质量。如果您感觉阴道口有包块脱出，或者有漏尿、尿不净、大便不畅的情况，一定要到妇科盆底疾病专科看看。另外，建议您平时注意盆底肌肉训练（Kegel 训练），提高您的性福指数。

倪俊

扫一扫观看视频

《难以言表的子宫脱垂》

让漏尿不再成为难言之隐

55 岁的王女士平时咳嗽及打喷嚏时，尿液会不自主从尿道口漏出，外出时经常需要佩戴尿垫。近日病情加重，有时稍微活动便有尿液漏出，每天需要更换七八个尿垫，这也成她的"难言之隐"，不敢跟他人提及。去医院后经检查，确定为压力性尿失禁，做了"吊带"手术。术后效果立竿见影，王女士漏尿的症状消失，再也不需要尿垫了，消除了生活上"漏尿"的困扰。

什么是尿失禁呢？什么又是压力性尿失禁呢？

尿失禁是指不分场合的尿液不自主流出，尿液不受自我控制。尿失禁可以发生在任何年龄和性别的患者，但老年人和女性居多。尿失禁可以分为压力性尿失禁、急迫性尿失禁、充溢性尿失禁和混合性尿失禁。我们通常所说的尿失禁就是指压力性尿失禁。

压力性尿失禁（stress urinary incontinence，SUI）是指在喷嚏、咳嗽、大笑或运动等腹压增高时出现不自主的尿液自尿道口漏出，是由于突然升高的腹压传至膀胱，使膀胱内压力超过了憋尿的阻力，进而引起尿液不自主流出。中国成年女性 SUI 的患病率高达 18.9%，在 50 ～ 59 岁年龄段，SUI 的患病率最高，为 28.0%。但由于涉及隐私以及对此病认识不足，患者就诊率仅为 9.0%，因此实际患病率可能更高。

哪些人容易得压力性尿失禁？

1. 产后女性：妊娠时期，腹部的膨隆、腹压的增加，导致盆底肌肉向下移位或者收缩，长时间受力会使盆底肌肉肌纤维的疲劳度增加再加上女性生产时、盆底肌肉过度牵拉，逐渐会出现肌肉收缩能力下降，进而出现尿失禁等症状；而多胎妊娠、巨大儿、多产以及分娩产伤的女性发生尿失禁的概率会进一步增加。

2. 老年人：高龄以及绝经女性后体内雌激素下降，导致盆底肌肉萎缩、肌肉收缩功能下降，更易发生 SUI。

3. 肥胖：肥胖患者长期腹腔内压力增加，会逐渐引起盆底肌肉慢性劳损、拉伸，导致盆底肌支撑功能进一步减弱，故也容易出现 SUI。

4. 其他：长期便秘、慢性咳嗽、重体力劳动者，有盆腔手术史的患者，以及先天性盆底组织或尿道括约肌发育异常的患者，发生 SUI 的概率会增高。

得了压力性尿失禁，怎么办？

重中之重是先到医院做全面的评估，包括详细的病史和检查，根据检查结果确定尿失禁的类型、原因、严重程度，医生和患者共同来决定治疗方案。

1. 保守治疗

生活方式和行为治疗：养成良好的生活习惯，保持排便通畅，减少增加腹压的活动，积极治疗慢性支气管炎等会增加腹压的疾病，同时减轻体重。

盆底肌肉训练（Kegel 训练）：这节内容的重头戏，简便易学，且对任何程度的压力性尿失禁均有一定的效果。理论上，训练强度越大，治疗效果越好，重在坚持做，每天早 1 次、晚 1 次，每次训练 20 ～ 30 分钟，如此反复，连续锻炼 3 个月，研究证实能减少女性 SUI 患者的漏尿量，有利于盆底肌力恢复。

盆底肌肉康复治疗：包括针灸治疗、生物电刺激治疗和磁刺激治疗。

2. 手术治疗

主要针对严重的 SUI 患者，包括无张力尿道中段悬吊带术、膀胱尿道悬吊术。

随着人类寿命不断延长，越来越多的女性会面临漏尿的困扰，让我们更客观地认识它，并战胜它。

医生有话说

　　漏尿，不需要不好意思，你可能只是得了压力性尿失禁（SUI），不要慌、更不要有顾虑，首先要做的就是到医院做全面的评估，和医生共同商量治疗方案。30%～60%的SUI患者经过保守治疗能改善症状，并治愈轻度的压力SUI。因此，及早诊断、治疗尤为重要。

贾婉璐　卢晓东

扫一扫观看视频

《让漏尿不再成为难言之隐》

流产不是避孕措施

28岁的丽丽来到妇科门诊，这是她第5次意外怀孕来做流产手术。接诊医生语重心长地劝她不要再做流产了，如果条件允许的话，尽量留下孩子。因为多次流产手术对女性的伤害虽然表面上看不到，但却在悄悄发生着。如果不要孩子，一定要选择一种有效的避孕措施，避免反复流产的危害。

流产的危害与风险有什么？

流产短期并发症包括出血、子宫穿孔、吸宫不全、感染及羊水栓塞。子宫穿孔可能引起盆腔脏器损伤，如果吸宫不全，可能需二次手术。羊水栓塞甚至可能威胁生命。远期并发症包括宫颈及宫腔粘连、慢性盆腔炎、月经失调及继发性不孕。任何一次流产都可能造成终身不孕。

人流还是药流如何选择？

药流相比人流对子宫内膜影响小一点，但是药流需要腹痛和阴道出血后才能排出，而且有可能会流产不全，需要二次清宫。而且药流对于孕周有要求，只适用于怀孕7周之内的人群。人流可以选择无痛人流，相对痛苦较小，适合怀孕10周之内的人群；而怀孕10～13周的人群则需要住院进行钳刮手术。所以，如果确定要做流产，一定要越早越好。

该如何选择避孕措施？

目前常用的避孕方式有复方短效口服避孕药、避孕环以及避孕套。

复方短效口服避孕药适合年轻、短时间可能有生育要求的女性，是一种需要一日一次口服的药物。它的优点是停药后即可怀孕，即使停药后1个月内发现怀孕也对胎儿没有影响。它的不良反应是可能形成血栓，所以不适合肥胖、40岁以上或有血栓家族史的女性。口服避孕药一定注意不要漏服，否则可能出现不规则出血。另外，强调复方短效口服避孕药不是紧急避孕药。

由于紧急避孕药有避孕失败、异位妊娠风险，所以不建议常规口服紧急避孕药避孕。

避孕环更适用于既往已生育、短时间没有生育要求的患者，绝大多数避孕环的有效期是5～10年（根据避孕环不同具体使用期限不同）。所以短时间、特别是近几年都没有生育要求的女性，可以考虑带环避孕，带环避孕相较于每日服药更便捷，不用担心漏服。但由于大多数避孕环都含铜，如果需要做核磁检查，需要提前取环。另外，推荐带环的女性在绝经1年以内取环。

避孕套适用于绝大多数人群，但是避孕的有效率取决于正确的使用方法，一定需要全程应用。

此外，临床上常见但不推荐的避孕方法还有安全期避孕。安全期避孕并不可靠，避孕失败概率高。

医生有话说

女性拥有选择自主生育的权力。但是对于流产这件事，希望各位女性朋友可以更加谨慎，因为这不仅仅关乎我们个人的身体，更关乎另一个生命；也希望各位男性朋友可以更加关爱您的伴侣，避免不必要的流产。

邵文

第六章

内分泌系统的异常无小事

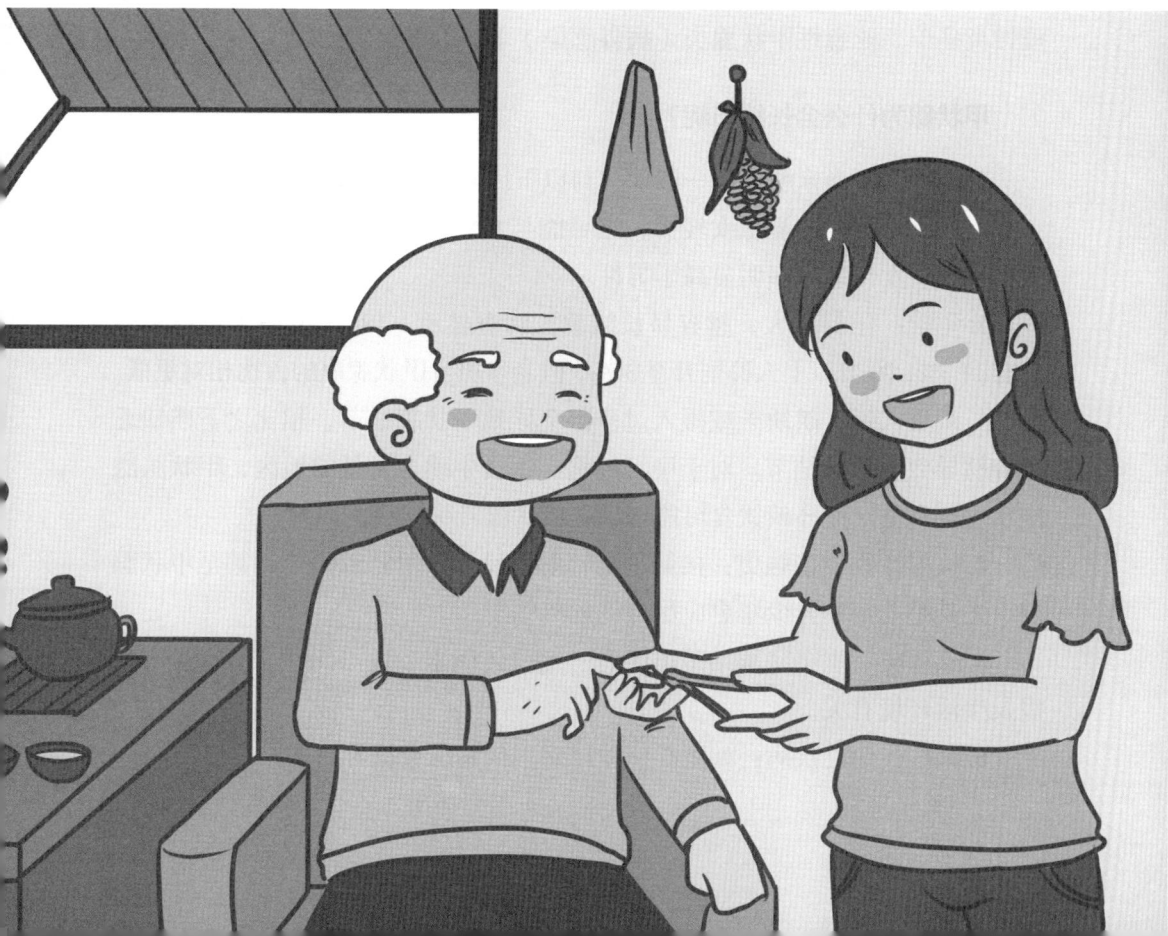

"甲状腺结节" 要不要紧?

终于听到喇叭里叫自己的名字了，小王急匆匆走进乳腺甲状腺门诊26号诊室，把体检报告递给医生，焦急地问："医生您快给看看，体检发现我甲状腺有结节，会是癌吗？我为什么会长甲状腺结节？我同事刚做了甲状腺手术，我用做手术吗……"

什么是甲状腺结节?

甲状腺出现的性质不明的肿块，我们称之为"甲状腺结节"。甲状腺结节≠甲状腺癌，引起甲状腺结节的常见疾病有结节性甲状腺肿（增生性病变）、甲状腺腺瘤（良性肿瘤）、甲状腺癌（恶性肿瘤）、桥本甲状腺炎（自身免疫性炎症）、亚急性甲状腺炎（病毒感染）等。

甲状腺为什么会长结节呢?

其病因至今尚未明确。一般认为与以下因素密切相关。

1. 性别：此病明显重女轻男，这可能与女性体内的激素水平有关。我国数据显示，女性患病率明显高于男性。

2. 年龄：年龄越大，越容易长结节。调查显示，18～29岁人群患病率只有11.3%，70岁以上人群则升至36%，但老年患者甲状腺癌的占比相对更低。

3. 碘摄入量：碘缺乏或摄入过多都会导致甲状腺结节，相比之下碘缺乏更容易导致甲状腺结节。对于甲状腺癌，饮食中碘含量低的地区，甲状腺滤泡状癌更常见，而高碘饮食可能增加患甲状腺乳头状癌的风险。

4. 放射性物质接触史：接触电离辐射容易导致甲状腺结节，甚至甲状腺癌。尤其是儿童和青少年更应尽可能远离辐射！

5. 家族史：患甲状腺结节可能有一定遗传因素，也可能和家庭饮食习惯以及生活环境有关。

6. 某些代谢性疾病：如肥胖、糖尿病、代谢综合征等。

7.不良的情绪和生活方式：如情绪容易波动、长期思想压抑、吸烟等，另外，也有研究发现，夜间光照甚至手机射频辐射也可能是甲状腺结节发生的影响因素。

甲状腺结节有什么症状？

大部分患者包括甲状腺癌患者一般都没有明显症状，少部分可能会在颈部触及肿块，或者是感觉嗓子不舒服，如果结节较大压迫气管、食管可能出现颈部异物感或者呼吸、吞咽困难，极个别患者甲状腺癌侵及声带神经可导致声音嘶哑等。如果结节导致甲状腺功能异常，比如"甲状腺功能亢进"，可能会出现心慌、手抖、易怒、腹泻等表现；当出现"甲状腺功能减退"时，会出现乏力、便秘、怕冷、月经量减少甚至停经、不容易怀孕等。如果是亚急性甲状腺炎则可能出现颈前区疼痛。

发现甲状腺结节需要做什么检查？

甲状腺超声是首选的最有价值的检查甲状腺的方法。甲状腺超声报告最后的结论处多数会有 TI-RADS 分级，这是国内外广泛使用的甲状腺影像报告和数据系统分级，根据结节的彩超表现，通过评分给予一个分级结果，1～3级提示良性病变，4级以上提示有恶性可能。颈部 CT 可以帮助了解结节是否压迫或者侵犯气管、食管以及周围组织，还可以帮助了解颈部淋巴结有无癌转移。通过甲状腺功能检查可以明确结节有无影响甲状腺功能。甲状腺穿刺病理检查是确诊甲状腺结节的"金标准"，它是一种诊断性有创操作，在超声引导下用活检针进行结节的"取样活检"，一般在门诊局部麻醉下即可完成，对于超声 TI-RADS 4 级以上的结节一般建议进行穿刺确诊。对于小于 1 cm 的结节穿刺检查的准确性会降低，在一些特殊情况下，比如甲状腺结节较小、紧贴重要神经血管组织，但是考虑恶性风险非常高,可以考虑直接手术。

发现甲状腺结节如何治疗？

对于绝大多数临床诊断或者活检后确认为良性病变的结节，一般仅需要门诊定期检查即可，但如果出现以下情况应考虑手术治疗。

1.甲状腺结节较大，如超过 4 cm，或伴有明显的局部压迫症状。

2. 结节位于胸骨后或纵隔内。

3. 合并甲状腺功能亢进，内科治疗无效。

4. 结节进行性长大，临床考虑有恶变倾向或合并甲状腺癌高危因素。

5. 患者因外观或思想顾虑过重影响正常生活而强烈要求手术。

对于临床高度怀疑或者活检后确诊为恶性或者发现不典型细胞者，一般也建议手术治疗。

近年来由于甲状腺癌当中 90% 以上是乳头状癌，多数发展缓慢，五年生存率超过 90%。对于某些低危的微小乳头状癌患者有学者提出了积极观察策略，但仅限于少数癌结节远离腺体边缘、发展缓慢等风险低的患者，如果密切观察过程中出现肿瘤增大、发现临床淋巴结转移、患者改变意愿要求手术等仍应考虑手术治疗。

医生有话说

对于甲状腺结节大家不要过于担心，也不能过于轻视，甲状腺癌中乳头状癌占绝大多数，多预后良好，但绝不意味着它就是安全的，微小癌也并不等于低危癌。手术是治疗甲状腺癌最有效的手段，及时诊治能够明显改善甲状腺癌的预后，发现甲状腺结节一定要及时到正规医院专科诊治。

做到以下几点，有助于预防甲状腺结节和甲状腺癌：均衡饮食，不要长期过量摄入碘或盲目限碘；尽量远离辐射；避免超重和肥胖，养成良好生活习惯，适当运动；定期体检。

尚宏清

扫一扫观看视频

《 "甲状腺结节" 要不要紧？》

三分钟教您读懂甲状腺功能化验单

最近王女士总是感到很疲乏，明明晚间睡眠时间不短、质量不差，可白天总觉得困，老想找地方歇会儿。而且特别纳闷的是，平时不光感觉体力下降、连情绪也会时不时地低落下来、对周围的事情都提不起兴趣；开会时经常注意力不能集中，重要的事情接二连三的被忘记。王女士到内分泌科一番检查后，发现检查报告中甲状腺功能那几项全都有问题，上上下下的箭头令她大吃一惊。医生告诉她，她的检查结果显示她患了"甲状腺功能减退症"。那么拿到甲功化验单怎么看呢？

甲状腺有什么作用？

我们通常所说的甲功是指甲状腺功能，那么甲状腺又是干什么的呢？甲状腺负责人体甲状腺激素的合成、储存和分泌。甲状腺激素的主要生理作用有促进能量与物质代谢、促进生长和发育，其分泌不足或过多都会引发疾病。当儿童甲状腺的功能不足时，身体和精神发育都会受到影响，可能导致呆小病（克汀病）。当成人甲状腺功能不足时，会引起黏液性水肿。另外，甲状腺激素可以促进物质的氧化，增加基础代谢率，增加产热量。

甲功七项都包括什么？

甲功七项检查，通常包括：总甲状腺素（T_4）、游离甲状腺素（FT_4）、总三碘甲腺原氨酸（T_3）和游离三碘甲腺原氨酸（FT_3）、促甲状腺激素（TSH），以及两种甲状腺相关抗体，即甲状腺过氧化物酶抗体（TPOAb）和甲状腺球蛋白抗体（TgAb）。通过以上检查可以帮助判断甲状腺功能是否正常。

怎么看甲功化验单？

甲状腺功能异常，一般可以出现以下这几种情况。FT_3、FT_4升高，TSH降低，常见于甲状腺功能亢进；FT_3、FT_4降低且TSH升高常见于甲状腺功能减退；如果 FT$_3$、FT$_4$ 和 TSH 同时降低，那有可能存在垂体功能的异常；而如果是单独某一项甲状腺功能指标异常，就需要根据病史、症状进行综合分析。如果甲状腺相关抗体检测异常可能考虑存在自身免疫甲状腺疾病等。

甲状腺功能异常都有什么表现？

甲状腺功能异常分为甲状腺功能减退（甲减）和甲状腺功能亢进（甲亢），临床表现不一样。

甲状腺功能亢进由各种原因导致人体内甲状腺激素增多引起，甲亢时，兴奋性增高，主要表现为机体的代谢增高，如多汗、怕热、皮肤潮湿、心跳加快、消瘦，还可能出现胃肠蠕动增加、食欲亢进、易饥饿、排便次数增加，甲亢患者还可能有容易急躁、紧张、失眠、手抖等表现。

甲状腺功能减退患者的表现与甲亢相反，甲减是由体内甲状腺激素缺少引起，甲减时，兴奋性减低，因此出现低代谢的表现，如怕冷、乏力、容易疲劳、体重增加、注意力不集中、记忆力下降、反应变慢等，甲减患者表现出表情淡漠面容，皮肤干燥甚至胃肠蠕动减慢，出现便秘、心跳变慢甚至心肌收缩力下降，女性患者可以出现生育能力下降、月经紊乱，男性可以造成性欲的减退。

医生有话说

甲状腺功能的化验指标项目比较多，各项目不同的变化趋势常常提示不同疾病的可能，如果您觉得化验结果太复杂看不懂，还是应该找专科医生进行详细咨询。

崔志军

令人烦恼的"乳腺结节"

这些天，一向开朗快乐的小红变得沉默寡言、忧心忡忡，食也不香，入睡也困难。闺蜜小丽很是关心，问她怎么了。原来，前些天单位组织体检，发现小红左乳有一个结节。她很紧张，担心自己得了乳腺癌，以前没有明显不适的左乳这几天也一阵一阵地疼，她更焦虑了。闺蜜小丽安慰她，愿意陪她去医院。

怎么能够发现自己是不是有"乳腺结节"？

"乳腺结节"顾名思义是指乳腺上的包块 / 肿块，它是一个统称，包括纤维腺瘤、增生结节、导管内乳头状瘤、叶状肿瘤、脂肪瘤、乳腺癌、乳腺肉瘤等。对于比较表浅、较大的乳腺结节可能自己通过手检会发现，而绝大部分乳腺结节都需要通过专科医生查体以及辅助检查才能发现。

"乳腺结节"有哪些检查方法？

1.超声：敏感性高，没有副作用，适合于所有年龄阶段的人群（包括男性）。

2. 钼靶：是一种 X 线检查，检查时需要挤压乳房，可能会有疼痛不适感。更适合于实质腺体较少的乳腺，对于年轻、腺体致密的乳腺敏感性较差。对于仅表现为微钙化的早期乳腺癌，钼靶检查的敏感性要优于超声和核磁。

3. 核磁：敏感性最高，可以发现多个乳腺结节。但是较贵、空间密闭、有噪音。

4. 穿刺活检或者手术切除活检：是明确乳腺结节性质的金标准。

专科医生会结合患者的不同情况而选择具体的检查方法。

可以通过肿瘤标志物的检查来判断"乳腺结节"是不是恶性吗？

乳腺癌的肿瘤标志物包括 CEA（癌胚抗原）、CA12-5（糖类抗原 12-5）、CA15-3（糖类抗原 15-3），这些肿瘤标记物对乳腺癌的诊断、治疗以及术后随访有重要的意义。但是它们正常并不代表没有乳腺癌；它们升高也不代表肯定得了乳腺癌。因此这个抽血化验检查只是一个参考。

什么样的"乳腺结节"可以暂时不必担心？

绝大部分乳腺结节是良性的，没有明显不适症状。对于那些专科医院行超声或者钼靶检查分类为 2 类及 3 类的结节良性可能性大，我们可以暂时不用担心。但是针对这些结节我们仍然需要定期去医院复查，动态了解结节的变化。

"乳腺结节"必须手术切除吗？

乳腺结节是否要手术切除，需要结合患者的超声、钼靶，甚至核磁检查的影像学特点来确定，包括结节的大小，形态是否规则，边界是否清晰，纵轴与横轴比值，是否有微小钙化，血供是否丰富，以及患者是否有乳腺癌的高危因素，乳腺结节近期是否有明显变化等。最终需要由专科医生来综合判断是否需要手术治疗。

绝经之后，是不是不会得"乳腺结节"或"乳腺癌"？

乳腺组织从女性朋友绝经后开始逐渐退化萎缩，但只要有乳腺组织存在就有可能发生乳腺结节，甚至乳腺癌。相关数据表明，老年人乳腺癌的发病率仍然较高。

平时需要注意什么，能让自己远离"乳腺结节"或"乳腺癌"？

1.健康生活习惯：早睡早起，适当运动，控制体重，避免肥胖，戒烟限酒。

2.健康饮食习惯：低盐、低脂、低糖饮食，拒绝油炸、腌制食物，均衡饮食。

3.健康心理状态：保持心情愉悦，远离过度紧张、焦虑、抑郁。

4.让乳腺发挥其应有的功能，尽量做到早哺乳，多哺乳，延长哺乳时间。

医生有话说

　　如果出现以下情况请尽快到正规医院就诊。自己或者家人无意中摸到新发的乳腺结节；既往就有的乳腺结节，近期有形态、大小的变化；乳腺结节伴有乳头内陷；乳头分泌液体（医学上称为"乳头溢液"），特别是血性溢液；局部皮肤发红发热、"橘皮样"改变、破溃、下陷；超声或者钼靶检查发现分级为 4 类以上的乳腺结节。

朱莉丽

乳房胀痛的"祸根"——乳腺增生

小王是一名大学四年级在读学生，正值毕业答辩与求职的关键时期，精神压力大，且作息非常不规律。近几个月来，她常自觉乳房胀痛，在月经前夕尤其严重，有时甚至会疼到睡不好觉。小王非常担心，自己乳腺出了什么问题？

乳房胀痛是怎么回事？

很多女性都曾感觉到胸里面有肿块，硬硬的，按起来特别疼。尤其在月经期之前，或者是生气后、过度劳累后，这种乳房胀痛更加明显。这让不少女性焦虑不已，甚至怀疑自己是不是得了某些恶性的疾病。其实，乳房胀痛多半是乳腺增生惹的祸。乳腺增生是常见的乳腺良性疾病，简单说来是乳腺生理增生与复旧的紊乱。临床上常表现为：①乳腺的疼痛，大多为胀痛感或钝痛感，可向腋窝方向放射；②乳腺结节，乳房腺体质地较韧，似呈团块，触诊以结节感多见；③其他伴随症状，心神不宁、暴躁易怒，也可见月经不调等。其中，与月经相关的周期性疼痛常见于年轻女性，触诊疼痛尤重。而中老年女性乳房周期性胀痛相对较轻，疼痛更常于生气或劳累后加重。

乳腺增生的原因是什么？

乳腺增生的病因并非单一的，内分泌紊乱、精神心理因素、遗传、地域饮食习惯及肥胖等都是乳腺增生的风险因素。其中，内分泌紊乱与精神心理因素是公认的最重要的原因。乳腺是内分泌系统中受激素调控的重要器官之一，因此内分泌紊乱常常"祸及"乳腺。随着人们生活水平的提高，"三高"（高血压、高血脂、高血糖）等问题接踵而至，女性的内分泌紊乱发生率也大大增高；尤其是青春期女性和围绝经期女性，本身就处于激素水平紊乱的状态，更易发生乳腺增生。另外，社会飞速发展，生活节奏日渐加快，人们的精神压力较之前也明显增大，过度紧张、作息不规律、神经衰弱也会引起内分泌失调，对乳腺产生不良影响。再加上不良饮食习惯、肥胖等种种因素共同作用，最终导致乳腺增生。

乳腺增生需要做哪些检查呢？

1.触诊是乳腺检查必不可少的一环。由于非医务人员触诊方法并不专业，有时会误将增生的乳腺组织当作"癌"，徒增烦恼；有时也会将需要进一步诊治的乳房肿物漏诊，导致延误最佳就诊时机。因此建议女性于专业的乳腺外科就诊，由专科医生进行触诊。

2.乳腺超声：无创、无痛、方便、可重复且价格较低，是乳腺增生者影像学检查的首选。

3.其他影像学检查：如乳腺钼靶（即乳腺 X 线检查）、乳腺核磁，并不作为乳腺增生患者的首选影像学检查，常用于乳腺超声发现了不明确的病灶，或乳腺癌高风险人群等，需由专科医生视情况选择。

4.病理学检查：病灶穿刺病理学检查同样并非首选，常用于增生结节具有不良征象、需排除恶性病变的情况，也应由专科医生视情况选择。

需要特殊说明的是，体检并不能代替专科医生的触诊及影像学检查。对于体检报告提示乳腺异常，或有乳腺癌家族史的女性，建议于乳腺专科就诊。

医生有话说

乳房胀痛多数是乳腺增生引起。乳腺增生是乳腺良性疾病，不属于肿瘤，更不是"乳腺癌"，所以不要有太大的心理负担。乳腺增生也并不需要手术治疗，有些乳腺增生甚至是可以自愈的。建议广大女性朋友，尤其是乳腺增生患者，要尽量保证生活规律，均衡、清淡饮食。保持心情愉悦，减少情绪对乳腺的不良影响。如果乳腺疼痛较轻，可先尝试改变生活习惯、调整情绪状态，必要时口服止痛药来缓解疼痛。如疼痛较重，可至乳腺专科就诊，由医生辨证施治，选择合适的药物；同时，要注意定期检查乳腺，早诊断，早治疗非常重要。

刘湘晨

早筛早治的乳腺癌

4个月前，邻居李姐无意中摸到右乳头上方有一个蚕豆大肿物，因为不疼不痒没有感觉，就没当回事。最近听说有同事得了乳腺癌，突然想起来自己的乳房也有问题，赶紧摸了一下。不摸不知道，一摸吓一跳，原来的小肿物已经长成鸽子蛋大小，还硬邦邦的。李姐赶紧来医院，医生通过查体，乳腺超声和钼靶检查，考虑右乳肿物为乳腺癌可能性大，并伴有右腋窝淋巴结转移。接下来为李姐进行了右乳肿物和右腋窝淋巴结穿刺活检，1周后病理结果明确诊断为右乳乳腺癌伴右腋窝淋巴结转移。

确诊乳腺癌需要什么检查？

1. 乳腺超声检查：是应用最广泛、最有效的检查，无任何不良反应。对肿物的细节特征可以提供良好的信息，比如是否有肿物，肿物的形态、囊实性、边界、硬度、血供，并且可以引导穿刺活检，以及定位手术。但彩超检查的不足是对细小颗粒样钙化不敏感。超声检查适合于所有年龄段的女性患者，也适用于男性患者。

2. 乳腺钼靶检查：是X线检查，广泛应用于乳腺癌筛查，乳腺癌在钼靶上有两个表现，高密度肿块影、泥沙样钙化。钼靶检查最大的优势是通过显示钙化和肿块形态来帮助判断病灶良恶性，尤其是能够发现一些不伴有肿物，仅表现为细小颗粒样钙化的早期原位癌。但对于年轻的患者，病变部位容易被致密的腺体所遮盖，导致假阴性结果。因此，钼靶检查更适用于脂肪型乳腺、围绝经期女性患者。

3. 乳腺核磁检查：这种检查敏感性很高，可以检出一些很小的病灶及多病灶，对病灶侵犯的范围以及区域淋巴结显示均敏感。核磁的优点也是它的缺点，就是因为过于敏感而导致其假阳性率偏高，而且核磁检查费用较高，因此并不是所有患者都要检查核磁。

4. 病理检查：是我们最终诊断的金标准。通常情况下我们采用空芯针穿刺活检方法进行病理检查，穿刺不能确诊时我们也可以手术将病灶完整切除进行病理检查。

乳腺穿刺活检安全吗？

乳腺穿刺活检很安全。首先，穿刺不会对身体造成明显创伤；其次，穿刺在局部麻醉下进行，不会有明显的疼痛。如果病灶很小可在超声引导下进行穿刺，以避免周围组织尤其是血管和胸壁的损伤。现有的研究表明，乳腺穿刺活检并不能增加乳腺癌播散和转移的风险，而且一旦穿刺明确诊断为乳腺癌，接下来需要行手术治疗或者新辅助治疗。

乳腺癌有哪些治疗方法？

乳腺癌治疗方法包括手术治疗、术后辅助治疗，以及近些年来提出的新辅助治疗。

乳腺癌的手术治疗有哪些？

手术治疗是乳腺癌最基本最主要的治疗方法，包括患侧乳腺及腋窝淋巴结两个部位的手术。乳腺手术包括保乳手术或者乳腺全切除 ± 乳腺重建术。保乳手术必须配合术后放疗，能够达到与全切一样的治疗效果。腋窝淋巴结的手术方式包括前哨淋巴结活检或者腋窝淋巴结根治清扫术，术后可能会出现患侧上肢淋巴水肿以及疼痛、麻木、功能障碍等，其中前哨淋巴结活检手术后的并发症发生率更低。具体手术方式的选择需要结合患者乳腺癌肿的大小、分期、淋巴结是否有转移以及患者的意愿。

术后辅助治疗有哪些？

乳腺癌术后辅助治疗方法包括化疗、放疗、内分泌治疗、靶向治疗、免疫治疗等。术后具体选择哪种辅助治疗方法需要结合患者的年龄、临床分期、病理分型等各个方面。

什么是新辅助治疗？

把乳腺癌术后的辅助治疗方法（化疗、内分泌治疗、靶向治疗、免疫治疗）应用于手术治疗之前称为新辅助治疗。新辅助治疗有诸多好处，比如对于一些肿瘤较大不适合保乳的患者，通过新辅助治疗可以使肿瘤缩小甚至消失，增加了保乳的机会，也可以改善患者的预后；可以根据肿瘤对治疗的反应来选择更敏感的治疗方案。

新辅助治疗有哪些适应证？

①肿块较大，比如直径大于 5 cm；②腋窝淋巴结转移；③人表皮生长因子受体 –2（HER–2）阳性；④三阴性：雌激素受体阴性、孕激素受体阴性、人表皮生长因子受体 –2 阴性；⑤有保乳意愿，但肿瘤大小与乳房体积比例大难以保乳患者。

新辅助治疗后如果影像学评估肿瘤消失还有必要进行手术吗？

回答是肯定的，因为即使影像学检查显示肿瘤完全消失，仍然可能会有少许肿瘤细胞残留，目前除了手术切除对病灶进行病理评估外，没有其他更好的检查方法能确定是否有肿瘤细胞残留。

乳腺癌患者是否适合新辅助治疗，选择哪一种新辅助治疗方案，需要结合患者癌肿的具体临床分期、病理分型，当然也要结合患者的个人意愿及身体状况。

医生有话说

乳腺癌是可以通过筛查的癌症从而早期发现、早期诊断、早期治疗，达到良好的预后。中国抗癌协会明确指出，对于普通女性要从 40 岁开始进行乳腺癌筛查，对于高危人群，筛查年龄需要适当提前。乳腺癌的发病率随着年龄的增长而增长，绝经后女性仍然有患乳腺癌的风险，也要进行乳腺癌筛查。如何选择乳腺癌筛查方法，要听从专业医生的建议。目前乳腺癌有很多疗效明确的治疗方法，通过早诊早治、规范治疗，很多乳腺癌患者都能达到一个良好的预后。

王冰涛

扫一扫观看视频

《可防可治的乳腺癌》

让宝妈们欢喜又担忧的哺乳期乳腺炎

娜娜是位新手妈妈，宝宝出生已经十几天了，看着宝宝茁壮成长，着实让娜娜高兴。几天前，娜娜左乳出现疼痛，起初只是轻微胀痛，偶尔感觉有点低热，娜娜紧张了，告诉了月嫂。月嫂说是左乳局部有乳汁淤积，通一通就好了。谁知几天过去了，疼痛不但没有减轻，反而越来越重，左乳胀痛伴有局部跳痛，这两天还出现高热，晚上体温最高能达到 39 ℃。娜娜和爱人慌了神，赶紧来医院就诊。经医生检查发现，娜娜得了急性乳腺炎，并且已经形成乳腺脓肿。

哺乳期妈妈为什么会得急性乳腺炎？

乳汁营养丰富，是良好的培养基，所以乳汁淤积为细菌的繁殖提供了良好的条件。2022 年更新的 ABM（母乳喂养医学会）临床指南指出过度泌乳是引起哺乳期乳腺炎的主要原因，而乳头损伤并不是乳腺炎的确切危险因素。

怎么能发现自己得了乳腺炎呢？

急性乳腺炎的表现因人而异，初期主要表现为乳房内疼痛性肿块，可伴有局部皮肤温度略高，同时可有体温升高。病情进展出现局部蜂窝织炎表现，红肿热痛较前明显加重，同侧腋窝淋巴结肿大伴全身感染中毒表现，如寒战高热、头痛乏力、心率增快。白细胞计数也会明显升高，感染严重可并发脓毒症，出现休克表现。病情进一步发展，局部组织发生坏死、液化，大小不等感染灶相互融合形成脓肿，脓肿可向外破溃，也可向乳房后间隙穿透形成乳房后脓肿，当脓肿穿入乳管时则可出现乳头流脓。

如何预防哺乳期乳腺炎？

1.前面提到了，哺乳期乳腺炎最主要的原因是过度泌乳，也就是供大于求，因此哺乳妈妈们一定要做到按需哺乳，而不是单纯的按时间按次数哺乳，也就是维持乳汁的供需平衡。

2. 要保证正确的哺乳姿势和含乳方法，这也是预防和处理哺乳期绝大部分问题的关键。

3. 出生后的前几天一定要和宝宝多多肌肤接触、频繁哺乳，以预防泌乳Ⅱ期带来的生理性乳胀。

4. 一旦出现乳房局部乳汁淤积，尽量做到继续亲喂，千万不要轻易停止母乳喂养。哺乳时可以让宝宝先吃乳汁淤积一侧的乳房，并且调整哺乳姿势，让宝宝下嘴唇朝向乳汁淤积方向，这样可使得淤积的乳汁更容易被宝宝吸出。哺乳后配合局部冷敷以减少局部乳汁分泌，也能缓解局部疼痛。

5. 绝大多数情况下的乳汁淤积都可以通过继续亲喂、喂后局部冷敷得到改善缓解。一定不要在宝宝吃完奶后再用吸奶器或者手挤奶继续排奶，这样会让奶水越来越多，会加重乳汁淤积，也可能进展为乳腺炎。另外需要注意的是，千万不要找所谓的通乳师去疏通去按摩，不是专业的人可能会加重此时的乳房损伤，反而引起较为严重的乳腺炎甚至乳腺脓肿。

哺乳期乳腺炎怎么治疗？

一旦乳房局部的局部红肿疼痛逐渐加重，局部包块越来越大，且出现了体温增高，或者持续高热，一定及时就医。

基本的治疗原则：在脓肿形成前抗菌排乳；脓肿形成后则放出脓液。必要时选择敏感的抗生素，一般是青霉素或头孢类抗生素，也可以根据脓液培养药敏结果选用抗生素。可外敷如意金黄散等中药促进乳房炎性肿块的消散吸收。一旦脓肿形成，要将脓液充分引流。出现脓毒败血症时要进行积极的全身治疗。

哺乳期乳腺炎最重要的一点是要让乳汁流动起来，也就是继续哺乳。即使是乳腺脓肿穿刺引流或者切开引流后，除非是在乳头乳晕附近的感染，宝宝含乳困难，否则都不用停止哺乳。在宝宝吃奶后，可进行红肿部位局部冷敷。

这个时候宝妈一定要注意休息、均衡饮食，增强抵抗力。

形成乳腺脓肿了一定要切开引流吗？

哺乳期乳腺脓肿可以先穿刺抽脓治疗，可反复多次穿刺直到脓肿完全消失。如果穿刺抽脓效果不好的时候，切开引流是必要的。这时脓腔内往往形成分隔，切开后需要将分隔打开，这样才能充分引流。脓肿穿刺或切开之前，要进行彩超定位，一方面可以看脓肿范围，另一方面可以帮医生选择穿刺或切开的最佳位置。

医生有话说

哺乳期乳腺炎常见于新手妈妈，过度泌乳是主要原因。妈妈们要确保正确的哺乳姿势和含乳体位；哺乳时做到按需哺乳、供需平衡；一旦出现局部的乳汁淤积，宝宝才是最好的"通乳师"，继续亲喂，喂后局部冷敷；一旦局部的红肿疼痛逐渐加重，出现高热要及时就医；哺乳期乳汁淤积、乳腺炎，甚至乳腺红肿，都不需要停止哺乳，让乳汁流动起来是解决上述问题的最好办法。

王冰涛　朱莉丽

扫一扫观看视频

《让妈妈欢喜又让妈妈忧的哺乳期乳腺炎》

虚惊一场——乳腺良性肿瘤

年前因公司体检，小赵被查出患有乳腺结节，彩超提示 BI-RADS 3 类。虽然小赵上网搜索过相关内容，自己也觉得问题不大，但是这事仍然一直困扰着她。所以这次她去医院找了乳腺外科的医生进行咨询，医生告诉她：乳腺良性肿瘤是女性的一种常见疾病，青年女性多见，通常是女性在洗澡或者体检时意外发现，常表现为乳腺患病部位表面隆突，仔细触碰呈结节状且光滑。一般无须手术，可嘱患者定期复查，当然最有效的治疗方式是手术切除。

良性肿瘤都包括什么呢？需要怎样才能检查出来呢？

乳腺良性肿瘤一般包括乳腺纤维腺瘤、导管内乳头状瘤、乳腺脂肪瘤，以及乳腺良性叶状肿瘤等。乳腺纤维肿瘤、乳腺脂肪瘤以及良性叶状肿瘤一般是患者意外发现乳房内有无痛性的肿块，且肿块的边缘清晰，活动度好，当然也有少数患者会出现乳房疼痛的感觉。乳腺导管内乳头状瘤的患者乳头会出现血性溢液，溢液可能是持续性的，也可能是间断性的；与乳腺纤维腺瘤不同的是，该肿瘤多数情况下摸不到肿块。医生一般根据该病的典型症状并结合乳腺彩超、乳腺钼靶检查，有些患者还可能会选择乳腺核磁等检查进行诊断，最终需要组织病理学检查来确诊。

为什么会得乳腺良性肿瘤？

乳腺良性肿瘤的发病原因目前尚未明确，一般来说可由多种因素综合所致，总体来说与患者体内的雌激素紊乱有关。

乳腺良性肿瘤的发病原因主要如下。

1. 雌孕激素分泌失衡：患者的雌激素水平升高，乳腺导管上皮和间质成分受到雌激素的过度刺激，导致乳房腺体组织的异常增加，继而形成了肿瘤。而雌孕激素下降，会使患者乳腺腺体萎缩，脂肪组织生长取代患者的乳腺实体，会提高乳腺脂肪瘤的发病概率。

2. 对雌激素过度敏感：通常而言，腺体组织对雌激素的敏感程度不一样，而腺体组织的敏感性与纤维腺瘤的发病率呈正相关。雌激素的过度刺激会导致乳腺的导管扩张、上皮细胞增生，继而会导致乳腺导管内乳头状瘤。

3. 与其他病史相关：乳腺良性肿瘤可能与卵巢病史、子宫肌瘤病史相关。

4. 遗传因素：乳腺纤维腺瘤等良性肿瘤与家族遗传有一定相关性。

乳腺良性肿瘤治疗方法有哪些？

一般医生会根据患者的具体病情，选择合适的治疗方法。如果乳腺纤维腺瘤较小，可短期观察；如果观察期间，乳房肿块迅速长大，手术切除是唯一有效的治疗方法。但是对于乳腺导管内乳头状瘤，手术切除是目前最有效的治疗方法。

通常手术方法分为传统手术及乳腺微创旋切术。传统手术一般是在乳房肿物表面或者乳晕取小切口，将肿块在直视下完整切除，缺点是会留下较大的切口瘢痕，影响女性患者的乳房美观。乳腺微创旋切手术相较于传统的手术方式，仅采用 0.5 cm 的小切口，在超声引导下采用真空旋切系统切除乳房良性肿块，这样做的好处是患者术后疼痛少，手术瘢痕也较小，因此恢复更快，但是手术费用较传统手术高，并且肿瘤残留的风险略高于开放手术。

医生有话说

目前尚无有效的预防乳腺良性肿瘤的方法，但是可以通过每年定期做乳腺检查来早期发现。不吃或者少吃含有动植物雌激素的药物和食物，如炸鸡、动物内脏等。平时注意清淡饮食，少饮酒，少吃高热量产品。合理地安排生活作息，保证充足的睡眠时间，维持体内雌激素在一个较平稳的水平。保持积极乐观的心态，心情也会影响体内雌激素水平，稳定的情绪可以使乳房更健康。

鲁磊

寂静的疾病——骨质疏松

王先生由于长期伏案工作，近年体重有明显增长。为保证身体健康，他最近迷上了时下流行的健身运动——慢跑。在坚持慢跑一个月后，果然体重开始松动了。可另一件让其心烦的事情却在不断困扰他，那就是小腿痛。他本以为是运动后的肌肉酸痛，可在短期休息后却没有好转，于是到医院进行检查。让王先生没想到的是，骨科医生诊断了"胫骨骨折"；就在他纳闷自己平时没有任何不适，在运动后也没有受到外伤的情况下为何会出现骨折时，骨科医生给出了答案：王先生同时存在与年龄不符的骨质疏松，应尽快转到内分泌门诊进一步查明原因。

骨质疏松可能有哪些症状？怎样才能早期发现？

骨质疏松在医学上被 称为"骨质疏松症"，它常常没有症状，很多人在体检的时候偶然发现或者直到发生了骨折才发现。有时骨质疏松症患者也可以有腰背疼痛、腰膝酸软无力、下肢抽筋、步履艰难、持重困难、身高变矮、驼背等症状。要想早期发现，简便方法之一就是做一下国际骨质疏松症基金会的骨质疏松症风险一分钟测试题（表6-1），如果这些题当中有一道题以上答案为"是"，就属于骨质疏松高风险人群。

表 6-1　骨质疏松症风险一分钟测试题

因素		问题	回答
不可控制因素	1	父母曾被诊断骨质疏松或曾在摔倒后骨折吗？	是（ ）否（ ）
	2	父母中一人有驼背吗？	是（ ）否（ ）
	3	实际年龄超过 40 岁吗？	是（ ）否（ ）
	4	是否成年后因为轻摔后发生过骨折？	是（ ）否（ ）
	5	是否经常摔倒（去年超过一次）或因为身体较虚弱而担心摔倒？	是（ ）否（ ）

续表

因素		问题	回答
	6	40 岁以后的身高是否减少超过 3 cm 以上？	是（ ）否（ ）
	7	是否体重过轻？（BMI 值低于 19 kg/m² ）	是（ ）否（ ）
	8	是否曾服用类固醇激素（如可的松、泼尼松）连续超过 3 个月？	是（ ）否（ ）
	9	是否患有类风湿关节炎？	是（ ）否（ ）
	10	是否被诊断出有甲状腺功能亢进或甲状旁腺功能亢进、Ⅰ型糖尿病、克罗恩病或乳糜泻等胃肠疾病或营养不良？	是（ ）否（ ）
	11	女士回答：您是否在 45 岁之前就绝经了？	是（ ）否（ ）
	12	女士回答：除了怀孕、绝经或子宫切除外，是否停经超过 12 个月？	是（ ）否（ ）
	13	女士回答：是否在 50 岁前切除卵巢又没有服用雌\孕激素补充剂？	是（ ）否（ ）
	14	男士回答：是否出现过阳痿、性欲减退或其他雄激素过低的相关症状？	是（ ）否（ ）
生活方式（可控因素）	15	是否经常大量饮酒（每天饮用超过两单位的乙醇，相当于啤酒 500 mL、葡萄酒 150 mL 或烈酒 50 mL）？	是（ ）否（ ）
	16	是否目前习惯吸烟或曾经吸烟？	是（ ）否（ ）
	17	是否每天运动量少于 30 分钟？	是（ ）否（ ）
	18	是否不能食用乳制品，又没有服用钙片？	是（ ）否（ ）
	19	每天从事户外活动时间是否少于 10 分钟，又没有服用维生素 D？	是（ ）否（ ）
结果判断		上述问题，只要其中有一题回答结果为"是"，即为阳性，提示存在骨质疏松症风险，建议进行骨密度检查或 FRAX 风险评估。	是（ ）否（ ）

注：BMI：体重指数；FRAX：骨折风险测评工具。

诊断骨质疏松症需要做什么检查?

要确诊骨质疏松症最重要也最简单的是进行骨密度检查。同时，骨质疏松门诊也会对不同就诊人群，进行骨代谢标志物、甲状腺功能、免疫蛋白电泳等抽血检查评价骨代谢情况，以及明确骨质疏松的原因，决定下一步的治疗方案。

确定骨质疏松症后应该怎么治疗?

常常有患者朋友说："医生，我得了骨质疏松，是不是需要补钙？"答案是肯定的，但只补钙也是远远不够的。钙是骨骼的重要组成部分，而维生素 D 促进小肠对钙的吸收，所以这二者是骨质疏松治疗的基础。但是也不能盲目补充，需要在医生指导下监测血钙和尿钙的情况。另外，我们还需要专门的抗骨质疏松药物，这些药物主要起到调节骨代谢的作用，它们种类繁多，应用方法也多种多样，有每年输液一次的、有每半年皮下注射一次的（一般注射部位是腹部）、有每周口服一次的，等等，具体使用哪种药物需要专业医生的指导。

出现什么情况建议到骨质疏松门诊就诊?

骨质疏松门诊是内分泌科设立的专科门诊。如果出现了上述腰背疼痛等症状，或者一分钟测试题有一项回答是，建议到骨质疏松门诊进行检查，评估是否得了骨质疏松症。如果已经确诊了骨质疏松症，建议至骨质疏松门诊进行长期规律的治疗指导及治疗后疗效的评价。

医生有话说

骨质疏松症早期常常没有临床症状，因此被称为"寂静的疾病"，在老年人群中患病率为 36%。但随着现代生活工作压力增大，长期久坐而运动减少、日晒不足以及不健康饮食习惯的出现，预计未来骨质疏松症的发病人群将更加年轻化，发病率有逐年上涨趋势。骨质疏松症的预防大于治疗。

姜林

第七章

不可忽视的免疫系统

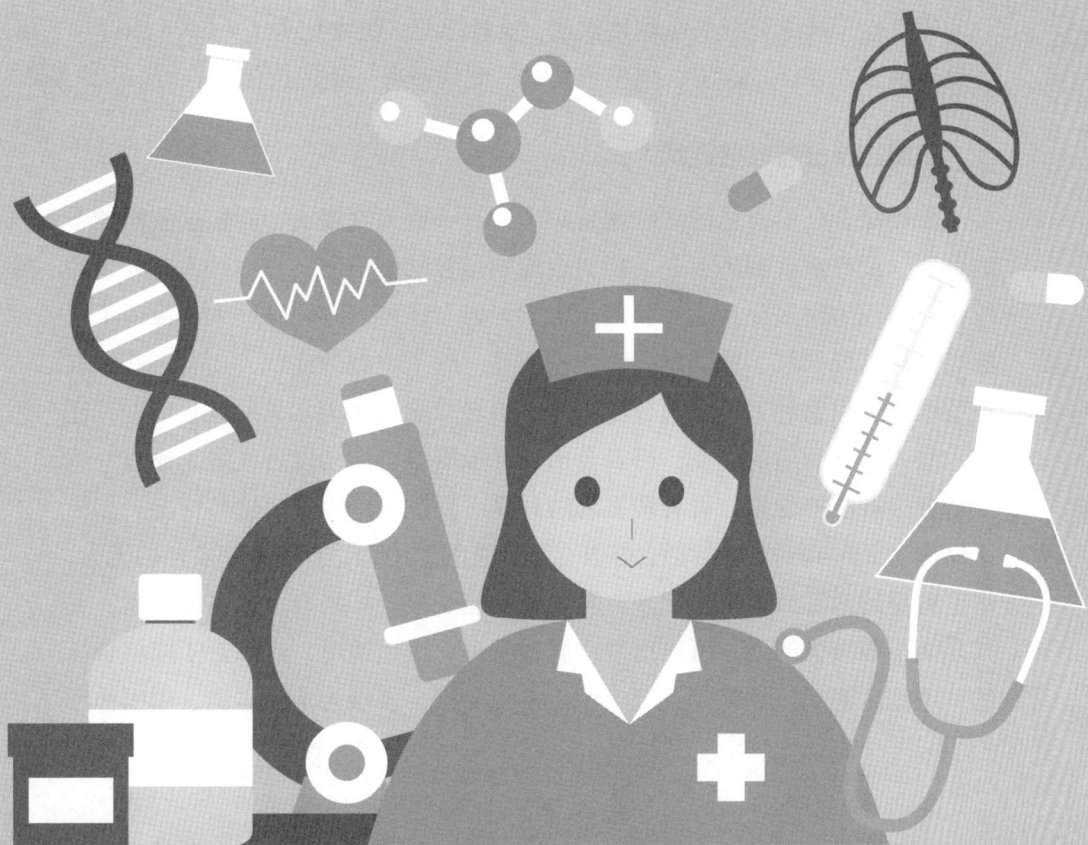

口干、眼干、皮肤干燥——干燥综合征?

小张是一名教师,这几年总觉得口干,想喝水。来医院检查后,医生告诉她有可能得了干燥综合征,这时小张和家人都很焦急,这是一种什么病啊?下面我们就来认识一下干燥综合征。

什么是干燥综合征?

干燥综合征(SS)是一个主要累及外分泌腺体的慢性炎症性自身免疫病,又名自身免疫性外分泌腺体上皮细胞炎或自身免疫性外分泌病。临床除有唾液腺和泪腺受损、功能下降而出现口干、眼干外,尚有其他外分泌腺及腺体外其他器官的受累而出现多系统损害的症状。患者血清中则有多种自身抗体,会出现高免疫球蛋白血症。本病分为原发性和继发性两类。

原发性干燥综合征属全球性疾病,女性多见,男女比为1:(9~20),发病年龄多在40~50岁,也见于儿童。此病还有一定的遗传性。

干燥综合征有哪些症状?

干燥综合征最常见的症状就是口干。有一些人吃馒头、面包这些比较干的食物,没有水就咽不下去,相对表现的是吞咽困难。还有一些人有牙齿的改变,表现为很多牙齿成片脱落,叫猖獗齿。还可以有腮腺肿大,像得了腮腺炎一样、局部红、肿、疼痛也比较明显。除了口腔的症状,还有一些人表现为眼干、泪腺肿大、眼泪分泌减少、怕光。除这两类常见的症状以外,还有一些人有肺间质的病变,患者会出现呼吸困难,活动以后气短。还有一些人表现为肝脏的受累,可有转氨酶的升高、食欲下降、黄疸这些情况。如果干燥综合征影响到肾脏的话,可以有肾小管的酸中毒,表现为阵发性的无力,水电解质的紊乱或者夜尿增多,肾小管功能受累。如果有血液系统受累,尤其是血小板减少的话,可以出现皮肤的淤斑、淤点情况,这都是干燥综合征的一些临床表现。如神经系统、消化系统受累,表现为消化不良、周围神经的麻木、吞咽的感觉异常。

干燥综合征的病因有哪些?

能引发干燥综合征的因素是比较多的，及时查明原因，有利于疾病的预防和治疗。常见病因有病毒感染、免疫系统障碍、环境因素、遗传因素等。下面我们就来仔细地分析一下干燥综合征的病因吧。

1. 病毒感染：比如牙周感染、肠道感染、肺部感染等，但这个感染来得悄无声息，我们没法去区别，也没法去预防。

2. 免疫系统障碍：免疫系统发生了识别障碍，它把自身组织当作敌人了，进行了抗原抗体吞噬反应，从而造成干燥综合征。它跟红斑狼疮、类风湿关节炎、皮肌炎、硬皮病的发病机制是一致的，只不过侵犯的部位是不一样的。

3. 环境因素：干燥综合征好发于中老年女性，特别是老年女性，因为身体机能退化，更容易患上干燥综合征。另外对上班族来说，长时间待在办公室，室内空气干燥不流通，加上久坐于电脑前，干燥问题更不请自来。平时一些体质较瘦弱的、阴虚火旺的患者，饮食不注意的患者，（如好吃辛辣、油腻类、火锅这些辣东西，平时又不好喝水），也容易患病。一些化学试剂的接触、日光的暴晒也会导致疾病的发生。

4. 遗传因素：干燥综合征的发生可能与遗传有一定关系，比如研究发现干燥综合征的患者 HLA-B8、DRw3 这个亚型比例升高，在一些调查研究中也发现，干燥综合征有家族发病的趋势，这个病还与家族史相关，临床常见父女、母女一起来看病。

干燥综合征的治疗方法有哪些?

1. 一般治疗：适当休息，保证充足的睡眠，避免过劳，戒烟酒，室内保持一定湿度，预防上呼吸道感染。

2. 干燥性角膜炎的治疗：用 0.5% 甲基纤维素滴眼以形成人工泪液，可以使约 50% 的患者缓解症状，防止眼部并发症。对尚保存部分泪腺功能的患者，用电凝固法闭塞鼻泪管可使有限泪液聚积，缓解干燥症状。可的松眼膏有促使角膜溃疡穿孔的可能，应避免应用。

3. 口腔干燥的治疗：可用液体湿润口腔，缓解症状；口腔唾液减少易发生感染，如常见的念珠菌感染，可局部涂抹制霉菌素。平时注意口腔卫生，定期做口腔检查，有助于防止或延缓龋齿发生。可服用溴己新，其有刺激腮腺分泌作用；若腮腺唾液减少，发生化脓性腮腺炎，应及早应用抗生素。

4. 其他干燥症状的治疗：鼻腔干燥可用生理盐水滴鼻，不可用含油剂润滑剂，以免吸入引起类脂性肺炎。皮肤干燥一般不需治疗，出汗减少者，天热时应防止高热中暑。低钾性肾小管酸中毒，应注意长期补充20%枸橼酸钾和小苏打，调整水和电解质平衡。

5. 全身治疗：可采用激素与环磷酰胺等免疫抑制剂；亦可采用免疫调节剂如硫酸羟氯喹（纷乐）。

6. 激素治疗：病情稳定者，应避免激素治疗。干燥综合征合并各种结缔组织病为激素应用的指征。可采用泼尼松，缓解后递减剂量，尽早撤除激素，如需要维持治疗以隔天为妥。

干燥综合征患者能生孩子吗？

干燥综合征患者可以生孩子。无论是对于男性还是女性，干燥综合征这种疾病都不会影响生育能力，对人体的生殖系统功能没有太大的影响，只要患者具备正常的生育能力，就可以生孩子。但要注意的是，干燥综合征患者在备孕之前要做好计划，尤其是女性患者，需要和风湿科医生进行沟通。一般要求病情稳定半年以上、不存在肾脏、肺部等重要器官功能受损。患者还需要把糖皮质激素减量到小剂量，同时停用环磷酰胺、硫唑嘌呤或者甲氨蝶呤等其他可能影响胎儿的药物，一般停用三个月到半年以上。符合上述条件，患者才可以进行备孕。

医生有话说

育龄期女性在怀孕前需要进行相关检查，了解现在的疾病到什么状态、控制疾病的药物是否有效。在孕期还要做血常规、肝功能、肾功能的检查；监测胎儿宫内生长发育情况，使胎儿能够健康成长。

张舸

关节痛就是类风湿关节炎吗?

刘阿姨最近常常出现双手指间关节、双腕关节肿胀疼痛，晨起双手发僵、发胀，握拳困难，活动很久之后才能逐渐减轻，刘阿姨怀疑自己得了"类风湿关节炎"。果真如此吗？我们今天就来聊聊"类风湿关节炎"的那些事。

关节肿痛就是类风湿关节炎吗？

不一定。关节肿痛常提示存在关节炎，但关节炎有 100 多种类型，比如骨关节炎、银屑病关节炎、痛风性关节炎、类风湿关节炎等，其中类风湿关节炎比较常见。

受风受凉和潮湿的环境会导致类风湿关节炎吗？

类风湿关节炎的病因并不明确，可能与遗传、免疫等因素有关，但我们不认为与"风"和"湿"有关。虽然和病因无关，但风吹、湿冷会加重风湿病情，可能与关节腔内没有血液循环，抗寒能力差以及关节囊对气压变化敏感有关。天气变化时，一些曾经骨折的部位会出现疼痛，一些外伤遗留的瘢痕会发痒，都是同样的道理。

类风湿关节炎有哪些发病特点？

类风湿关节炎最常见的症状就是关节疼痛和肿胀，还会出现早晨起床手发僵，不能活动的症状，这种发僵的症状我们称之为"晨僵"，晨僵可能会持续 1 小时以上。类风湿关节炎容易累及手、足小关节，多呈对称分布，病程较长时还会出现关节变形。

大多数类风湿关节炎患者的病情处于"发作—缓解——发作—缓解"的过程中，若病程中不进行干预，病情会持续加重。

类风湿因子阳性是否表明一定患有类风湿关节炎?

不一定。很多其他疾病也可能出现类风湿因子阳性,例如慢性肝炎(乙肝、丙肝)、恶性肿瘤、干燥综合征、系统性红斑狼疮等,另外 5% 的健康人群也可以出现类风湿因子阳性。

类风湿关节炎如何治疗?

1. 早期治疗。尽早应用慢作用抗风湿药或称改变病情抗风湿药(DMARDs),以控制类风湿关节炎病变的进展。

2. 联合用药。联合应用两种或两种以上慢作用抗风湿药,或慢作用抗风湿药联合生物制剂或小分子靶向药物等,可抑制免疫或炎症损伤的不同环节产生更好的治疗作用。

3. 方案个体化。应根据患者的病情特点、对药物的反应及不良反应等选择个体化的治疗方案。

4. 功能锻炼。在全身治疗的同时,应强调关节的功能活动。

类风湿关节炎患者是否需要忌口? 平时需要注意哪些问题?

类风湿关节炎和饮食没有直接关系,患者平时正常饮食即可。建议戒烟、戒酒,服用非甾体抗炎药的患者忌食辛辣刺激食物,减少对胃肠黏膜的刺激。

平时需按时服药,定期复诊,切忌自行减量、停用风湿病药物;注意适当锻炼,保持关节、肌肉的正常功能状态;避免外伤、受凉、劳累、感染等;保持健康规律的生活方式。

医生有话说

关节肿痛不一定是类风湿关节炎,类风湿因子阳性也不一定是类风湿关节炎。如果您出现关节肿痛症状,切勿私自诊断,请及时到正规医院风湿科就诊。

闫冰

扫一扫观看视频

《类风湿关节炎的那些事儿》

美丽而危险的蝴蝶——系统性红斑狼疮

小张是一名刚刚考上大学的学生，暑假与家人一起去海边旅游，回来后开始出现面部红斑，后来又出现发热，来医院检查后发现血常规中白细胞和血小板都有所下降，尿常规中还有尿蛋白，这么多系统都有问题，医生告诉她有可能患有系统性红斑狼疮，这时小张和家人都很着急，这是一种什么病啊？下面我们就来认识一下系统性红斑狼疮。

什么是系统性红斑狼疮？这个病跟狼有什么关系？

系统性红斑狼疮（systemic lupus erythematosus，SLE）是一种致病性自身抗体和自身复合物形成并介导器官、组织损伤的自身免疫病，临床上常存在多系统受累表现，血清中存在以抗核抗体为代表的多种自身抗体。

其实我们通俗地来理解，就是免疫紊乱后，出现了攻击自身的抗体，使得我们各个器官、组织都受到不同程度的损害，这就是"系统性"的来源。

之所以称为"红斑狼疮"是因为很多患者都会出现红斑样的皮疹，早期感觉好像是被狼咬了一样。但是现在看来，皮疹并没有那么严重，也没有那么可怕。

出现哪些表现要考虑系统性红斑狼疮的可能？

系统性红斑狼疮是一种多系统损害的疾病，每个患者的表现各不相同，很是复杂多样。患者的症状也是有轻有重，早期不典型，很容易造成漏诊、误诊。

全身的表现有发热，可以是低热，也可以是高热；很多患者还表现为乏力，总是感觉没有力气；也有患者存在体重下降。而这些症状都没有特异性。

系统性红斑狼疮的皮肤表现也是多种多样的，最典型的皮疹是面部蝶形红斑，就是在鼻梁和双颊部呈蝶形分布的红斑，看起来就像一只蝴蝶；还可以表现为鳞屑丘疹样皮疹、环形红斑、盘状红斑；光过敏、脱发、口腔溃疡、雷诺现象、甲周红斑、网状青斑等也都可以见到。

系统性的症状还有胸腔积液、心包积液、腹腔积液。累及骨骼肌肉系统可以出现关节肿痛、肌肉疼痛。累及呼吸系统可以有咳嗽、咳痰、咯血、胸闷、憋气。累及心血管系统可以出现胸痛、胸闷、心悸、喘憋，严重时会诱发心肌梗死。累及泌尿系统可以出现蛋白尿、血尿、管型尿、水肿、高血压、肾功能不全等，肾功能衰竭也为本病主要死因之一。累及神经系统可以出现头晕、头痛、肢体麻木、精神症状等。累及消化系统可以出现恶心、呕吐、腹痛、腹泻等。累及血液系统可以出现贫血、皮肤黏膜出血等。还有些患者出现视物模糊、反复流产等，这些都有可能是这一疾病引起的。

为什么会得系统性红斑狼疮？这个病会遗传吗？哪些人容易得这个病？

现有的研究证实，系统性红斑狼疮发病机制复杂，并无确定的病因，可能与遗传、环境、雌激素等因素有关。系统性红斑狼疮的易感基因是多基因的，并非遗传病。紫外线的照射、感染等也会诱发本病。女性患病率明显高于男性，育龄期女性是本病最好发的人群。

系统性红斑狼疮可以治疗吗？能不能根治？

系统性红斑狼疮当然是可以治疗的，而且越是早期发现、早期治疗，预后越好。但系统性红斑狼疮并不能完全根治，长期控制病情稳定才是最重要的。治疗方法包括使用糖皮质激素、羟氯喹、免疫抑制剂等。随着对疾病及药物研究的深入，对重症及不易控制的系统性红斑狼疮应用生物制剂也是新的治疗手段。

医生有话说

如果遇到多系统损害的疾病，要考虑到有患风湿性疾病的可能，需要到正规医院的风湿免疫科就诊，早期诊断。即使确诊患系统性红斑狼疮也不要焦虑，好好配合医生进行规范的治疗，平时注意避免紫外线照射，减少感染的概率，按时服药，定期复查。

费雅楠

年轻人出现腰背痛警惕"强直性脊柱炎"

小赵是个 20 岁的年轻小伙子，在上大学。近 1 年来，他出现了间断双侧臀部及下腰部疼痛，尤其是久坐后明显；还常有早晨起床时，腰背部僵硬发酸感，弯腰费力。小赵曾就诊于校医院，考虑为腰肌劳损，给予理疗、外用膏药等对症治疗，疼痛可减轻。疼痛明显时，需要口服止痛药。因期末考试临近，近 1 周来，小赵长期伏案学习，导致腰痛加重，弯腰困难，系鞋带弯腰都感觉很费劲。为进一步寻求病因，他到医院的风湿免疫科门诊就诊。

医生听了小赵的陈述，进行详细的查体，发现小赵腰椎活动度明显下降，并且双侧骶髂关节均有压痛，考虑他很可能是一名"强直性脊柱炎"患者。进一步完善相关检查：血 HLA-B27、血沉及 C 反应蛋白，以及双侧骶髂关节核磁，化验结果显示：*HLA-B27* 阳性，血沉 30 mm/h，C 反应蛋白 25 mmol/L，均升高。双侧骶髂关节核磁可见双侧骶髂关节面模糊，骨破坏，并可见炎性水肿。结合病史、查体及辅助检查结果，医生最终诊断小赵为"强直性脊柱炎"。

强直性脊柱炎一般会有什么表现？

强直性脊柱炎多见于年轻人，大多数患者年龄小于 45 岁，且男性多于女性。患者有下腰"静息性"疼痛，病程长，呈波动式进展。所谓"静息性"疼痛，就是指久坐、久立或睡眠后出现腰背疼痛发僵感，与腰椎病所导致的"机械性"疼痛不同。"机械性"疼痛是活动时加重，休息后减轻。这也是这两种疾病主要的区别点。强直性脊柱炎发病初期多表现为双侧骶髂关节炎（即双侧臀大肌上方钝痛），逐渐发展至脊柱受累，出现腰椎疼痛，并向上进展，最终可累及颈椎。终末期患者出现脊柱活动受限，驼背畸形。病情严重时还可累及髋关节，导致股骨头坏死。部分患者可伴有膝、踝关节肌腱附着点炎，还可出现肠炎、眼炎等关节外表现。

强直性脊柱炎与 *HLA-B27* 的关系？

大约 90% ～ 95% 的强直性脊柱炎患者 *HLA-B27* 阳性。*HLA-B27* 是人类主要容性组织相容性复合体（MHC）Ⅰ类基因表达于白细胞表面的产物。*HLA-B27* 具有家族遗传背景，导致强直性脊柱炎发病有一定的家族聚集倾向。但并不是 *HLA-B27* 阳性，就会得强直性脊柱炎。因为发病还与感染、环境等多种因素相关。携带 *HLA-B27* 阳性基因的人群只有 10% ～ 20% 会得强直性脊柱炎，大部分不发病。

诊断强直性脊柱炎需要做哪些检查？

患者需要查 *HLA-B27*，以及血沉、C 反应蛋白。在疾病活动期，血沉及 C 反应蛋白常增高，疾病缓解后，血沉及 C 反应蛋白可下降。

影像学检查对强直性脊柱炎诊断至关重要。双侧骶髂关节 X 片、CT 检查可见骶髂关节面模糊和破坏。而骶髂关节核磁在病情活动期可见骨髓水肿，敏感性高，可发现早期患者。终末期患者脊柱 X 片可见"竹节样"改变。

强直性脊柱炎治疗方法有哪些？

如果不幸得了强直性脊柱炎，也不用过分担心。早发现，早治疗，绝大多数患者都可以得到很好的控制。患者要避免久坐久立，通过适当运动，睡硬板床，防止脊柱变形。常规治疗方法包括长期口服非甾体抗炎药及柳氮磺吡啶等药物。近 20 年来，生物制剂 TNF-α 抑制剂、IL-17 抑制剂等相继问世，使强直性脊柱炎的治疗出现质了的飞跃，显著地提高了患者治疗的效果，改善了患者的预后。

医生有话说

如果患者腰背痛发病小于 45 岁，尤其是有夜间疼痛，要警惕强直性脊柱炎，建议患者就诊风湿免疫科，完善相关检查，以便尽早诊断，及时治疗，减少脊柱畸形的发生。

杨智群

"东方美女病"之大动脉炎

上午刚开诊，一位 26 岁的女孩匆匆走进诊室，"医生，我这些天总觉得左胳膊酸痛无力、有时发凉、麻木，而且怎么感觉左侧的脉搏比右侧跳得弱呢？我是怎么了？"医生赶紧安慰女孩，"别急，休息会儿量个血压，两侧胳膊都要量一下"。15 分钟后测血压，女孩右上臂血压 110/73 mmHg、左上臂血压 70/42 mmHg。后经过一系列检查，原来这个女孩患上了"东方美女病"——大动脉炎。

什么是大动脉炎？为什么称为"东方美女病"？

大动脉炎是指累及主动脉及其一级分支为主的慢性、进展性、非特异性大血管炎，逐步累及血管全层，造成管腔狭窄，甚至闭塞或扩张，出现相应部位的缺血表现，严重时可造成重要脏器功能不全。

大动脉炎在世界各地均有发病，亚洲人群的发病率高于欧美，最常见于日本、中国等亚洲青年女性，主要发病年龄为 10 ～ 40 岁，90% 的患者为30 岁前发病，因此被称为"东方美女病"。

大动脉炎早期有症状吗？

大动脉炎常隐匿起病，部分患者在出现组织或器官缺血症状前数周至数月可有全身不适、发热、乏力、食欲不振、体重下降、盗汗、颈部疼痛、肌痛、月经失调等。

大动脉炎造成组织或器官缺血有哪些表现？

根据血管受累部位的不同，大动脉炎患者所表现出的症状各有不同。

75% ～ 89% 的大动脉炎患者累及锁骨下动脉。若单侧锁骨下动脉或肱动脉狭窄，表现为该侧上肢血压下降；若双侧血管不对称受累，表现为双侧上肢血压不对称下降，双上肢脉压差增大，收缩压相差 ≥ 10 mmHg，触诊单侧或双侧脉搏减弱；若狭窄进一步加重，可出现血压难以测到或无脉。少数缺血严重者可有肢体酸痛、麻木、发凉、运动障碍，甚至肌肉萎缩。

颈动脉、椎动脉的受累可引起脑缺血的症状，如头晕、头痛、眩晕、记忆力减退、单侧或双侧视物有黑点、视野缩小、视力减退甚至失明。严重脑缺血者可出现偏瘫、失语、抽搐、反复黑蒙、晕厥或昏迷。

腹主动脉及其分支受累可表现为肠功能紊乱、腹痛、便血、肠梗阻等。

肾动脉受累，伴有高血压的患者可有头晕、头痛、心悸等。

髂动脉受累可出现下肢发凉、麻木、无力和间歇性跛行，下肢脉搏减弱或消失等。

怀疑大动脉炎需要做哪些影像学检查？

数字减影血管造影成像（DSA）是诊断大动脉炎的金标准，但因其存在放射性、造影剂毒性、有创性，且对血管壁评估价值有限，近年来逐渐被CT血管造影（CTA）、核磁共振血管成像（MRA）、PET-CT、彩色多普勒超声等取代。CTA、MRA能很好地显示大血管管腔狭窄、扩张和动脉壁增厚，对大动脉炎具有很好的诊断价值。

大动脉炎能根治吗？预后如何？

大动脉炎是不能根治的。早期诊断，经过积极有效的治疗，大多数患者预后良好，可正常生活。本病属于慢性血管病变，受累血管可形成丰富的侧支循环，因此患者长期生存率高。预后主要取决于保有的心、脑、肾等重要脏器的功能和高血压的程度。应用糖皮质激素联合免疫抑制剂治疗能显著改善患者预后。

医生有话说

大动脉炎常隐匿起病，血管受累部位不同，因而患者所表现出的症状各有不同。数字减影血管造影成像（DSA）是诊断大动脉炎的金标准，CT血管造影（CTA）、核磁共振血管成像（MRA）等对大动脉炎具有很好的诊断价值。虽然大动脉炎是不能根治的，但早期诊断，经过积极有效的治疗，大多数患者预后良好。

付爽

第八章

复杂的神经系统

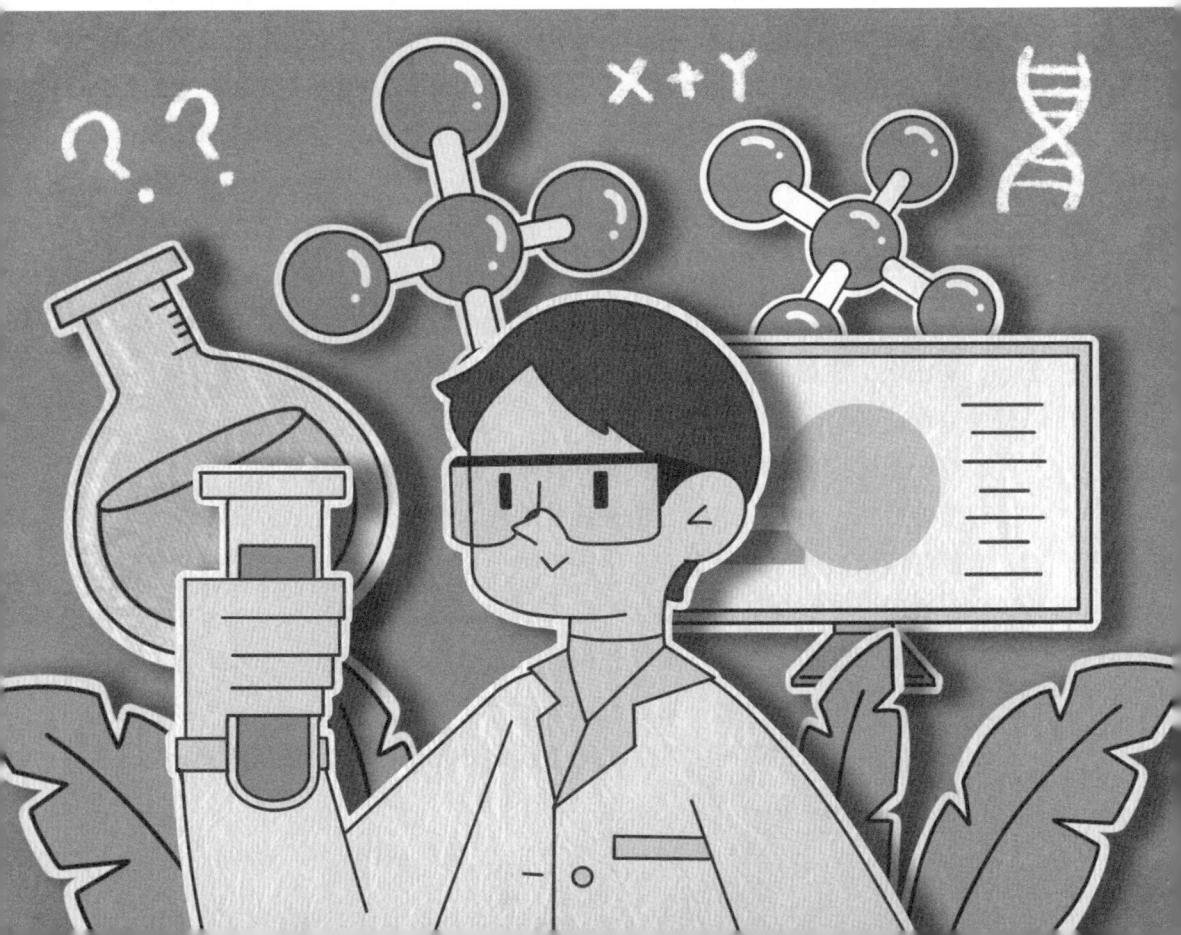

遇到颅脑外伤该怎么办?

今天,老胡照常骑着自行车去上班,在红绿灯路口拐弯的时候不小心被汽车撞了。当时都摔懵了,躺在地上好久才缓过神来,可是却发现右侧胳膊抬不起来了。司机师傅赶紧拨打120,把老胡送到了医院。老胡做了头颅CT检查,提示颅内出血,经过及时有效的手术救治,才没有危及生命。

出现车祸外伤,我们如何在现场急救呢?

首先我们要镇静,让伤员静卧,不要随意搬动,同时拨打120急救电话。在等待急救车到达期间不要给伤员进食;如果伤员出现呕吐,我们需要协助其把头偏向一侧,及时清除呕吐物,保持呼吸通畅,为下一步抢救争取时间和机会。如果伤员大量出血,我们可利用衣物或布巾加压包扎止血。切忌现场拔出致伤物,以免导致大出血。因为头部外伤有着易变、多变、突变的特点,病情变化迅速,所以应尽快将头部外伤患者送往具备手术条件和技术力量的医院,防止再次转院耽误患者治疗。

颅脑损伤的危害具体都有哪些呢?

1. 颅脑损伤后综合征:可表现为非特异性症状,如头痛、头重、头昏、恶心、易疲乏、注意不易集中、记忆减退、情绪不稳、睡眠障碍等,一般可以持续数月。

2. 神经系统特异性症状:如表现为偏瘫、截瘫、失语等。

3. 精神症状:颅脑损伤引起精神症状的较为少见,有的患者会表现为焦虑、抑郁等情绪改变,少数患者会出现精神分裂症样状态,并且以幻觉妄想为主症,有的也可能会呈现躁郁症样状态。

4. 阿尔茨海默病:部分严重脑外伤、昏迷时间较久的患者,可能会出现记忆力、理解力和判断力明显减退,思维迟钝等。

5. 人格障碍:人格障碍多发生于严重颅脑外伤患者,表现为情绪不稳、容易激怒等。

颅脑损伤后都需要手术吗?

1. 不是所有的颅脑损伤都需要手术,入院后首先要做的是头颅CT检查,若头颅CT未见异常,通常不需要住院,急诊留观就可以。

2. 头颅CT检查提示颅内出血,但小于30 mL,需要住院保守治疗,根据患者的运动功能、语言功能的损伤情况,进行分析,必要时及时进行早期手术治疗,达到恢复功能的目的。如再次复查头颅CT血肿量增加,则需考虑手术。

3. 头颅CT检查提示血肿量大于30 mL,或者硬膜外血肿,要急诊入院手术治疗。

出院后颅脑损伤的患者需要注意什么呢?

1. 对于颅底骨折患者,勿用力屏气排便、咳嗽、擤鼻或打喷嚏,以免鼻窦或乳突内的空气被压入或吸入颅内,导致感染。

2. 多食芹菜等粗纤维食物,以保持大便通畅。

3. 保证充足的睡眠。

4. 劳逸结合,可进行散步、慢跑等运动,以不感到头痛、头晕为宜。

5. 如有剧烈头痛、眩晕、呕吐等不适,请及时到医院就诊。

6. 遵医嘱服药,勿自行停药或擅自减量。

医生有话说

对于脑脊液漏者,一般绝对卧床大约2周。颅脑损伤后遗症持续的时间长短与患者损伤的程度、治疗是否得当、康复是否合理等密切相关。部分患者在脑部受伤后,可能当时在医院检查头颅CT没有异常,但依然建议留院观察24小时,因为有可能出现继发性颅内出血等。大家在驾驶电动车和摩托车时,一定要遵守交通规则,戴好安全头盔。家中有孩子的汽车用户,一定要规范安装儿童座椅。

叶立双

颅内的肿瘤都是恶性的吗?

老赵最近总是头痛,并且越来越重,吃止痛药都不好使,夜间睡眠也不好,于是他来到了医院,做了一个头颅 CT 检查,报告上说是颅内肿瘤,这可把他急坏了,心里不断嘀咕这可怎么办啊?

颅内肿瘤有哪些?

颅内肿瘤也分良性肿瘤和恶性肿瘤,最常见的是良性肿瘤,比如脑膜瘤、垂体瘤、听神经鞘瘤等,这些都属于良性肿瘤。恶性肿瘤只占颅内原发肿瘤的三分之一左右,胶质瘤、转移瘤都属于恶性肿瘤。

所有的脑胶质瘤都是恶性的吗?

目前国际上把胶质瘤分为 4 级,对于 1 ～ 2 级的胶质瘤,手术全切的可能性大,并且肿瘤生长缓慢、复发率低,我们称之为良性肿瘤;对于 3 ～ 4 级的胶质瘤,由于肿瘤生长较快,与正常脑组织边界不清,手术全切率低,术后容易复发,我们称之为恶性肿瘤。胶质瘤是最常见的颅内原发恶性肿瘤。

颅内动脉瘤是肿瘤吗?

颅内动脉瘤虽然被称之为"瘤",但不是人们常说的"长出来的肿瘤",而是颅内动脉管壁上的异常膨出,里面充盈着血液,长期的血流冲击,会使其膨出长大,这是一种脑血管病,并不是肿瘤,也不会扩散,更不需要做放疗或化疗。但这个"薄弱的血泡"(动脉瘤)会逐渐长大,甚至会压迫脑组织和脑神经,引起相应的神经功能障碍;有些动脉瘤还可能导致不同程度的头痛。因为它随时都可能发生破裂,对人体危害很大,也因此被称为脑子里的"不定时炸弹"。

出现哪些症状就要考虑颅内肿瘤了？

1. 最常见的是头痛，尤其是在一段时间进行性加重的头痛。

2. 视力下降，并且出现看东西的范围缩小。

3. 听力下降，尤其是出现一侧听力的下降。

4. 癫痫，就是我们常说的"羊癫疯"，常伴随口吐白沫、意识不清。

5. 单侧肢体无力，导致行走不稳或者拿不住筷子。

检查出来了颅内肿瘤，下一步该如何治疗？

手术是颅内肿瘤治疗的首选方法，凡生长在可以手术切除部位的肿瘤，均应首先考虑手术。在不能进行肿瘤切除的情况下，如患者拒绝或医疗禁忌等，可以选择立体定向活检或者开颅活检，从而获得病理标本，这将影响后续治疗方案的选择。

对于使用手术方法不能彻底切除的肿瘤，可以根据情况评价是否可以进行术后辅助放疗，可能有助于推迟肿瘤复发，延长患者寿命。另外有一些肿瘤可能因种种原因不宜手术，比如肿瘤位于脑组织深部导致手术器具不易到达，肿瘤浸润重要功能区可能会带来严重的神经系统功能缺失，患者全身情况不允许手术等。在这种情况下，如果肿瘤对放射线敏感，放疗可作为首选治疗方法。

医生有话说

治疗颅内肿瘤最基本、最有效的方法是手术直接切除肿瘤组织。仅根据体格检查及 CT、MRI 等辅助检查手段，医生很难准确判断肿瘤的性质和级别，以及肿瘤是否对放射线敏感。手术切除肿瘤后送病理检查，更利于有的放矢地制订治疗方案。

许亮

脑血管病需要定期输液吗？

马上进入深秋，很多老年人来医院输液，预防脑血管病。那么究竟什么是脑血管病，以及我们该如何预防脑血管病呢？下面来谈谈如何有效降低脑血管病发病率，应该注意什么来预防其发病。

什么是脑血管病呢？

脑血管病又称脑卒中、中风，分为缺血性脑血管病和出血性脑血管病。缺血性脑血管病：因脑部供血障碍而造成局灶性损害，常见的有短暂性缺血性发作和脑梗死。出血性脑血管病：因颅内出血导致的神经功能障碍，常见的有脑出血和蛛网膜下腔出血。

当出现什么样的症状时，应该及时就诊呢？

可以总结为一简单的英文——"BeFast"。

B 即平衡（Balance），患者平衡或协调能力丧失，突然出现行走困难、头痛或头晕。

E 即眼睛（Eye），患者突发视力变化，视物困难。

F 即面部（Face），患者微笑，观察一侧面部是否没有表情、僵硬，或者眼睑、嘴角下垂。

A 即上肢（Arm），患者将双臂抬高平举，观察一侧手臂是否无力而下垂。

S 即言语（Speech），患者重复一个简单的句子，辨别发音、语句是否清晰准确。

T 即时间（Time），患者出现以上任意一种症状，需要立即就医，准确记录发作时间并及时告知医务人员。

当怀疑自己发生了脑卒中，应该如何处理？

立即呼叫 120，参照各地发布的卒中地图，应尽快到有卒中绿色通道的医院就诊。

在发病后 4.5 小时内进行静脉溶栓是治疗脑梗死最有效的手段，对于 24 小时内发生大血管闭塞且符合神经介入治疗适应证、没有禁忌证的患者，可考虑静脉溶栓后桥接动脉机械取栓，或者直接进行动脉机械取栓，可以降低病残率，改善预后。

如何预防脑卒中？

1. 做好健康教育：让百姓提前了解脑卒中相关知识，能及时识别疑似卒中的症状。

2. 危险因素的控制：主要包括控制血压、血糖、血脂、吸烟等危险因素。

3. 养成良好的生活方式：比如，制定适宜的运动计划、合理膳食、控制体重、心情愉悦、避免不良情绪等。

脑血管病为什么秋冬季节高发？

到了秋冬季节，天气慢慢会变得寒冷，寒冷会诱发人体内血管收缩、血压上升，也会影响到血管当中血液的流动，血压上升后会增加脑出血、脑梗死的风险。所以，到了秋冬季节，特别是冷空气来袭之际，中老年人一定要注意身体的保暖，避免受凉。

定期输液可以预防脑血管病吗？

有人说，脑血管病患者在换季的时候进行输液可以有效预防心脑血管疾病。他们认为，输一些活血的药物，可以有效疏通堵塞的血管。这种说法其实并不科学，首先，目前尚无循证医学证据表明预防性静脉用药能够预防心脑血管疾病的发作；其次，静脉输入 1 ～ 2 种活血化瘀的药物，虽然可能有短时间的血管扩张效果，但是这类药物一般作用时间仅约 6 ～ 8 小时，随着输液结束，药物被代谢后排出体外，药物的作用也会逐渐消失，因此并不能发挥长期作用，也不可能永久"疏通"血管；因此，定期输液可以有效预防心脑血管疾病的说法是没有依据的。

什么是神经介入治疗?

除了药物治疗之外,神经介入也是治疗脑血管病的一项重要技术,它属于微创手术。对于有指征的脑血管狭窄患者,可以在腹股沟处或者手腕处,进行动脉穿刺,将细导管和导管丝送入血管,沿着血管走行到病变的部位,对狭窄部位进行处理,包括使用球囊将狭窄的血管扩张成型,或者是置入支架改善狭窄血管的形态,神经介入治疗的目的是改善血管狭窄,实现血运重建。

医生有话说

脑血管病的临床表现和病因很多,医生会根据患者的病史、体征,结合相关辅助检查,帮助患者诊治。控制好血压、血糖及血脂是治疗的前提,戒烟、戒酒也必不可少,虽听起来很简单,但能自律的患者真的不多。一旦确诊脑血管病,要记得遵医嘱长期、规律服用药物,定期复查哦。

王族　张燕辉　何远东

扫一扫观看视频

《复杂的神经系统脑血管病》

颅内动脉瘤，脑子里的"定时炸弹"

每逢秋冬及初春等气温变化较大的时候，我们总能在大街上看到呼啸而过的 120 救护车，拉着有剧烈头痛的患者直奔医院急诊科。有一些患者伴随头晕、恶心以及呕吐，甚至出现癫痫抽搐发作。老李就是突然出现剧烈头痛，由 120 急救车拉来急诊科，经过检查被诊断为蛛网膜下腔出血、颅内动脉瘤，经过治疗，转危为安。

颅内动脉瘤是肿瘤吗？

颅内动脉瘤是指颅内动脉血管壁异常膨出形成的囊袋状突起。看上去就像是颅内血管上长了一颗葡萄，是一种血管病，并不是肿瘤。好发于 40～60 岁，世界范围内的发病率为 3.2%，中国的发病率为 7%。

为什么会发生颅内动脉瘤，危害有哪些？

颅内动脉瘤的病因还不是很清楚，可能与下列因素有关：①先天性因素，血管壁先天发育缺陷，如内弹力层缺失，导致动脉瘤好发于颅内大血管分叉部位；②高血压、动脉硬化；③感染，如霉菌性动脉瘤；④创伤等。颅内动脉瘤如果体积小，一般无症状；如果体积大，可能会压迫相邻颅神经出现眼睑下垂、面部麻木等症状。最大的危害是动脉瘤破裂出血，约占 0.25%，一旦出血，会出现剧烈头痛，呈撕裂样或爆炸样，严重者会出现意识不清、肢体抽搐等，致残、致死率高，第一次出血死亡率在 25% 左右，第二次出血可达到 60%～70%。

颅内动脉瘤分哪几类？

根据动脉瘤的大小分为小动脉瘤（小于 5 mm）、中型动脉瘤（5～10 mm）和大动脉瘤（大于 10 mm）。根据动脉瘤形态分为囊性动脉瘤、梭形动脉瘤、夹层动脉瘤、不规则形动脉瘤。根据动脉瘤壁结构的不同分为真性动脉瘤和假性动脉瘤。根据动脉瘤是否破裂分为未破裂的动脉瘤和破裂出血的动脉瘤。

如何诊断?

未破裂出血的颅内动脉瘤,主要靠头部影像学诊断,头颅 CT 可见颅底部位呈现圆形或球形占位,CT 血管造影(CTA)及核磁共振血管成像(MRA)可明确颅内动脉瘤的诊断。颅内动脉瘤一旦破裂出血后,可在头颅 CT 上见到典型的蛛网膜下腔出血征象。脑血管造影是诊断颅内动脉瘤的金标准。

发现颅内动脉瘤该如何治疗呢?

1. 保守治疗:对于高龄、临床表现重、预后差、手术风险大且家属治疗意愿不强的患者,可选择药物保守治疗,可适当给予镇静、脱水、止血药物,抗血管痉挛以及对症支持治疗。若病情好转,可考虑手术治疗。

2. 开颅手术治疗:①动脉瘤颈夹闭或结扎,是为最常见的手术方式,完全夹闭动脉瘤颈,可以达到治愈的效果,能有效防止动脉瘤再次破裂出血。尤其是对于动脉瘤破裂出血形成脑内血肿的患者,是首选的治疗方式。②动脉瘤包裹术,在动脉瘤无法夹闭时施行的姑息性手术,手术仍然存在出血的风险。③动脉瘤孤立术,将动脉瘤远近端夹闭,达到孤立动脉瘤的效果,能有效防止动脉瘤再次破裂出血,但是有可能带来脑缺血相关并发症。

3. 介入治疗:应用神经介入治疗技术,将弹簧圈填塞至动脉瘤内,减少或隔绝血流对动脉瘤壁的冲击,可有效防止动脉瘤破裂出血,这是目前动脉瘤治疗的主要方法,尤其是对于那些未破裂出血的动脉瘤,以及高龄、全身状态较差的患者,应作为首选的治疗方法。

医生有话说

大多数未破裂出血的动脉瘤预后良好,可以达到完全治愈,而破裂出血的动脉瘤预后差别则较大。颅内动脉瘤患者日常需要控制血压在正常范围内,避免情绪激动和劳累,保持大便通畅,保持良好的生活习惯,以减少动脉瘤出血风险。

柳江　代金东

这个酷似烟雾状的病是什么?

大概 5 年前,有个朋友推荐了一个 7 岁的张家口男孩来找我看病。孩子经常头痛,休息后可以减轻,然后慢慢缓解,不需要服药,有时候上课回答问题会突然不知道怎么表达,尤其是紧张时更明显,进一步了解情况后发现,孩子在持续跑跳后,会出现肢体一过性麻木,但很快就缓解。家长认为,可能是孩子为了逃避学习说假话。面对如此病史,我们神经外科医生首先考虑什么疾病?需要进一步做何种检查?下一步治疗方法是什么?

何为烟雾病?

烟雾病是一种病因不明,以双侧颈内动脉末端及大脑前、中动脉起始部内膜缓慢增厚,动脉管腔逐渐狭窄直至闭塞,脑底穿通动脉代偿性扩张为特征的一种疾病。于 1957 年由日本首次报道,因脑血管造影酷似烟雾状,命名为烟雾病,全名是颅底血管异常增生症。

烟雾病好发于哪些人群?

东亚(日本、韩国、中国)国家的黄色人种高发,明显高于欧美人种,欧洲患病率为日本的 1/10,我国患病率 6/10 万,年发病率 0.54/10 万,河南、山东、河北发病率最高。该病原因不明,我国患者 10% 以上具有家族遗传史,因此不能除外遗传因素参与发病。烟雾病发病有两个年龄高峰,8 ~ 12 岁和 40 岁左右。

烟雾病有什么常见的症状?

烟雾病有三个分型,分别为缺血型、出血型及混合型,主要表现为头痛、呕吐、癫痫、反应迟钝、肢体无力等。缺血型在儿童多见,最常见的症状是运动障碍,如一过性肢体麻木、无力、言语障碍、癫痫等,运动后可加重。出血型常见于成年人,根据出血部位不同,表现各异,常有局灶性神经功能障碍表现，如偏瘫、失语、头痛、呕吐等，无论是出血型还是缺血型烟雾病，终极原因是脑缺血。

烟雾病如何明确诊断？

目前烟雾病的诊断需要借助影像学检查，如头颅 CT、核磁共振、CT 灌注成像（或核磁灌注成像）、CTA、PET–CT 等检查，最可靠的检查是全脑血管造影检查（金标准），结合这些检查结果，可以明确烟雾病诊断。

烟雾病的治疗方式都有哪些？

烟雾病的治疗可以分为保守治疗、药物治疗和手术治疗三种。

手术治疗的目的是尽最大可能改善颅内缺血，其中最有效的是外科手术治疗。专科医生会根据患者的分型、年龄及分期，结合患者详细辅助检查结果，制定手术详细治疗方案。目前颅内外血管搭桥、颞肌贴敷术、脑膜翻转的联合手段最为常见，手术风险包括围手术期出现脑梗死、脑出血、癫痫、偏瘫等，但风险相对较低。

烟雾病的预后如何？

经积极手术治疗，大部分患者预后良好，病情可以得到改善，能够正常生活和工作，但是也有部分患者改善不明显，甚至留下残疾。

烟雾病保守治疗监测的重点是什么？

需要定期去专科门诊复诊，监测头颅核磁共振的变化，同时需要监测脑血流变化，医生会根据具体临床表现和具体数据来决定是否继续保守治疗还是更改治疗方案。

烟雾病患者术后需要定期随访吗？

烟雾病患者术后需要定期随访，重点是定期复查 CTA 或脑血管造影，监测桥血管通畅性及侧支循环变化，有助于指导下一步随诊及治疗。

医生有话说

烟雾病在儿童和成年人中均可发生。经积极手术治疗后，大部分患者预后良好。术后需要定期随访，有助于指导下一步随诊及治疗。

王建生

什么是脊髓血管畸形?

邻居老张得病很突然,几天前突然出现双下肢无力,大小便不能控制,来到医院挂神经外科号,经过系统检查,初步明确他得了一种少见病,叫脊髓血管畸形,经过神经介入手术治疗以及系统康复治疗后好转。

脊髓血管畸形是一种什么病?

脊髓血管畸形是指脊髓血管异常病变,包括硬脊膜动静脉瘘、髓周动静脉瘘、脊髓动静脉畸形、脊髓海绵状血管畸形,硬膜外血管畸形、椎旁血管畸形、体节性血管畸形等。

脊髓血管畸形有哪些症状?

1.疼痛:在病变所在神经根分布区有放射性痛,如颈、背、腰或双下肢放射痛。

2.脊髓静脉高压导致的进行性脊髓功能障碍:脊髓功能主要表现为力量、感觉和二便功能,脊髓静脉高压可导致脊髓静脉回流障碍,进而引起患者脊髓功能障碍,出现肢体无力、麻木以及排尿排便困难。

3.出血:包括两种情况:第一,脊髓内出血,突然出现剧烈的疼痛伴严重的脊髓功能障碍、四肢瘫或截瘫;第二,蛛网膜下腔出血,血液可逆入颅,产生头痛、呕吐或抽搐,严重者可有意识障碍。当形成血肿后,对脊髓的直接破坏或压迫可使脊髓功能迅速丧失。

要明确诊断都需要哪些检查呢?

1.磁共振成像:最重要的无创检查,也是最常见的初筛检查,可以确定血管畸形的部位、大小、引流静脉范围,并且可以用于手术后的随访,通常普通平扫即可,但在病变不清晰或者对诊断有疑义时可以查增强核磁。血管畸形在 MRI 中可表现为血管流空征象、脊髓水肿以及脊髓出血征象。

2. 脊髓血管造影：诊断脊髓血管畸形的金标准。可明确清晰表现为显示血管畸形的结构，为进一步治疗提供有力依据。

3.CT 扫描：这里主要是指增强 CT，即脊髓血管加强 CT，同样可以清晰显示畸形团位置、范围，可用于脊髓血管畸形的初筛和随访。

脊髓血管畸形主要和一些脊柱退行性变疾病、脊髓肿瘤、脊髓炎症性疾病相鉴别。

脊髓血管畸形可以治疗么？

目前外科治疗脊髓血管畸形的方法有微创血管内栓塞治疗、手术切除以及复合手术切除病灶三种。

1. 微创血管内栓塞治疗：创伤小，恢复快，不需要全身麻醉，一部分患者可获得治愈，大部分患者可以使畸形团得到有效控制。目前应用越来越多。

2. 手术切除：对于一些结构相对简单的血管畸形，例如硬脊膜动静脉瘘、髓周动静脉瘘，可以在显微镜配合下做到病变完整切除。

3. 复合手术：优点是将介入与手术有效地结合在一起，这样对于比较复杂的病变也能做到完整切除或大部分切除。

医生有话说

脊髓血管畸形很容易误诊，对于和老张有类似症状的患者，需要到正规医院做详细检查以明确诊断，并接受正规系统治疗及康复训练。脊髓血管造影虽然是一种有创神经介入检查，却是诊断脊髓血管畸形的金标准。

下立松　代金东

遇到倒地抽搐的人怎么办？

平静的马路上，一辆小客车由西向东行驶，突然加速，越过道路中心线驶入对向车道，径直撞向停在路边的车辆和过往行人，经鉴定肇事者未饮酒，是什么促使了悲剧的发生呢？事后调查显示，肇事者既往有癫痫病史，事发时出现身体抽搐，随后陷入了无意识状态，这次事故的肇事者其实也是癫痫的"受害者"之一。

什么是癫痫？

癫痫是指各种原因引起脑细胞神经元突然、短暂、反复过度异常同步放电导致的脑功能障碍疾病。它在人群中的发病率并不低，儿童的发病率较成人高，60% 的患者起病于儿童时期，是神经系统常见的慢性非传染性疾病。导致癫痫的原因可能是先天性的大脑发育异常，脑卒中、脑肿瘤或脑外伤后导致的大脑结构异常，颅内感染、代谢性疾病（低血糖、尿毒症等）、免疫相关的脑功能异常，但部分癫痫找不到明确的原因。发病原因与年龄较为密切，不同的癫痫年龄组常见的病因往往不同。

癫痫的常见临床表现有哪些？

癫痫的临床表现多种多样，发作类型也很多。如果你看到一个人突然倒地、双眼上翻、牙关紧闭、口吐白沫、四肢持续抽搐，非常容易识别，但癫痫的发作不仅限于此。有的儿童上课过程中突然出现双眼愣神、持笔脱落，不是开小差，而是癫痫发作的一种形式。有些患者则表现为感觉异常，可以是某部位的麻木，可以是发笑，可以是做出吞咽动作或咂嘴、抿嘴动作，可以是双手无目的的摸索动作，可以是夜间游走，也可以是闻到旁人闻不到的难闻或不愉快气味，抑或是内脏不适的感觉。

癫痫的表现如此多样，那我们怎么去识别呢？首先，出现了短暂性、重复性、刻板性的症状，需去相应科室排查有无相关疾病，可以完善脑电图检查，就像肉眼看不出漏电位置需要使用万能表查找一样，我们可以通过脑电图的记录来进行诊断和确定病灶部位。

遇到有人正在倒地抽搐的情况怎么办？

松开衣领使其头偏向一侧，避免分泌物及呕吐物流入气管，引起呛咳窒息。

挪离周围可能造成磕碰导致二次损伤的不安全物品，记录抽搐过程，便于进一步就诊。

不建议向口中塞任何东西，强行掰开口腔可能会导致关节脱臼，甚至误吸。

不建议在抽搐期间强制性按压患者四肢，过分用力可能会造成骨折和肌肉拉伤。

癫痫发作一般在 1 ～ 5 分钟之内都可以自行缓解，如果连续发作或频繁发作应迅速拨打 120 把患者送往医院紧急救治。

癫痫可以治疗吗？

癫痫是可治性疾病，可以通过抗癫痫药物、手术、生酮饮食、激素冲击治疗等方式治疗。首先是药物治疗，但不是所有患者都需用药，一般在 2 次无诱因发作，明确诊断后根据医生指导方可使用。医生会依据你的年龄、发病特点、脑电图情况变化来选用药物，一旦启用，则需规律服药（勿擅自减药、停药），定期门诊复查，根据发作症状及发作频率、药物浓度调整治疗方案。70% 的癫痫患者可以通过药物控制，若多次调整药物方案控制仍不佳，癫痫就转变为药物难治性癫痫，需要进行综合评估，明确癫痫灶的具体部位，以及异常电传导的具体方向和位置，可采用神经外科手术治疗。癫痫外科手术根据不同的情况大致分为以下几种：局灶性癫痫灶的切除手术、大脑半球性病变切除/切开手术、通过神经外科手术机器人辅助立体定向脑电图定位可行射频热凝微创手术以及神经调控手术（迷走神经电刺激术、脑深部电刺激术等）。除此之外，还有生酮饮食，通过高脂肪、低碳水化合物的饮食方案来控制癫痫发作以及激素冲击治疗等。

如何避免诱发癫痫发作?

生活规律,按时休息,保证充足睡眠,避免熬夜、疲劳等,严格戒烟、戒酒。

饮食清淡,多食蔬菜、水果,避免咖啡、可乐等兴奋性饮料及辛辣刺激性食物。避免服用含有咖啡因、麻黄碱的药物,青霉素类或沙星类药物。

按时规律服药,突然停药、减药会导致原有癫痫加重,甚至发展为难治性癫痫。

禁止驾驶汽车、游泳,远离利器、火源,不去地形复杂的山峰,不高空作业、操作机器,减少意外事件发生。

医生有话说

癫痫的发病形式多种多样,日常生活中有短暂、反复、刻板发生的临床症状,需警惕癫痫可能。一旦启用药物治疗,需按时规律用药,一旦自行减药、停药,则可能发展成难治性癫痫。癫痫并不可怕,规律服药、规律生活,相信您一定可以恢复健康!

张仲瑶　冯浩　代金东

面部的疼痛别再让牙齿背锅了

王大爷晨起正准备洗漱，毛巾刚碰到脸部，就疼得嗷嗷叫起来，一时也分不清是牙痛还是脸痛。王大爷看看镜中的自己，这嘴也没歪，说话也利落，不像脑卒中啊。这是得了什么病？该去医院看哪个科室呢？这种由轻微的小动作（如洗脸、刷牙、吃饭甚至是说话等）所刺激和触发的脸部疼痛，可能是三叉神经痛。

什么是三叉神经？什么是三叉神经痛？

三叉神经是十二对脑神经中的第五对脑神经，属于混合神经，含一般躯体感觉纤维和特殊内脏感觉运动纤维，由三大分支汇合而成。

这三大分支分别是①眼神经，分布于头顶前部、前额、上睑及鼻根的皮肤；②上颌神经，分布于下睑和口裂之间皮肤及上唇、上颌牙齿、齿龈、鼻腔等黏膜；③下颌神经，分布于口裂以下皮肤和下颌部及牙齿、齿龈、舌前2/3及口腔底部黏膜。

三叉神经痛是指，三叉神经三个分支发生病变的时候，反复发作、阵发性、短暂、剧烈的疼痛，患者常误认为是牙痛就诊于口腔科，经口腔治疗后并没有明显好转。

三叉神经痛有什么特点吗？

三叉神经痛常常为单侧面部疼痛，位于三叉神经的一支或多支分布区内。以颜面中下部最为常见，单纯颜面中上部痛者较为少见。一般为面部机械刺激所诱发，比如说话、进食、洗脸、刷牙、剃胡子、打哈欠，甚至清风拂面皆可诱发。某个区域特别敏感，稍加触动即可诱发疼痛，称为"扳机点"。疼痛表现为头面部闪电样、刀割样、针刺样、烧灼样、电击样的剧烈疼痛。每次发作数秒钟至 1～2 分钟即骤然停止，间歇期则正常。可 1 日数次，也可以 1 分钟多次发作，呈周期性，可持续数周、数月或更长。

为什么会引起三叉神经痛呢？

三叉神经痛分为原发性和继发性。原发性三叉神经痛的病因和发病机制尚不清楚，多数认为病变位于三叉神经半月节及其感觉神经根内，也可能与血管压迫、岩骨部位骨质畸形等对神经造成机械性压迫、牵拉，以及营养代谢障碍等有关。国内外诸多学者证实了微血管减压术的有效性，从而证实血管压迫三叉神经是原发性三叉神经痛的重要原因之一。继发性三叉神经痛的病因较为明确，主要由脑桥小脑脚及其邻近部位肿瘤、炎性反应、外伤和三叉神经分支病变所致。

三叉神经痛该如何治疗？

对于三叉神经痛，药物治疗的效果确切，尤其适合于治疗初发生三叉神经痛的患者，常用以钠通道阻滞剂为主的药物，如卡马西平、奥卡西平等。药物治疗的效果可能是部分缓解、完全缓解与复发交替出现。患者可就诊于神经内科、神经外科、疼痛科，由专科医生根据发病的严重程度、具体部位，疼痛发作的频率来调整药物剂量。随着服药时间的延长，一部分患者药物的疗效可能下降、服药剂量逐渐增加，出现服药后的头晕，低钠血症，乏力，心脏房室传导阻滞等问题。三叉神经痛的原因90%是由于脑血管压迫，目前国际和国内专家共识指示，最有效的手段是行三叉神经显微血管减压术治疗，术后即刻有效率为85%，总的有效率为80%～88%。对于高龄患者、恐惧手术或是不耐受手术的患者，可以选择三叉神经半月结的射频热凝毁损或是球囊压迫手术治疗疼痛，疗效确切。

医生有话说

面部刺激所触发的疼痛，需考虑三叉神经痛，分为原发性和继发性。怀疑患有三叉神经痛时，可就诊神经内科、神经外科、疼痛科。一般通过综合治疗手段可以得到有效的治疗，口服药物治疗疗效确切，微创手术治疗痛苦小，损伤小，更精准。

池恒　李群彦　代金东

《怎么预防偏头痛的发作呢？》

《口腔健康 全身健康》

《牙膏的选择》

《牙刷的选择》

扫一扫观看视频

挤眉弄眼也是病

有的人一说话就挤眉弄眼，嘴角不停抽动。当您觉得这很幽默的时候，殊不知这是一种疾病，叫作面肌痉挛。此病给患者的工作和学习带来很大的困扰，让人感到心烦意乱，严重影响着患者的身心健康。

什么是面肌痉挛？

面肌痉挛指一侧颜面部阵发性、不自主的肌肉抽搐，抽搐多从眼周开始，尤其是从下眼睑细微抖动开始，逐步向下发展，波及口周和面部表情肌，严重者可累及同侧颈部。情绪紧张、发脾气、激动等可使症状加重，入眠后抽搐多数停止。双侧面肌痉挛者少见，双侧眼睑痉挛而眼睑以下不受累，多见于儿童和青少年。如果可受意志控制，则不考虑面肌痉挛。

为什么会引起面肌痉挛呢？

人的面部每一块表情肌的活动都是由面神经支配的。面肌痉挛的病因现在已基本明确，可分为原发性和继发性。原发性的病因多是颅内血管对面神经的压迫；继发性多由于颅后窝占位性病变如胆脂瘤压迫，或者是面瘫后遗症产生的面肌痉挛。其中最常见的原因是颅内血管压迫面神经根部（出脑干端），桥小脑角区面神经根受到责任血管的压迫而致脱髓鞘病变。可以简单地理解为：正常情况下神经和血管和谐共处、互不干扰，但是由于二者紧密的毗邻关系，血管搏动可能会碰到神经，神经表面是类似于电线皮一样的髓鞘，长期的接触可能会导致表面的"磨损"，局部因"短路"而"漏电"。髓鞘脱失后的神经轴突对外界变化非常敏感，导致面神经异常兴奋，形成神经冲动，从而支配面部肌肉抽搐。

面肌痉挛该如何治疗？

目前面肌痉挛的治疗方法主要有口服药物、肉毒素注射和微血管减压术等手段。

1.药物治疗：常用药包括卡马西平、苯妥英钠、氯硝西泮等，可使60%～70%的患者症状缓解，尤其适用于发病初期的轻型患者。

2.肉毒素注射：能在一定程度上控制面肌痉挛，治疗一次，有效时间约为一年。

3.显微血管减压术：是最有效的治疗面肌痉挛的手段，手术治疗可以解除神经压迫，总体有效率为98%。该手术采用微创技术，目前很多医院有神经内镜和显微镜双镜联合手术，并发症更少，恢复更快，术后面部抽动大部分能消失，可以得到有效的治疗。

医生有话说

面肌痉挛要尽早就医，如果怀疑面肌痉挛，可就诊于神经内科、神经外科或功能神经外科。另外，治疗面肌痉挛最有效的手段为显微血管减压术，疗效确切。

池恒　李群彦　代金东

手抖就是帕金森病吗?

最近,喜欢练字的刘大爷发现自己的字越写越小,于是心里开始犯嘀咕:"我这是怎么了,怎么越练写得越差,是手不听使唤了吗?"细心的刘大爷赶紧叫上孩子带着自己前往医院,想弄清楚这是怎么一回事?到了医院,医生详细询问发病的过程及检查评估,原来刘大爷得了帕金森病。

什么是帕金森病?

帕金森病是一种常见于中老年的神经系统变性疾病。主要表现为运动迟缓、肌强直、静止性震颤(抖动)。

帕金森病是怎么引起的?

帕金森病的发生是遗传因素、环境因素、神经系统老化等多因素相互作用的结果,导致中脑黑质致密部多巴胺能神经元变性丢失。多巴胺是一种可以使肌肉放松的物质,当脑内多巴胺缺乏时,肌肉不会放松,会变得僵硬,而出现相应的症状。

帕金森病有哪些症状?

帕金森病主要表现有两大类症状,即运动症状和非运动症状。

1. 运动症状

(1)运动迟缓:随意运动减少,动作缓慢、笨拙。早期行走时,一侧上肢自然摆臂的动作消失。患者面部表情消失,面容呆板,随意眨眼动作减少,酷似"面具脸";书写时,手部肌肉僵硬,不会放松,就像刘大爷一样,字体越写越小,呈现"小字征"。

(2)肌强直:被动运动时关节阻力增高,呈一致性,类似弯曲软铅管的感觉,称为"铅管样强直";在有静止性震颤的患者中可感到在均匀的阻力中出现断续停顿,如同转动齿轮感,称为"齿轮样强直"。

（3）静止性震颤：很多帕金森病患者前来就医时，主要是因为出现明显的震颤，静止时出现或明显，进行运动时减轻或停止，紧张或激动时加剧，入睡后消失。典型表现是拇指与屈曲的食指间呈"搓丸样"或"点钞样"动作。

2. 非运动症状：也是帕金森病患者的早期症状，可以发生于运动症状出现之前多年或之后，包括：嗅觉减退、情绪低落、便秘以及快速眼动期睡眠行为障碍等。

手抖就是帕金森病吗？

手抖在医学上称为震颤，如何区分不同的震颤，还是要找神经内科医生来判断。震颤是帕金森病最典型的症状，但是震颤不光见于帕金森病，也见于其他疾病，包括：特发性震颤、甲状腺功能亢进、肝硬化、长期酗酒、服用某些药物等。其中特发性震颤是引起震颤的常见原因，可发生于各种年龄，以中老年人居多，有家族史。

怀疑患有帕金森病怎么办？

当一个人出现动作迟缓（从坐位起身时动作缓慢或者不能独自站起、走路时很难迈出第一步或者汤匙送到嘴边却很难将嘴张开）、身体僵硬（肢体发硬以致于不能随意的摆动、站立时身体屈曲伴颈部前倾）以及肢体抖动时，就要怀疑帕金森病，此时应该尽快去医院就诊。帕金森病的诊断目前主要依靠患者的症状，尚缺乏简单、可靠的检查手段，医生的临床经验特别重要。当然一些检查必不可少，包括：头颅 CT、头颅核磁共振、血液化验等，主要是为了排除其他疾病。有些患者症状不典型，诊断比较困难，可以先试验性服药治疗。有些医院开展了黑质超声、PET-CT 以及嗅觉检查等检查，对于帕金森病诊断有一定帮助。

帕金森病如何治疗？

帕金森病的治疗主要包括药物、脑深部电刺激术和康复治疗。

1. 药物治疗：是最主要的治疗方法，复方左旋多巴是最具有代表性的药物，另外还有多巴胺受体激动剂等等。每种药物针对不同年龄、不同发病时期、不同症状的患者，各有其适应证，不同药物也可以联合使用。但随着年龄增长，需要服用药物的剂量和种类逐渐增加，通常在5～6年的"蜜月期"后，患者会发现药物没有之前有效，在准备服用下一次药物之前就感到运动状态变差（剂末现象），或者在服药之后肢体出现多动（异动症）。此时需要请医生对治疗方案进行调整。

2. 脑深部电刺激术：对于病程≥5年、用药后效果控制不佳的符合适应证且没有禁忌证的患者，脑深部电刺激术也是很好的治疗选择。

3. 康复治疗：被认为是帕金森病治疗的一个重要组成部分。目前康复治疗包括运动训练和家庭生活的指导。建议早期的帕金森病患者可以去跑跑步，跑步不仅简便，而且对环境的要求也不高。

帕金森病患者生活上应注意哪些？

帕金森病患者生活中适当进行体育锻炼以保持关节灵活，维持身体平衡。根据自己的身体情况，选择快步走、打太极拳、跳舞、游泳等。晚期走路不稳的患者，可以增加平衡训练；起步困难的患者，可以喊着节拍迈步，或者在地上划上格子线，让患者踩着线走路；直立性低血压的患者，站立时可能出现头晕、眼前发黑，甚至昏倒，可以白天下床活动时穿上弹力袜，夜间睡觉时抬高床头，起床要缓慢，逐渐站起。

合理的饮食对于帕金森病患者也很重要。服用左旋多巴时，富含蛋白质的食物，如牛奶、鸡蛋、瘦肉，会影响左旋多巴的吸收，导致左旋多巴起效延迟，因此建议将左旋多巴在餐前1小时或餐后1.5小时服用。便秘的患者，可以多饮水，多吃蔬菜水果，避免吃辛辣食物；平时多按摩腹部，增加肠蠕动。这些方法无效时，再考虑使用缓泻药或开塞露。直立性低血压的患者，吃饭要稍微咸一些，炒菜多放点盐，有利于维持较高的血压水平。

医生有话说

　　帕金森病的症状有很多，医生会根据患者的病史、查体的结果，结合相关的辅助检查，帮助患者明确诊断。根据不同的年龄、不同的发病时期、不同的症状，医生会帮助患者制定个体化的治疗方案。帕金森病的治疗是一个长期的过程，医生会给予帕金森病患者全生命周期的陪伴和帮助，与患者一起共同面对疾病，与患者一起律动！

余梓薇　唐晓梅　代金东

扫一扫观看视频

《帕金森病的症状》

记忆的橡皮擦是什么病？

李奶奶近一年记忆力下降得厉害，炒菜常常忘记放盐，也想不起来自己把钥匙放在哪里，尤其是前几天，出门遛弯竟然走丢了，明明就在小区里却怎么也找不到回家的路。她患的就是俗称"记忆的橡皮擦"的"老年痴呆"，也叫阿尔茨海默病。

阿尔茨海默病都有哪些表现？

阿尔茨海默病是痴呆最常见的一种，是一种中枢神经系统退行性疾病，它起病非常隐匿，通常不知道它具体出现的时间，进展比较缓慢，患者来就诊的时候，已经到了疾病比较重的阶段。那它在临床上有什么特点呢？首先，最突出的表现是记忆力的持续下降，患者会忘记重要的日期，忘记银行卡的密码，忘记别人的名字。其次，会出现日常生活能力的下降，患者可能逐渐不会做饭，甚至不会自己穿脱衣服。再有还会出现语言功能下降，很多老人家原来非常善于表达，但现在出现词不达意，或不能说出一些物品的名字。还有的患者会分不清时间和方向，容易出现走失，我们看到的寻人启事，其中很多就是阿尔茨海默病患者。患者也常常将东西放错地方，例如，将衣物放入冰箱，把食物放入口袋里等。另外，有些患者原本性格很开朗，但现在整天闷在家里，不和外界交流。还有的人原本很温和，突然变得喜怒无常，甚至出现猜疑、被害妄想等。如果您注意到自己或身边的人出现上述症状，一定要及时到医院就诊，做进一步的检查来明确诊断。

什么人会得阿尔茨海默病？

从发现阿尔茨海默病至今，科学家们已经研究它多年，但病因仍然尚未阐明。目前认为，该病与家族遗传和所处环境有关。家里有阿尔茨海默病患者的人，最好尽早去医院进行风险评估。而对于没有家族患病史的人，脑外伤、吸烟、接触重金属等可增加患病概率。

阿尔茨海默病是怎么发生的?

到底是什么原因引起的阿尔茨海默病,还没有完全明晰。目前的研究表明,大脑里面产生了两种蛋白,会破坏我们的神经细胞,影响大脑的功能,最后导致严重的脑萎缩,造成脑功能丧失。

诊断阿尔茨海默病要做哪些检查?

首先要进行的检查是认知功能检查,又叫神经心理学测验,如果通过检查发现患者认知功能确实有问题,会做更多更详细的检查,如头颅核磁、血液化验、脑电图等,以明确疾病的原因、分类、分期。

阿尔茨海默病的治疗方法有哪些?

1. 药物治疗:阿尔茨海默病是缓慢进行性加重的,因此一旦确诊,就推荐早期规范化药物治疗,这样能够延缓认知功能下降的速度,遗憾的是目前临床上还没有药物能够治愈阿尔茨海默病。

2. 非药物治疗:比如运动、音乐、认知训练、光照,以及各种神经调控技术等。其中经颅磁刺激治疗是一种比较先进的非创伤性治疗方法,对早期和轻度的阿尔茨海默病有明显的改善作用。治疗的原理是利用磁场来改善大脑局部的电流,提高萎缩部位的大脑皮层的兴奋性,从而改善记忆功能。

家里有阿尔茨海默病患者,家属需要怎么做?

阿尔茨海默病有两个特点:一是无法治愈,二是病程长,患者从发病到死亡大概有 8 ~ 12 年。因此,在这个过程中,家属的护理非常重要。陪护家属需要做到以下几点。

1. 防走失:患者外出时,尽量有人陪伴。另外,可以申请中国人口福利基金会免费发放的带有 GPS 定位的黄手环。

2. 多鼓励患者进行锻炼及力所能及的家务劳动。

3. 多陪伴。

4. 防意外:不要把剪刀、火柴等危险品放在患者能够拿到的范围内。

随着病情不断加重,患者可能会瘫痪在床,不能自理,在长达 10 年左右的病程里，家属需要投入大量的时间、体力、精力去看护患者。因此，家属也需要照顾好自己的身体和情绪。

阿尔茨海默病可以预防吗？

虽然目前尚没有真正有效预防阿尔茨海默病的药物，我们也改变不了年龄、性别、遗传因素，但仍然有一些危险因素是能够进行干预的。

1. 控制好血压、血脂、血糖，戒烟。

2. 保持健康的饮食习惯，多吃鱼肉、水果蔬菜。

3. 进行适当的体力活动和脑力活动，比如跳广场舞、下棋等。

医生有话说

阿尔茨海默病起病隐袭，进展缓慢，常常会被忽视，直到出现严重症状，因此出现症状要及时就诊，早期用药效果更好。目前尚无能够治愈该病的药物，家人的陪护起到非常重要的作用。

贾珂　孟晓梅　代金东

第九章

抚平运动系统的痛

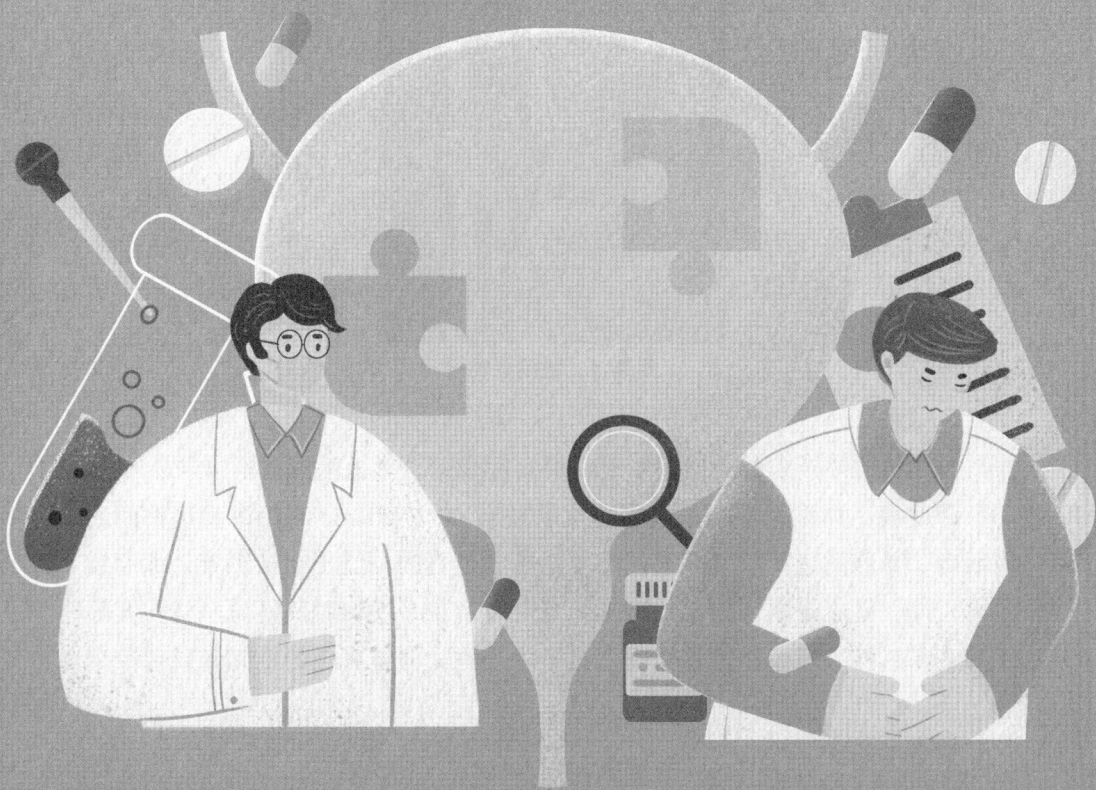

突出的椎间盘还能回去吗?

小李同学是一名备战考研的大学生,每天伏案学习备考,成绩很突出,却在去年因为腰腿疼,被诊断为腰椎间盘突出症。经过 1 个月的休养,疼痛明显减轻了,但是核磁上还能看到一个突出的椎间盘,每次想到这里,小李同学都惴惴不安,是不是把突出的椎间盘按回去,病就能彻底好了呢?椎间盘能回去吗?

要想明白这个问题,我们首先要弄清楚,究竟什么是椎间盘突出呢?

我们先来看一个真正的椎间盘突出的影像片(图 9-1)。

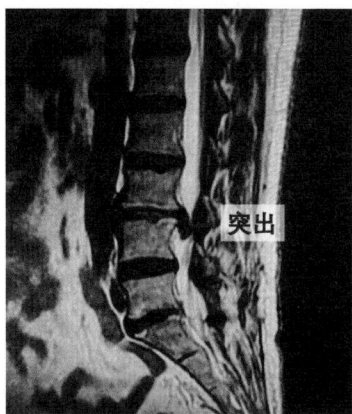

图 9-1　椎间盘突出

虽然核磁片子上看突出很明显,但实际腰部外形上啥也看不出来。

即使瘦小体型,椎间盘离后背皮肤还有 50 ～ 60 mm 的距离,这中间还有肌肉、骨骼的遮挡。又有人问,要是椎间盘真的和盘子一样摞着,那通过推拿按摩,是不是隔着肉也能把椎间盘整复回去,就像脱臼复位一样?实际上并不是这样,虽说腰椎是个类似盘子的结构,但是真正的椎间盘就像一个馅饼，由内外两部分构成，外层纤维环是馅饼皮，中间髓核是馅儿。

最常见的椎间盘突出是什么样子呢？

椎间盘突出最常见的一种类型是包容型突出，也就是"馅饼皮儿"（纤维环）突出变形，鼓起一个包，但是里面的"馅儿"（髓核）还没挤出来。这种情况是由于腰椎间盘长期不合理负重后出现的慢性劳损变形，多数人即使椎间盘突出也没有症状，因为突出程度仍然在纤维环的"掌控"之下。突出进一步加重，则表现为慢性腰痛，继续加重或者纤维环膨大的薄弱部位破裂，髓核挤出，则会出现神经压迫，表现为下肢的过电样疼痛。

所以，椎间盘突出能否复位回去，全看纤维环和髓核能否回到原位。

然而，纤维环就像纤维细绳纺织起来的荷包，一旦它出现鼓包或破裂，人体自身修复非常困难。就好比一个 150 千克的人，即使体重瘦到 50 千克，他撑大的皮肤要回缩到 50 千克的状态是非常困难的。同样，椎间盘形变突出后，也很难再回到"最初的起点"。

通过按摩整脊能不能让椎间盘复位呢？

很容易想象，我们要隔着 60 mm 厚的肌肉按摩，让一个突出直径大约 5 mm、软乎乎的纤维环回到原来的位置。其困难程度无异于要用一块厚海绵去压扁一只小蟑螂。对于突出较重的椎间盘，这种做法非但没用，一些不恰当的按摩力量甚至可能会加重椎间盘的突出，导致不可逆的神经损伤（图 9-2）。

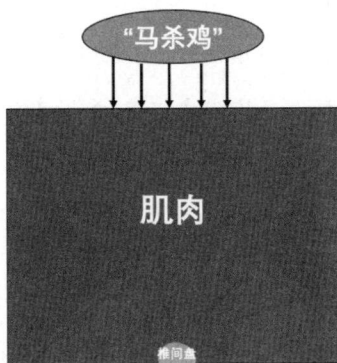

图 9-2　按摩示意

突出的椎间盘到底有没有回去的情况呢？

其实有一种情况，椎间盘是可以回去的，那就是在急性椎间盘挤压外伤时，纤维环出现裂缝，但没有明显的变形，只有髓核从破裂口挤出来。这种突出，由于纤维环没有较大的变形，而髓核相对容易被人体吸收，经过 3～6 个月休息静养保守治疗（这个过程可能会经历比较严重的腰痛和下肢放射痛），随着髓核吸收殆尽，纤维环逐渐愈合，有可能从核磁上观察到原来的"突出"神奇般的消失！所以要想知道你的突出能不能回去，可以用核磁判断。

当然，在髓核被吸收的过程中，神经会受到较大的化学刺激，如果一旦发现下肢无力或大小便异常，就不要"静观其变"了，抓紧时间手术，避免出现不可逆的神经损伤，后悔莫及。

医生有话说

虽然无法复位的椎间盘如同一个结缠绕在心头，但只要我们能正确认识它的存在，理解并避免导致突出加重的因素，学着和它和平共处，避免伤害，它一定也会默默留在原地，陪伴我们一生！

李健

扫一扫观看视频

《突出的椎间盘还能回去吗？》

甲沟炎可以治好吗?

30 岁的贾先生被一个小毛病困扰多年了,由于常年对指甲修剪不当,指甲的边缘长入肉里而且越来越深,导致甲沟反复红肿、流脓,甚至长出了炎性肉芽。他曾经尝试用消毒水泡脚、甲沟塞棉花,但病症仍反复来访。他还试过拔甲、修脚,一番折腾下来都不能彻底治愈。每次发作越来越疼,严重影响了他日常工作和生活。因此,贾先生决定来医院看一看。

"洁癖"过度可能引来甲沟炎?

甲沟炎是指沿趾甲两侧形成的甲沟及其周围软组织的感染,在人群中十分常见。

生活中,我们有时会因为自己的小"洁癖",在养护指(趾)甲时不经意间做出错误的操作,比如把甲边角剪得过深、甲板修剪过于短小、肉刺一撕到底、磨甲剪甲不留心伤到肉,这些看似是爱干净的表现,却常常给甲沟炎带来可乘之机。

同时,频繁美甲、喜爱啃手、穿鞋挤压、局部浸液等也是其发病的常见诱因。

甲沟炎的典型症状有哪些?

甲沟炎通常由细菌侵入导致化脓性感染,会出现甲沟周围红、肿、热、痛等典型症状。

甲沟炎处理不及时会导致患者体温上升、白细胞增高和运动受限等症状。个别患者还会出现甲下脓肿、脓性指头炎等严重并发症。

日常如何预防甲沟炎?

甲沟炎是常见的感染性疾病,易反复发作,给患者带来诸多折磨和困扰,通常需要系统治疗,因此我们需要掌握一些预防技巧,可以在一定程度上避免甲沟炎的发生。以下是给甲沟炎易感患者的一些小提示。

1. 运动时注意保护。

2. 选择宽松的鞋袜，避免反复挤压趾甲。

3. 保持足趾干燥清爽，注意足部卫生。

4. 适当并正确修剪指（趾）甲，不要剪得过短，尤其是边角处。

5. 倒刺不要用手撕扯，要用甲钳齐根剪掉。

6. 甲周浅表的刮伤等要及时处理。

甲沟炎什么情况下需要治疗？

甲沟炎患者早期症状较轻，建议患肢冰敷、碘伏消毒、保持患处通风干燥、避免患处受压等；对于感染向周围组织扩散的患者，则应接受抗生素治疗。

如果已经出现甲沟周围红、肿、热、痛或者甲周流脓、体温升高，就应该立即到医院就诊，可能需要手术治疗才能彻底治好。

以往的手术方式包括甲沟切开引流术、拔甲术等，虽效果确切但存在复发率高、反复操作损伤甲床等并发症，难以达到满意根治。来到医院后经过医生评估，如果发现甲沟炎的反复发作与指（趾）甲挤压有关，则建议行甲沟炎根治手术，复发率更低，且手术创伤小，不影响工作。

医生有话说

甲沟炎早期一般采用保守治疗即可见效，包括碘伏消毒、口服抗生素等。但并非所有病例都可以通过保守治疗治愈，常有因为延误治疗时机而导致炎症加重的病例。另外，想通过"修脚"来治疗甲沟炎也是不可取的。医生建议如果甲沟周围已有脓液或甲沟炎保守治疗仍反复发作，则建议手术治疗。

马元

足跟痛是怎么回事?

45 岁的富贵热爱跑步,但是这几天突然感觉到足跟疼痛,尤其是在早上刚起床的时候或者长时间休息后,疼痛难忍。虽然走起来会减轻一些,但这也严重影响了富贵的生活和工作。富贵很奇怪:"我怎么了?我该怎么办?这样下去太难受了!"

什么是足底筋膜炎,它有什么表现?

足底筋膜炎是造成足跟下方疼痛最常见的原因。

足底筋膜炎典型表现为刺痛或刀割样疼痛,并可向足跟外侧放射。足弓内侧也可出现疼痛。

晨起或休息后,起步行走疼痛明显,活动一会后或者休息时可部分缓解。

赤足行走疼痛加剧,非甾体抗炎药可缓解疼痛。

大多数患者无明显足跟部外伤史。

为什么会得足底筋膜炎?

对于这种疾病真正的致病原因尚不明确,但有一些因素易导致发病。跑步,肥胖,足弓畸形,40 ~ 60 岁,长时间站立等是该病的好发因素。

怎么判断是不是患了足底筋膜炎?

对于足底筋膜炎的诊断,主要依靠病史、典型症状、体格检查和一些影像学检查来综合判断。例如:①患者跟骨内侧或中间常会出现点状压痛;②X 线片常可见跟骨下方骨刺形成;③超声和核磁检查中会发现跖筋膜异常改变。

得了足底筋膜炎,自己可以做什么?

首先应该做的就是休息。休息是治疗足底筋膜炎最基本的方法,也要避免负重运动，比如跑步、长时间站立或行走。数据显示，严格的休息可使一部分足底筋膜炎患者的症状得到缓解。对于大体重的患者，及时减重也对病情恢复和改善预后有帮助。

此外还可以做一些拉伸锻炼。

1.面对墙壁站立，双手扶墙，与肩同高，患侧腿伸展向后并保持稍微内旋，另一侧腿微屈膝向前，脚尖抵住墙面。缓慢屈肘，身体前倾，直至小腿肌肉有拉伸感，始终保持患侧腿膝盖伸直。保持拉伸 15 ～ 30 秒，重复 3 ～ 5 组。

2.站立，将患侧腿的前脚掌踩在台阶边缘，另一侧腿屈膝悬空，手扶髋或其他支撑物，缓慢降低患侧腿的脚后跟，直至足弓有拉伸感。保持 15 ～ 30 秒，重复 3 ～ 5 组。

3.将患肢放在另一条腿上，并将脚趾向上拉向小腿，直到足底有拉伸感，保持拉伸 10 秒，重复 10 次。

需要注意的是做这些活动时，需要有专人保护，避免因身体不平衡摔倒等原因受伤。必要时可在专业医生指导下完成锻炼。

如果这些方法不管用，还可以有哪些治疗方式？

患者可以口服非甾体抗炎药物，以及通过激素封闭治疗来达到缓解治疗的目的。但激素治疗往往存在一定的不良反应，对于一些合并基础病的人群不适宜。

除此之外，还可以采用手术治疗的方式，尤其是那些持续疼痛或者疼痛剧烈的人群。手术有多种方式，目前有微创治疗方式，不良反应相对较小，恢复较快。

医生有话说

早期的足底筋膜炎可以尝试通过休息以及拉伸锻炼来进行缓解。对于少数持续不能缓解或疼痛严重的患者，可以应用药物，或者采用手术的方式获得良好的治疗效果。

李佳骏

习惯性崴脚怎么办?

可怜的富贵前两天又把脚崴了。他说："这都快成我的心病了,恨不得每年都得崴一次。平常脚踝也不舒服,活动没有另一边利索。"

脚踝为什么很脆弱?

站立时全身重量都压在踝关节,行走时踝关节更是要承受数倍体重,相较于髋关节、膝关节,它的单位面积受力更大。所以一不小心就容易出现韧带损伤或者骨折。崴脚是急诊常见损伤,占所有踝关节损伤的85%。偶尔一次不小心崴脚导致的韧带损伤,如果治疗不及时,会破坏踝关节的稳定性,很容易出现反复崴脚,这往往会带来一系列更严重损伤。严重的情况甚至需要做踝关节融合或人工踝关节置换手术来治疗。

崴脚很容易被忽视

我们常说的踝关节损伤其实分为两种,一种是踝关节骨折,这往往是大众最担心的。大多数人怀疑骨折了都会尽快去医院就诊。另一种是软组织损伤,也就是大家常常容易忽视的情况,比如韧带损伤等。说到被忽略的原因,一是很多人拍了片子发现没有骨折,就认为是小伤,养几天就好了;二是虽然韧带出现损伤,但骨结构仍完整,依赖于周围其他肌肉和韧带的代偿,休息一段时间后,一部分患者还是可以勉强行走的。因此,踝关节损伤常常不能引起足够的重视。

踝关节不稳要重视

当受伤的踝关节经常出现不适、运动后酸软乏力,以及发生习惯性崴脚时,那么通常提示踝关节出现了由韧带失效导致不稳定的情况。人的踝关节由胫骨和腓骨构成。踝关节不稳定就会造成胫骨和腓骨在关节面上受力不稳,出现一侧的加倍受力。短期来看,貌似问题不大。踝关节受力的距骨表面还有一层软骨，可以暂时避免情况恶化。但长此以往，这层软骨就会出现龟裂、剥脱、磨损，引起踝关节的疼痛。如果还是不能足够重视，对其放任不管。那么可能出现的就是严重的踝关节创伤性关节炎，此时就只能接受踝关节融合或人工踝关节置换手术了。

那么该如何预防呢？

1. 运动开始前应该做好充分热身，并且量力而为。

2. 选择平坦的运动场地，躲开地上的坑洼。

3. 如需从高处跳下时，要注意把脚掌落地的姿势放平，避免仅脚尖着地。

4. 运动时可以选择穿高帮鞋，尽量避免穿高跟鞋，因为穿上高跟鞋后，踝关节不稳定性增加，更容易出现崴脚。

5. 不幸扭伤脚踝，要进行冰敷，限制活动，多休息，把受伤部位抬高。

什么时候要就医？

1. 急性扭伤后肿胀明显，皮肤大量淤斑，踝关节伴有压痛和活动受限。

2. 急性扭伤几个月以后，走路多了仍然还有疼痛、肿胀。

3. 既往有踝关节扭伤的病史，最近频繁出现扭伤或自己觉得踝关节不稳定。

踝关节扭伤病情严重的人，应到医院行 X 线检查等以排除骨折和脱位，视情况行复位或手术治疗。对于有韧带损伤或撕裂，出现踝关节不稳定的情况，要及时治疗，以免引起反复扭伤，损伤关节软骨，出现严重后果。

医生有话说

习惯性崴脚往往是由于某一次伤到了踝关节的韧带，没有得到有效的治疗，从而造成踝关节的不稳定。出现严重扭伤时要及时就医，评估病情，接受治疗。避免出现反复扭伤，伤及关节软骨，造成严重后果。

李佳骏

腰痛就是腰椎间盘突出症吗?

刘先生今年 40 岁,因为工作长期久坐,已经时不时感觉腰痛 5 年了。他经常去按摩,有时候疼得严重了就贴点膏药,能暂时缓解一段时间。但最近搬家具的时候扭伤了腰部,腰痛症状比之前又加重了。并且,他还感到左腿开始一阵阵地疼痛,即使贴膏药、按摩,症状也不能好转,于是向朋友抱怨自己腰痛。朋友告诉他可能是腰椎间盘突出压迫了神经,建议他去骨科看看。

腰痛有哪些可能情况?

人的腰部由腰椎、椎旁肌、筋膜等组成,腰痛可能是各个结构的问题,例如腰背筋膜炎、腰肌劳损、腰椎骨折、腰椎滑脱症、腰椎峡部裂、腰椎结核、腰椎小关节紊乱、骨质疏松、腰椎间盘突出症等。每种疾病都有自己独特的病因、症状、体征和辅助检查特征,需要专科医生进行仔细鉴别。

椎间盘是什么?

脊柱是椎体通过前方的椎间盘和后方椎弓之间的小关节突相连。椎间盘连接上下椎体,由中间的髓核、周围的纤维环和上下的软骨终板构成。纤维环由多层多方向的纤维束组成。但是同时进行过度的扭转和屈伸活动,可能减弱交织结构的保护能力,导致纤维环损伤。腰椎间盘的纤维环会随着年龄增长发生变性。有研究表明,正常的椎间盘可以承受 700 kPa 的压力,但已损伤的椎间盘在 350 kPa 下就会断裂。

对于年轻人来说,中间的髓核呈胶冻状,含有大量的水分。承受上下压力的时候,髓核的水分会减少,椎间隙高度会减低,压力消除则缓慢恢复。所以普通人早晨和晚上的身高可能会有 1 cm 左右的波动。随着年龄增长,椎间盘内的水分会越来越少,纤维结构越来越多,老年人的髓核以纤维为主,所以年轻人更容易发生椎间盘突出。

椎间盘损伤为什么会腰腿痛？

成年人腰椎间盘一旦损伤就很难恢复。椎间盘后部纤维环表面和后方的韧带分布窦椎神经，椎间盘损伤会产生炎症因子，刺激窦椎神经引起腰痛。这种腰痛病因在腰部深处，所以局部的膏药可能效果不佳。突出的髓核可能压迫后方的神经根、马尾神经等结构，引起下肢的疼痛、麻木症状。

什么样的椎间盘突出症患者建议手术治疗？

1.疼痛大于 3 个月，正规、系统的非手术治疗效果不佳，反复发作，且症状重。

2.首次发作，但症状严重，疼痛剧烈，严重影响患者的工作、生活、睡眠，体征典型，积极要求手术。

3.出现神经根压迫导致的下肢无力、麻木等情况。

4.大小便功能出现异常。

什么样的椎间盘突出症患者建议保守治疗？

1.年轻，初次发作，时间较短。

2.病程较长，症状、体征轻，辅助检查显示无明显腰椎退变、无椎管狭窄。

3.辅助检查显示膨出型，症状体征较轻。

4.全身性疾病，不能耐受手术。

医生有话说

腰椎间盘突出症是脊柱的常见病。病因是腰椎间盘纤维环破裂、髓核组织突出，刺激神经根或马尾，引起腰腿痛和会阴部感觉异常、大小便功能障碍，甚至出现截瘫。大部分患者可采取保守治疗，但对于符合手术指征的患者应及时就医，考虑手术治疗。

张天擎

扫一扫观看视频

《腰痛就是腰椎间盘突出症吗？》

手麻、胳膊疼有可能是颈椎病吗?

60 岁的冯先生近几年常常感觉脖子疼,也没有太注意,疼痛严重就贴贴膏药。但最近两个月左胳膊发沉,左手开始发麻,握力也比以前下降了,甚至有时整个左胳膊都像过电一样串痛。最近发作越来越频繁,常常疼得睡不着。于是冯先生去看了骨科门诊,医生告诉他可能是得了颈椎病。

什么是颈椎病?

颈椎间盘退变、椎间关节退变,引起周围的组织压迫,呈现相关症状的情况,被称为颈椎病。有可能被压迫的组织包括颈部脊髓、颈神经根、交感神经、椎动脉等。

颈椎病有哪些类型?

神经根型、脊髓型、交感型、椎动脉型、混合型。其中神经根型和脊髓型比较多见。

什么是神经根型颈椎病?

神经根型颈椎病是突出物压迫颈神经根所致,多见于 30 ～ 50 岁的男性。患者往往没有外伤史,病情发展缓慢。症状包括颈部疼痛、僵硬,上肢疼痛、力量下降。像冯先生这样以上肢症状为主的可能是神经根型。

什么是脊髓型颈椎病?

脊髓型颈椎病是突出物直接压迫脊髓所致。主要症状是上肢的活动不稳,比如容易掉筷子、扣扣子扣不上等。走路也会不稳,有些患者形容自己脚底有踩棉花的感觉,有些甚至有种踩在肉上的感觉。

脊髓型颈椎病是怎样出现的?

颈椎间盘突出物、骨质增生、增生骨化的韧带压迫脊髓引起症状。长时间压迫脊髓可引起脊髓的供血障碍,即使去除压迫,也可能存在症状。早期手术治疗可能获得更好的效果。

神经根型颈椎病何时需要手术治疗?

1. 长时间保守治疗疗效不明显。

2. 临床体征、神经学定位、影响检查显示病变椎节一致。

脊髓型颈椎病何时需要手术治疗?

1. 症状严重,影响生活。

2. 症状、体征不断加重或突然加重。

3. 外伤后突然出现脊髓受压,引起相关症状、体征。

为什么有些青少年也会得颈椎病?

1. 青少年颈椎发育不完全,椎管比成人更细,如果先天发育较窄,椎管直径小于 1 cm,可能会更容易发病。

2. 椎间盘的血供在 13 岁时就无法传入深层,20 岁以后就会出现纤维环的变性,从而加快颈椎的退变。

3. 睡眠姿势不良:枕头过高或过低。枕头的高度、形态和睡姿对维持颈椎的正常生理状态非常重要。枕头的高度不合适,可能导致颈部的肌肉、韧带之间的平衡发生改变,各部分的受力异常,引起病变。

4. 日常生活、工作习惯不良:长时间低头会导致颈椎长期处于屈曲状态,引起颈部肌肉紧张。持续紧张可引起颈部肌肉缺血,引起损伤,削弱了颈部肌肉对颈椎的保护作用。

医生有话说

颈椎病是颈椎间盘退变及继发性改变，刺激临近组织，引起相关症状体征，常见的是脊髓型颈椎病和神经根型颈椎病。如合并颈椎管狭窄或颈椎不稳，应避免推拿按摩。如出现下肢麻木无力、步态不稳、足底踩棉感、胸腹部束带感、二便异常，并且影像学检查示脊髓压迫，建议尽早手术治疗。

张天擎

腰肌劳损该如何锻炼?

胡先生今年 30 岁,由于每天工作都需要长时间坐着,最近感觉有些腰痛。胡先生来到骨科门诊,医生进行查体和检查后,告诉他是得了腰肌劳损,暂时还不用手术,但是得注意休息和功能锻炼。

什么是腰肌劳损?

腰肌劳损,又称腰背筋膜炎,是腰部肌肉纤维的慢性损伤性炎症,主要的症状是腰部反复发作的酸胀疼痛。好发于腰背部、骶髂部、髂嵴部等处,有些患者可触摸到结节。疼痛可随气候和劳累程度而变化,劳累加重,休息后可减轻。腰肌劳损可使肌纤维变性、撕裂,形成瘢痕、纤维索条或粘连,导致长期慢性腰背痛。

腰肌劳损是怎样发生的?

1. 损伤是主要原因。运动或劳动的急性损伤导致肌肉、筋膜组织、骨关节损伤,损伤可逐渐形成纤维化瘢痕,在软组织内形成刺激物,导致慢性炎症。也可以是反复的微小损伤积累所致,如工人、打字员等重复劳动,以及畸形引起腰背部肌肉受力不均,都可能导致肌肉和骨关节的慢性损伤,引起疼痛。

2. 患者在暴露于寒冷潮湿的空气后更容易发病,如冬季和春季。如果腰背肌过度劳累,又受到寒冷刺激,可能导致血管收缩,腰背肌不能得到充分休息,诱发炎症,引起疼痛。

3. 某些病毒感染,如流感、麻疹可能在急性期产生腰背肌内的纤维结节,可能在寒冷、潮湿的环境中诱发疼痛,并逐渐形成慢性炎症。

4. 腰肌劳损的患者由于疼痛,往往容易精神紧张,一旦精神紧张又使腰背肌收缩力增加,引起痉挛,导致疼痛加重,形成恶性循环。长期疼痛所致的慢性紧张可能导致少数患者产生焦虑情绪,对疼痛更加敏感。

5. 痛风和风湿热患者往往会有局部的纤维炎症,导致慢性腰痛。

腰肌劳损有哪些症状？

患者常有腰背疼痛，有明显的压痛点，有时会有结节，重压有酸胀感，引起周围区域的疼痛。腰部肌肉无力。在寒冷时疼痛会加重，适当活动后可能缓解。疼痛可局限于腰部，也可放射至下腹前部。

腰肌劳损如何保守治疗？

1. 休息：急性期不宜过度活动，建议短期休息。

2. 锻炼：疼痛缓解后，建议立即开展运动，避免局部组织粘连。运动方法包括拱桥、小燕飞（图 9-3）。

拱桥锻炼：平卧在床上，屈膝，靠脚、用肩及肘关节的力量支撑，将腰臀部慢慢地抬起，然后慢慢地放下，抬起后坚持 5 秒。

小燕飞：俯卧在床上，靠腰部的力量，将头、肩、上肢及下肢抬离床面，坚持 5 秒，慢慢放下。这两种锻炼可根据具体情况调整次数和组数，起初每次时间较短，次数较少，组数较多；以后每次可逐渐增加时间、次数，减少组数。注意运动前后不宜受凉，不要过度劳累。运动前建议自我按摩全身，充分进行运动前的准备活动。

3. 可根据医生指导进行适当的按摩、针灸、热疗、局部封闭及口服药物等治疗。

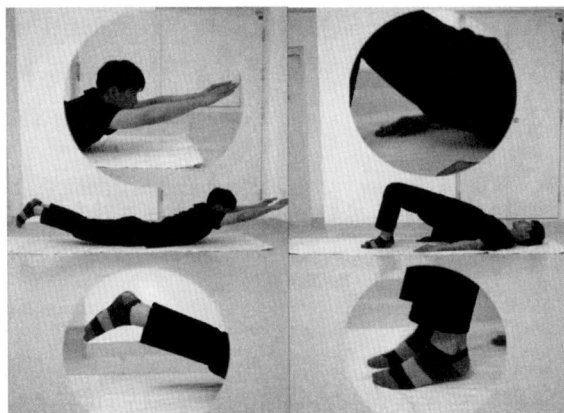

图 9-3　腰肌劳损的锻炼方式

医生有话说

　　腰肌劳损是腰部肌肉纤维的慢性炎症，主要的症状是腰部反复发作的酸胀疼痛。病因包括损伤、受凉、感染、精神紧张、痛风、风湿热等。治疗主要是休息、锻炼、物理治疗，必要时可以使用药物缓解疼痛。

张天擎

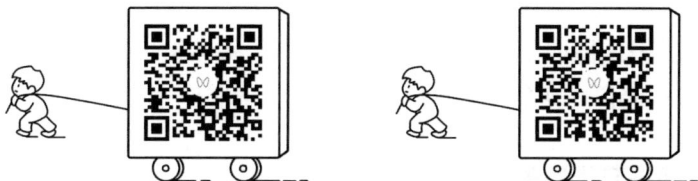

《腰肌劳损是什么原因造成的？》　　《腰肌劳损怎么锻炼？》

扫一扫观看视频

膝关节疼痛只能"换关节"吗?

刘阿姨退休后就痴迷运动,广场舞、爬山、游泳……天天练,样样来。但她最近却感觉右膝盖越来越疼,与邻里街坊一交流,不得了,原来小区里已经有好几位老哥、老姐因为"膝关节疼痛"换了人工膝关节。这么严重?刘阿姨吓蒙了……惴惴不安地去看了骨科医生,果然是"膝关节骨性关节炎"。关节炎是逃不掉了。现在刘阿姨最担心的是:到底要不要换关节呢?

什么是膝关节骨性关节炎?

膝关节骨性关节炎(简称"膝骨关节炎")是一种退行性变,由多种原因引起的关节软骨退化损伤、关节边缘及软骨下骨反应性增生,俗称"骨刺"。就好比运动鞋的鞋底,在使用过程中不断受到磨损,磨到一定程度就出现问题。

常见原因:年龄增加、肥胖、劳损、外伤和遗传因素。

最典型症状:活动后疼痛明显增加;可能出现关节肿胀;自己可感觉到摩擦或"咔嗒"声;上下楼梯、下蹲困难;更严重的走路也困难。

膝骨关节炎,如何治?

首先,给大家吃一颗定心丸,绝大部分患者是一辈子也不需要经历手术。根据膝骨关节炎的严重程度,医生会选择不同的治疗方式。

1. 适当休息,消除不良习惯。

2. 口服药物止痛,可以明显缓解疼痛。

3. 如果吃药止痛不明显,考虑关节局部注射药物。

4. 药物治疗效果再不明显者,才会考虑手术治疗。而且根据严重程度不同,手术大小也不一。常见手术包括:①膝关节镜下关节腔清理术(微创手术);②高位胫骨截骨矫形术;③单髁置换术(微创手术);④全膝关节表面置换术。

只有当病情非常严重，如疼痛剧烈已严重影响行走功能及生活质量时，才需要全膝关节表面置换术治疗，手术效果确实非常显著，术后几天可在医生指导下下地活动，适当康复锻炼，就可以跟健康人群一样活动。

关于膝骨关节炎的预防

1. 控制体重：身体过重或肥胖，都会增加膝关节的负担。除了减肥，还应该尽量少扛、少背、少提重物。

2. 减少"蹲"和"跪"：如厕尽量选择马桶；难以避免要"跪"时，要在膝下放一块软垫。

3. 合理运动

（1）步行、游泳、骑单车，都是保护膝关节的好运动，既可以减肥，又能增加关节周围肌肉力量；尽量减少登高运动，如爬山、爬楼梯等。

（2）不要一下子进行高强度运动，要循序渐进，快跑等剧烈运动可用护膝保护膝关节。

（3）把握适度运动的"度"。锻炼过程如果关节不舒服，立即停止锻炼。

● 医生有话说 ●

膝骨关节炎作为骨科常见病应获得更多的重视，患者不要盲目遵从网络上的治疗方法，更不要因这些纷繁杂乱的信息增加心理负担而变得不敢去看病；医生应遵循阶梯治疗的理念，做好宣教，提供更加合理的医疗服务。

张浩然

扫一扫观看视频

《膝关节疼痛该怎么办？》

如何解决困扰我们的膝骨关节炎?

70岁的刘奶奶被无缘无故出现的膝盖痛困扰好多年了,从一开始的活动后疼痛、运动后疼痛,逐渐发展为膝盖不动也痛、夜间也痛,邻居都说她得的这是膝骨关节炎。由于腿疾困扰,现在外出旅游和接送小孙子也越来越力不从心了。于是刘奶奶决定来医院咨询一下保守治疗,顺便了解一下手术治疗的情况。

医生说告诉刘奶奶,对于膝骨关节炎,治疗有非药物治疗、药物治疗和手术治疗三步。

膝骨关节炎的非药物治疗是什么?

对于老年人膝骨关节炎的治疗,第一步也是最基础、最需要贯穿整个治疗过程的,就是非药物治疗。老年人由于年龄大、骨质疏松、骨质退行性变等各种因素,如果再加上长时间行走、爬山、爬楼梯等磨损膝关节的运动,极有可能诱发膝骨关节炎。因此,非药物治疗的方法就是叮嘱老年人以合适的方式运动,尽量减少不必要的磨损膝关节、加重膝关节负担的运动。适当冰敷可以减缓膝关节局部的炎性反应,有利于炎症急性期止痛。温馨提示:选择合适的运动不是完全不动,老年人完全不动可能会诱发更严重的心、脑血管疾病。

膝骨关节炎的药物治疗是什么?

如果单纯非药物治疗合理运动后,老年人膝关节还是痛,影响生活质量了,这个时候可能就要采取药物治疗作为辅助了。

1.非甾体抗炎药:不管是膝骨关节炎、类风湿关节炎、还是强直性关节炎,关节炎疼痛症状的存在都是由于关节腔内无菌性炎症引起的,而临床使用的非甾体消炎药正是针对此种炎症的一种药物,把炎症消除了,膝盖自然就不痛了,再配合非药物治疗的话,老年人的膝盖可能继续再用好久。温馨提示：此类药物长期服用可能伤胃，对于具有心血管疾病的患者可能产生副作用，用药需在临床医生指导下使用。

2. 关节腔注射药物：大部分早期的膝骨关节炎是由髌骨软骨软化演变而来，对于早期的膝骨关节炎、膝关节内软骨磨损的患者，通过关节腔内注射玻璃酸钠（关节液成分），可以起到营养关节软骨，润滑减少摩擦的作用，可能可以延缓膝骨关节炎的进程。同时对于膝关节腔内磨损引起剧烈疼痛的患者，必要时可以给予关节腔内封闭达到快速镇痛作用。温馨提示：玻璃酸钠不同于打封闭，但需要每周打 1 针，连打 5 周 1 个疗程；如果是打封闭对症的话，次数不能过多，一般 1 个季度不要超过 1 次。

3. 外用贴膏：可使用一些较清凉的带有消炎药的透皮膏药，通过降低膝关节温度来减缓局部炎性反应；通过消炎药物慢慢透过皮肤进入关节内，达到消炎止痛的作用。温馨提示：切记膝关节炎疼痛发作、膝盖发热的时候，不要使用烤灯烤，也不要贴一些局部会发热的膏药，这个时候应该降温，而不是升温！

出现哪些症状才要考虑手术呢？

只有尝试过非药物治疗加药物治疗后，保守治疗没有取得良好的效果时才应考虑手术，而出现哪些症状才预示着保守治疗无效了呢？最主要的就是看影不影响生活质量！主要的包括以下两点。

1. 关节疼痛。休息 + 吃止痛消炎药都没用了，晚上老年人又痛得非常厉害，走路都没法走了，已经严重影响到生活质量了，这个时候可能就要考虑手术了！

2. 活动障碍。膝关节是人体的负重关节，但更重要的是，膝关节必须具有良好的关节活动度，才能满足人类正常的行走、爬楼、上厕所、坐下等基本生活需求。关节炎晚期常常因为骨质增生（骨刺），甚至出现关节融合而导致膝关节活动度大大减少，无法满足基本的生活需求，这个时候需要考虑手术。

医生有话说

最后想跟大家交流的是，希望大家爱护自己的膝关节，因为膝关节置换之后并不是一劳永逸。虽然目前人工关节假体设计飞速发展，但安装上去的人工关节无论如何也没有自己的好用的，目前一般能保证的术后效果是：手术后疼痛明显改善、术后膝关节能伸直、可以弯曲到90°，满足基本的日常生活没问题。但对于手术后运动量大或营养状况差的患者，术后是有可能出现假体松动、脱位、感染等风险的，而即便以上所说的并发症都没有出现，按照目前假体的平均使用寿命15～20年来讲，一部分患者术后也可能需要接受第二次手术更换假体。这种都是我们手术前必须跟患者及家属提及的。

王斯遥

老年骨折患者保守治疗就一定安全吗?

患者王阿姨,去年5月不小心摔倒了,导致右股骨颈骨折。虽然儿孙们看到老人疼痛卧床,心急如焚,但面对要不要手术的选择,仍不敢下决心。"老人家已经快80了,我们很担心能不能手术。问医生手术风险大不大,医生说可以手术,但不意味着手术绝对安全,有的意外是很难预测的。"王阿姨儿子告诉我们,"我们怕意外,怕老人家有个三长两短,只得选择保守治疗。"

高龄老年人发生骨折后,家属面对手术和非手术的选择,往往犹豫不定。主要原因一是认为年龄大了能不做手术尽量不做,二是出于对老年人手术的安全考虑。

老年人骨骼的韧性差,脆性增加,且有骨质疏松,轻微的外伤即有可能引起骨折。由于年龄大、耐受力下降及合并心脑血管疾病等因素,如果进行手术治疗,老年人需承担很高的风险。但如果不手术,长期卧床带来的则是更高风险的并发症。

老年人哪些部位最易骨折呢?

由于我国正在进入老龄化社会,在骨折治疗中,老年骨折日趋引发关注。老年人骨折主要发生在三个部位,髋部、腕部、脊柱,其中最易发生骨折的部位为髋部。在老年骨折中,65岁以上老年人的髋部骨折几乎占到了50%以上,但是只有30%的患者能恢复到伤前的生活状态,其中有小部分患者的骨折不愈合甚至可能发生股骨头坏死。

腕部骨折也是老年人骨折中较常见的一种。当老年人要摔倒时,多会反射性地用手掌触地来支撑保护身体。这时,身体的重量会集中在腕部而引发骨折。

很多患者既没有摔倒,也没有磕碰,只是蹲下来捡个东西,起身时一用力,"咯噔"一声,髋关节就骨折了。当老年人的肌肉萎缩、软骨磨损、骨质疏松到一定程度时,骨骼难以支撑体重,一旦运动不当,膝关节、髋关节、腰椎就会受伤。

长期卧床有什么危险?

老年人跌倒，可怕的不是骨折本身，而是卧床引起的并发症。长期卧床，对老年人百害而无一利。骨折后，如果保守治疗，等它自己长好，年轻人尚需要好几十天，更何况是老年人。老年人的身体各器官机制本身就已衰退，长期卧床会影响肺部的呼吸功能，导致老年人自主排痰能力差，咳嗽幅度不大，进食食物容易反流，形成坠积性肺炎。除此之外，老人长期卧躺，背部皮肤长期受压，容易发生褥疮，引发创口溃烂、恶性感染，甚至发生败血症等难以治疗的情况。更严重的是，卧躺时由于血液流动不畅，容易形成深静脉血栓，血栓一旦流动到肺部形成肺栓塞，常常会导致猝死。

手术治疗的方法与优点

根据不同的骨折类型，采用不同的手术方法。对于老年股骨颈骨折，多采用人工股骨头置换或空心螺钉固定，对于老年股骨粗隆间骨折，多采用闭合复位髓钉或侧方钉板系统固定。这类微创手术，手术时间较短，大多数老年患者都能耐受。

手术治疗的优点包括骨折固定或关节置换之后能有效消除疼痛，为早期活动创造了前提条件，术后即可坐起、翻身，有利于心肺等重要器官恢复，减少并发症，有利于大小便和皮肤护理，如果体力允许，术后早期即可在保护下，下床站立、练习行走，约 1/2 的患者经功能锻炼，在 2 ～ 3 个月能基本恢复到骨折前的生活活动状态。

所有的骨折都可以手术吗?

老年人骨折后，如果没有禁忌证，则应该及时进行手术治疗，让患者尽快站起来，早活动、早离床，方便护理，从而减少并发症，降低死亡率。但并不是每个骨折的老年人都可以做手术，需要注意的是，心脏功能不全的老年人需慎重手术。因此，老年人骨折后要听从医生的建议，术前详细地检查身体重要器官的状况，有慢性病的患者先控制病情再进行手术。

老年人如何预防跌倒?

1. 适度运动：适当增加体力活动，注意关节的保护，避免长时间站立，避免蹲下及拿重物。体力明显下降的老年人，活动时要有人陪伴、搀扶，以防晕厥跌倒。

2. 光线适宜：老年人活动范围内保持明亮的光线，光线的强度适中，太强或太弱都会使老年人感到眩晕或者看不清物品。

3. 家居摆放：屋内的家具或物品的摆放以不妨碍老年人走路为宜，将环境中的危险源移除。室内家具的摆设位置要固定，不要经常变动，有障碍物的地方要及时清除，以利于通行。保持地面干燥，可铺设防滑地板，物品应放在容易取到的地方。浴室及洗手间地面应保持干燥，防滑地面及扶手是基本的要求。

4. 外出安全：外出行走时不宜穿拖鞋，应穿防滑的胶底鞋，避免到人多拥挤和湿滑的地方。

医生有话说

老年骨折，医生之所以会建议手术积极治疗，一方面，骨折移位严重，如不进行手术则很难愈合，手术治疗不仅能复位骨折断端为骨折愈合提供保障，而且骨折固定后断端不再有反常活动，疼痛会明显减轻；另一方面，手术后，因为固定良好，患者能尽早离床进行功能锻炼，能有效减少致命并发症。

董肖泰愚

慢性骨关节炎可怕吗?

已过 60 的黄老太,两年前膝盖出现了肿胀和疼痛,一开始没在意,但膝盖肿胀越来越厉害,生活受到很大影响。比如做下蹲动作时,就特别难受,每次都要扶着墙壁才能勉强蹲下、站起来,严重时连抬腿都困难。后来去医院检查后被诊断为骨关节炎。

俗话说,"人老先老腿"是有一定道理的,骨关节炎是中老年人最具代表性的退行性疾病之一,并且以关节疼痛及活动受限为主要症状。在门诊最常见的就是患者因关节疼痛来就诊,而在老年人中最为常见的便是骨关节炎。

什么是骨关节炎?

骨关节炎实际上并非炎症,主要为退行性变,属关节提前老化,特别是关节软骨的老化,发生率随年龄的增高而增加,症状多出现在 40 岁以后,可以说是一个老年人的关节病,随着年龄的增长,一个或多个关节罹患骨关节炎的人群比例越来越高。

产生这种状况主要有两个原因,一是人类寿命不断延长;二是各种年龄段的人均通过运动和娱乐性活动来提高和保持活力,运动创伤增多。

骨关节炎有什么表现?

骨关节炎的主要症状多表现为关节疼痛,如关节红肿痛,久坐后、活动时关节酸痛不适等。可以说活动时出现疼痛,休息后缓解是初期骨关节炎疼痛的主要特征,晚期则可出现持续性疼痛或夜间痛。

一般出现这些情况时,患者才会主动去医院就诊,而此时骨关节炎已经发展到了临床期,患者的生活质量极度下降。除了疼痛之外,还会出现骨关节的黏着感和晨僵的症状。此外,有的患者在关节处会出现肿胀、弹响或者积液的情况,这时病情就非常严重了,如果不及时进行干预,很可能引起骨关节完全破坏、畸形,以至于丧失自主活动能力,往往需要依赖手术治疗。

怎么预防骨关节炎？

1. 避免背、扛重物。避免长时间站立及行走，中间应该安排间隙时间坐着休息。大便时尽量坐马桶、少下蹲。

2. 减轻体重。肥胖人群患骨关节炎的概率比其他人明显多。减轻体重以减轻关节的压力和磨损，可以有效地预防骨关节炎的发生。

3. 改变不合理的运动方式。半蹲或下蹲运动对下肢关节压力很大，应尽量避免。爬山、爬楼等对下肢关节压力加大，应尽量避免。随着年龄增长，应该逐步调整运动方式，以游泳、骑车和散步为主，减少大运动量的运动方式。

4. 避免关节受伤。注意运动场地及运动器械的安全，避免受伤。运动之前先热身，运动量由小逐渐加大，切忌开始就参加大负荷的运动。大量运动后及时放松。老年人行走时要避免跌倒。

骨关节炎如何治疗？

对骨关节炎科学有效的治疗，主要分为三个阶段：非药物治疗、药物治疗、手术治疗。

对疾病发现较早、症状不重的患者，首选非药物治疗。通过对患者进行教育，使其建立合理的生活方式，避免关节负重。避免或减少不合理的运动：如爬楼梯、爬山这一类对膝关节负担特别大的运动，选择游泳、自行车等作为锻炼项目。肥胖也是造成膝关节损伤的一大危险因素，所以控制饮食、减轻体重也可以帮助减轻膝关节的负担，从而缓解症状。另外，老年人注意膝关节保暖对预防膝关节炎也十分关键。

如果非药物治疗无效，医生会根据患者的病情进行个体化药物治疗。局部药物治疗可以选择非甾体抗炎药（NSAIDs）的膏剂、贴剂等外用药，全身镇痛药物可以选择非甾体抗炎镇痛药物及软骨保护剂等；关节腔内药物注射可以选择透明质酸钠等。治疗无效则及时更换药物。

当一般治疗和药物治疗都无效时，就需要考虑进行手术治疗了，手术方案因人而异，医生会综合考虑患者的病情选择合适的手术方式。通过手术，可以减轻甚至消除患者的疼痛，矫正畸形，改善关节功能。现在的膝、髋关节置换术已经相当成熟，人工关节一般可维持使用15年以上，患者不必过度害怕和担心。

医生有话说

　　虽然说骨关节炎是老年人的常见病，但现在年轻患者的数量也在不断增加，这是一种需要警惕的现象。年轻人往往没有保护关节的意识，总是肆意地透支关节，等到发病时才后悔莫及。临床上常常遇到这样的病例，在发病早期，X线片是看不到软骨的变化的，只有当年纪到了一定的岁数，才可以通过X线片看到软骨磨损的现象，被诊断为关节退化。因此，提醒大家骨关节炎的预防工作要从年轻时就开始，养成健康的生活方式，减少关节炎的发病风险。当出现骨关节不适时一定要及早求医，切勿延误最佳治疗的时机。

董肖泰愚

扫一扫观看视频

《一个动作初步判断膝关节疾病》

第十章

五官及皮肤，遇病不慌张

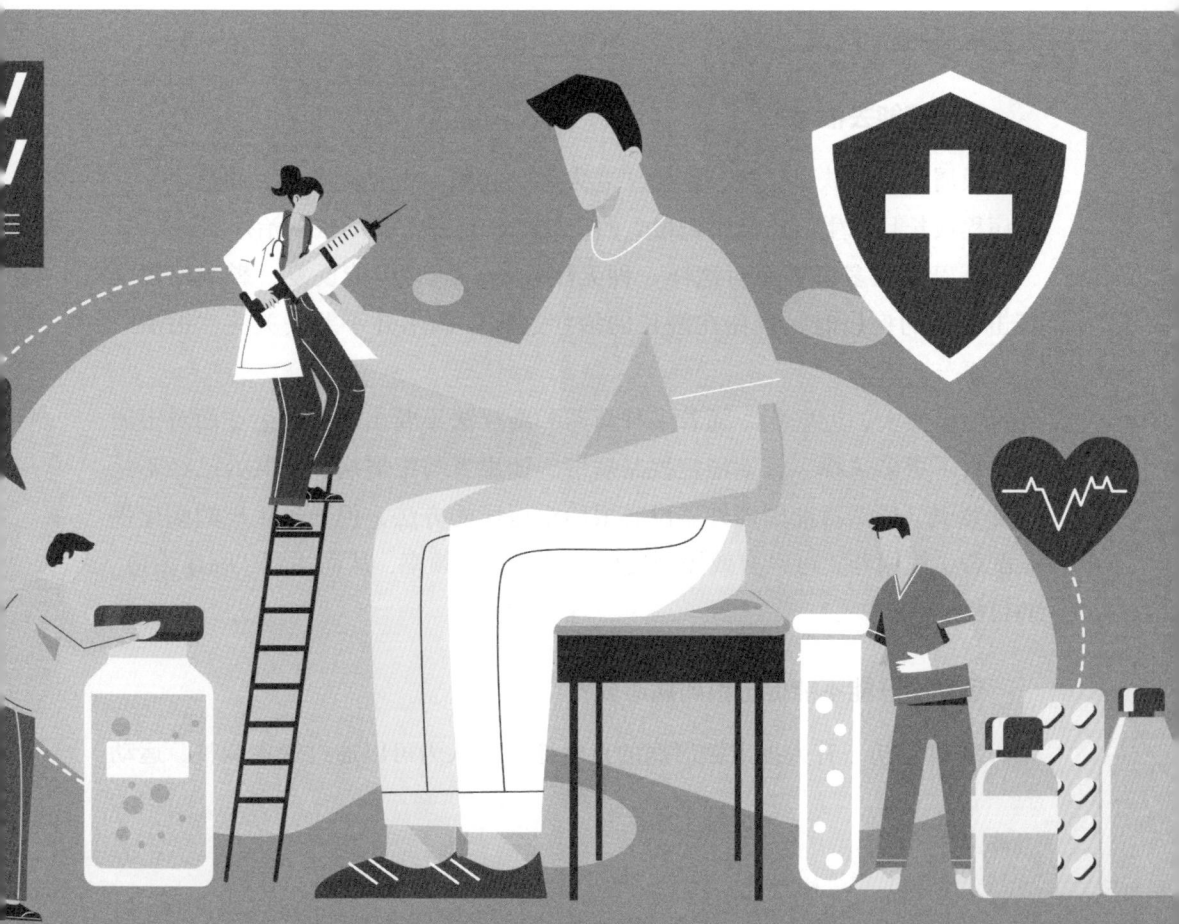

头皮红斑、大量脱屑是癣吗?

60岁的李大爷头皮屑增多十几年了,用了各种去屑洗发水不见好转,最近加重,有大块的银白色头皮屑脱落,头发呈束状,四肢也出现了红斑、银白色鳞屑。来医院就诊,医生诊断为银屑病,俗称牛皮癣。

银屑病传染吗?

牛皮癣的医学名称叫银屑病,该病本身是慢性、炎症性疾病,与遗传有一定相关性,所以可以肯定地说该病没有传染性。遗传和传染是两个概念,该病有一个易感性基因,在银屑病的患者中,有1/3的患者有家族史,也就是他的父母、祖父、祖父母、外祖父母如果有该病,其兄弟姐妹、子女可能患有银屑病。

银屑病能去根吗?

银屑病是皮肤科领域公认的"老大难"问题,也是人类十大顽症之一,是病程最长且对生存质量影响最大的皮肤病,目前没有断根的治疗方法。

所以当大多患者面对这样一种无法根治、随时可能反复、影响外观又打击自信的疾病时,难免在漫长的治疗过程中偶尔开小差去关注"根治""神医"。

但事实上,近些年,随着多种新药和新疗法不断出现,医生在面对银屑病时有了更多选择。长期稳定控制病情、让患者与银屑病和平共处已经不是一种奢望。虽然目前国内外还没有根治银屑病的方法,但通过正规的医疗手段配合一线用药,可以有效控制皮损、减少复发频率,从而达到"临床治愈"的目的。

运动出汗能不能促进银屑病康复?

21世纪初,有人提出银屑病的自然疗法,认为可以通过饮食调整、运动出汗等非药物方法达到促进银屑病康复的目的。提出这种方法的出发点是假定银屑病是由于体内毒素堆积而排毒的观点，也和很多传统理论或者民间朴素的健康观一致。到现在，银屑病自然疗法的提出有20年的时间了，从实践经验来看，对于银屑病并没有确切的疗效。因此也没有成为主流的银屑病治疗方法，所以单靠运动出汗是不足以控制银屑病的。

一般来说，运动出汗有强身健体、提高免疫力和舒缓情绪的作用，减少感冒发生。因为像感冒、发热、不良情绪都是银屑病常见的诱发因素或加重因素。从这个角度看，运动出汗、合理膳食等自然保健方法对于银屑病有间接的益处。

银屑病需要忌口吗？

常有患者自述病情加重与"饮酒，食辛辣刺激物、牛羊肉"等有关，到底需不需要忌口呢？如果经常忌口，饮食单一会导致体质差，营养不良，治疗效果差。

正确的方式：不要"过度忌口"，饮食均衡多样，观察"自己吃了什么会加重"。并不是每个患者吃了牛羊肉都会加重，和食用的量、身体状况有关。

生物制剂 *vs.* 外用药物，哪一个更安全？

现在常用于银屑病治疗的外用药物主要为糖皮质激素、维生素 D_3 衍生物、维A酸、焦油等。外用药不直接进入人体，但其不良反应不容忽视，常见的副作用有局部的刺激、红肿、痒痛，不同的外用药还有其他不同的不良反应。

同样，生物制剂也有其不良反应，我国已上市不少生物制剂品牌。不同品牌也有不同的副作用。常见的有注射部位的不良反应，乙肝结核的再激活风险。

随着现代科学技术的进步与医疗水平的发展，药品的安全性也在逐步提高。所以在选择治疗方式时，一定要与时俱进，谨遵医嘱，这样才能找到既安全又有效的治疗方案。

医生有话说

得了银屑病，不要相信那些所谓的"小广告"，来医院及时诊断，规范治疗，以现在的治疗方法，完全可以消除皮损，让您回归健康生活。

陈燕

"缠腰龙"是怎么回事？

这几天，李大爷的腰上莫名其妙地起了几个水疱，晚上疼得睡不着觉，于是赶紧到医院皮肤科就诊，医生诊断为带状疱疹，说这就是老百姓口中的"缠腰龙"。这究竟是一种什么病？是由什么引起的呢？

带状疱疹是一种什么类型的皮肤病？

带状疱疹是由水痘-带状疱疹病毒引起的急性皮肤病，是临床上一种常见的病毒感染性皮肤病。据估计，1/3的人一生中会患带状疱疹。水痘-带状疱疹病毒在儿童期初次感染时会引起水痘。多数带状疱疹患者幼年时患过水痘，也有一部分早年感染水痘-带状疱疹病毒的患者可能不发病，无相应水痘症状表现，而成为隐性感染者。但无论发病与否，一旦感染，由于该病毒具有亲神经性，残留的病毒会长期潜伏在脊髓后根神经节和颅神经感觉神经节内，当机体免疫力下降时，病毒被重新激活，从而引起带状疱疹的发生。

什么人群易患带状疱疹？

带状疱疹在中老年人群中高发，其主要原因是随着年龄增加，人体免疫力逐渐下降，使得50岁及以上的中老年人成为带状疱疹的高危人群，尤其是患有慢性疾病或者肿瘤、存在免疫缺陷及使用免疫抑制剂治疗的老年人，更容易受到带状疱疹的侵害。当身体受到不良因素如长时间过度劳累、紧张、焦虑、频繁熬夜、情绪激动或感冒受凉等诱发后，导致自身抵抗力和免疫力低下，潜伏在体内的水痘带状疱疹病毒被慢慢激活，可引起带状疱疹的发作。此外，该病还见于秋冬多发。

带状疱疹的发病具有什么样的特征？

带状疱疹的早期诊断非常重要，对于临床表现不典型的无疹型疼痛患者，若是能及早去皮肤科就诊，具有丰富经验的皮肤科医生根据其描述的疼痛性质和部位，一般都能及时诊断出来。

首先，带状疱疹的疼痛具有一定的特征：疼痛以皮肤疼痛为主，可能为放射性、牵拉性、抽搐样、电击样及烧灼样等疼痛，疼痛性质多样，疼痛时间不定，常表现为非持续性疼痛，是典型皮肤神经痛的一种表现。

其次，由于水痘带状疱疹病毒的嗜神经性特点，带状疱疹可以沿着神经分布区域侵犯体表的任一部位，其中肋间神经、腰骶神经、三叉神经分布的区域较常见，即发作位置最常见于胁肋、腰部、前胸、面部等位置。其中三叉神经中以眼神经最常受累，多见于老年人，常伴剧痛，皮疹分布于一侧额面部且易合并眼炎，病症严重的可导致失明；当上颌神经受累时，可见口腔悬雍垂和扁桃体出现水疱；下颌神经受累时，在舌前颊黏膜等处出现水疱。面神经、听神经受病毒侵犯后外耳道或鼓膜可出现水疱，并可有耳鸣、耳聋、眩晕、恶心、呕吐等症状，视为耳带状疱疹。

带状疱疹的治疗有哪些？

带状疱疹的治疗原则主要以综合治疗为主，以抗病毒、镇痛、促进神经修复、缩短病程为目的。

1. 抗病毒药物：如阿昔洛韦、伐昔洛韦等。

2. 止痛药物：如加巴喷丁、氨酚曲马朵等。

3. 外用药物：喷昔洛韦软膏等。

4. 神经营养药物：如甲钴胺片、维生素 B_1。

5. 提高抵抗力的药物：如转移因子胶囊、胸腺素片等。

6. 其他治疗：如针灸、神经阻滞术等。

带状疱疹不是终身免疫性疾病，没有特别有效的完全治愈的方法，一旦身体免疫力下降，还会复发，而且儿童期接种水痘疫苗并不能避免成年期带状疱疹的发生。因此，一旦出现带状疱疹，要进行早期、足量、规范化治疗，千万不可拖延，尽量避免并发症的发生。带状疱疹最常见的并发症是后遗神经痛，60 岁及以上带状疱疹患者中，约 30% 会出现后遗神经痛。后遗神经痛是指患者皮疹痊愈 6 周后依然出现疼痛，而对于有些老年患者，疼痛遗留时间会较长，甚至发生终身难以缓解的神经痛，严重影响生活质量。

带状疱疹可以预防吗？

带状疱疹虽然可怕，但并非不可预防。

首先，最需要做到的就是要建立良好的生活习惯，保证充足的睡眠，重视营养均衡，保持规律运动，增强自身体质，提高机体对病毒感染的抵抗力。

其次，接种疫苗是目前预防带状疱疹最有效的手段。临床试验数据显示，带状疱疹疫苗在 50 岁以上人群中保护率达到 97% 以上，70 岁以上人群中保护率能达到 90% 以上。

带状疱疹患者的疱液中含有水痘－带状疱疹病毒，具有低度传染性。由于幼儿身体抵抗力较低，带状疱疹患者应避免与家中幼儿密切接触，以防幼儿感染病毒后发生水痘。带状疱疹患者应做好隔离工作，患者皮疹处接触过的衣物应定期清洗且消毒。

医生有话说

一旦出现带状疱疹可疑症状，一定要尽快到正规医疗机构就诊，尽早接受规范治疗，以降低后遗神经痛的发生概率。有条件的中老年人应及早接种带状疱疹疫苗，将带状疱疹对身体的伤害降至最低。

黄静

扫一扫观看视频

《“缠腰龙”是怎么回事？》

皮肤干红痒，折磨人的湿疹

秋风起，门诊像王先生这样的患者越来越多："医生，前段时间两条腿上长了一大片红疹子，我拿热水烫烫，感觉痒减轻了，但是皮却厚了，最近肚子上也有，红红的，一抓还流水，越抓越多，痒得睡不好觉，您帮我看看这是什么？"

您这是湿疹。

都是吗？长得还不太一样？

都是，只不过流水的处于急性期，腿上这块是亚急性期。

湿疹是什么？流水会传染吗？

湿疹是由多种内外因素引起的一种皮肤炎症反应，可以发生在任何部位，形态多样，一般呈对称分布，伴瘙痒，常反复，是十分常见的皮肤病。湿疹急性期就会流水，但是流的水碰到其他地方并不会传染。

为什么秋冬天这么干燥还会得湿疹呢？

湿疹的"湿"，不是指"潮湿"，而是代表"渗出"，也就是说皮肤有小水疱或流水的状态。天气寒冷干燥导致皮肤屏障功能受损，从而导致湿疹的出现。

湿疹的病因是什么？

湿疹的病因十分复杂，常是内外因素相互作用的结果。内因可以是遗传因素，就是所谓的过敏体质，一般父母有过敏性疾病，孩子就可能会出现湿疹。另外，劳累、情绪不好或睡眠不好，也可能会诱发湿疹。外因中过敏原的刺激可能是最常见的因素。过度清洁破坏皮肤屏障、感染、局部刺激或是皮肤干燥都可以造成湿疹加重。某些疾病，比如慢性消化系统疾病、内分泌失调、免疫功能异常、新陈代谢障碍等也都可能会使湿疹加重。

得了湿疹要查过敏原吗？

过敏原筛查有其局限性，目前没有一种方法可以筛查世界上所有种类的过敏原，而且检测结果还可能受到药物（如抗过敏药）的影响，即便过敏原检查结果阴性也不能说对这种物质不过敏，所以没必要进行常规检查。但是对于持续的中度至重度、常规治疗效果不佳的湿疹或接触性皮炎，最好还是进行过敏原检测，如果筛出过敏物质，避免接触，确实会减少湿疹的反复发作。

激素药膏不良反应大，能不用吗？

长期大剂量外用激素药膏确实会出现一些不良反应，但是针对病情、部位以及年龄选择合适强度的激素软膏，短期使用（一般不超过 2 周）不仅可以迅速改善症状，还能避免不良反应。但是如果您确实不想用，也有很多其他的外用药物，比如：钙调磷酸酶抑制剂、PDE4 抑制剂、中药软膏等。

有湿疹能打疫苗吗？

注射疫苗后是否会发生湿疹加重，主要取决于个人体质和疫苗的性质及种类。如果湿疹面积较大，渗出较多，病情较重则不建议接种。如果对鸡蛋过敏，注射鸡胚来源的疫苗就有可能使湿疹加重。所以打疫苗之前应先咨询医生，合理接种。对于重要但可能过敏的疫苗，当利大于弊时，还是应该按时接种。

湿疹怎么预防复发呢？

1. 洗：洗澡时最好是使用清水，水温 35 ℃左右，时间不超过 10 分钟，沐浴用品可选用 pH 接近 6 的，每周使用 1 ~ 2 次，避免暴力搓洗。洗澡次数每日 1 次或隔日 1 次。洗澡后立即涂抹润肤乳 / 霜，儿童至少 100 g/ 周，成人 250 g/ 周，足量坚持使用才能取得更好的保湿效果。

2. 衣：穿宽松的纯棉衣物。

3. 食：避免易致敏和有刺激性的食物。

4. 住：生活环境保持适宜的温度，湿度。房间湿度保持在 50％左右。

医生有话说

皮肤如果出现红疹子伴瘙痒，并且反复出现，建议前往医院规范诊治，不要自行购买药膏治疗，有些"祖传药膏"使用后反而会使病情加重。另外，有些皮肤病可能是系统疾病的皮肤表现，需要专科医生进行专业诊治，以免延误治疗。

赵珊珊

鼻窦炎你了解吗?

王大爷常年流黄色的鼻涕，还总有鼻塞、头痛的感觉，不知不觉嗅觉也消失了，他抱着疑问来到耳鼻喉科，做完检查，没想到医生告诉他已经得了慢性鼻窦炎，甚至严重到需要手术治疗。那么什么是鼻窦炎呢?

鼻窦炎的表现是什么?

鼻窦炎的主要表现主要有这4点。

1. 流涕量多。鼻窦炎最典型的表现是流许多黄、绿色浊浓涕或黄白稠涕。鼻窦炎的鼻涕比感冒和鼻炎的要浓稠，有时还会带有臭味。

2. 头痛、头晕。鼻窦炎引起的头痛是胀痛、闷痛或伴眩晕，被阳光直射或者遇热后会加重。

3. 鼻塞。鼻塞也是鼻窦炎的症状，鼻窦炎时产生的分泌物堵塞窦腔，鼻甲黏膜充血水肿，就会导致鼻塞。

4. 嗅觉减退或消失。除了上面提到的表现以外，鼻窦炎还会伴有咳嗽、咽炎、头痛、注意力不集中、记忆力下降等症状表现。

引起鼻窦炎发作的原因有什么?

鼻窦炎往往是因为鼻部疾病处理不当，导致病情加重从而发展为鼻窦炎。而引起鼻窦炎最常见的原因，主要有下面3个。

1. 感冒。如果感冒1～2周没有完全治愈的话，就很可能发展为鼻窦炎。

2. 免疫功能低下。如果平时抵抗力较差，鼻窦炎的发病概率也会加大。

3. 过敏性鼻炎。长期过敏性鼻炎发作的患者鼻黏膜会比较脆弱，有很大可能性并发鼻窦炎。

怎么区分鼻窦炎是急性还是慢性呢?

我们根据发病时间的长短不同，把鼻窦炎分为急性和慢性。

急性鼻窦炎：症状持续 10 天以上，12 周内完全缓解。

慢性鼻窦炎：症状持续 12 周以上不能完全缓解或加重。

用药物治疗鼻窦炎，症状缓解了，可以停药吗？

不可以。鼻窦炎的治疗一定要彻底，不能因为症状有所减轻就掉以轻心，否则就会导致慢性鼻窦炎，出现病情反反复复好不了的情况。

鼻窦炎缓解时，没有鼻腔分泌物可以不清洗吗，还是要长期坚持洗鼻？

鼻窦炎缓解时，洗鼻的频率可以适当减少，但还是建议坚持鼻腔冲洗，除了清洗可见的鼻腔分泌物外，洗鼻对于清洗鼻黏膜表面的过敏原和致病原也有帮助。

每天早上醒来都有鼻涕，到白天和晚上就没有了，这是什么原因？

睡眠时鼻腔分泌物容易积聚在鼻咽部，引起鼻后滴漏，晨起体位改变时症状就会加重，这种情况往往与鼻窦炎、腺样体肥大有关。

鼻窦炎发作时，用鼻喷激素会不会有不良反应？

在使用鼻喷激素时，进入我们血液循环的激素量可以说是微乎其微，不会对我们的人体产生不良反应，因此是可以放心使用的。

医生有话说

大部分的鼻窦炎患者经过药物治疗可以好转，但是有部分特殊的鼻窦炎，比如真菌性鼻窦炎、变应性真菌性鼻窦炎、伴有解剖异常的鼻窦炎、药物控制效果不佳的鼻窦炎等，是需要手术才能解决问题的。而鼻息肉一旦形成，一般药物控制效果都不太理想，多数需要手术治疗才能解决。

陈平

什么是前庭神经炎？

陈阿姨有个问题困扰自己 1 个多月了——头晕。最初症状是在一次感冒后出现的，突然天旋地转，持续了 1 小时左右，伴有恶心和呕吐。后来虽然没再有剧烈的发作，但是白天开车、晚上回家时总感觉身体还在晃动，走动时候感觉不明显，站立不动时，就会感到头重、站不稳，如果这几天比较劳累，或者没有休息好，症状会更明显。陈阿姨看了好几个科室，终于在耳鼻喉科确诊了——前庭神经炎。

前庭神经炎的定义和临床表现是什么？

前庭神经炎也称前庭神经元炎（VN），为末梢神经炎的一种，是第二位最常见的、仅次于良性发作性位置性眩晕（BPPV）的外周性前庭病变。多发于 30 ～ 50 岁，男女发病率无明显差异。发病部位为前庭神经节或前庭通路的向心部分。

患者表现为突然发生的重度眩晕或在发病前 1 ～ 2 天出现眩晕的短暂发作，而后表现为突发性、持续性眩晕发作，眩晕于数分钟至数小时达到高峰，伴发恶心、呕吐和平衡障碍。在病初，常有明显的自发性眼球震颤，多为水平性，病情演变过程中眼震方向可发生改变。除此之外，将近 1/2 的患者有发热等类似感冒的前驱症状。该病一般可以自愈，可能发病为仅有一次的发作，而无耳聋、耳鸣等耳蜗及其他神经症状。症状在数天后逐渐减轻，完全恢复需 1 ～ 3 个月。由于前庭代偿，即使一侧功能全丧失也可康复。2% ～ 11% 的前庭神经炎患者可复发。

前庭神经炎病因是什么呢？

目前，有病毒性和血管性病因可能。

1. 病毒感染：因为 20% ～ 80% 的患者在发病前几天或几周有过感冒或上呼吸道感染，所以推测本病是病毒感染前庭神经所致，其可能的机制：一为直接感染；二为感染后的免疫损害。患者病前有发热、上感或泌尿道感染病史，可为腮腺炎、麻疹及带状疱疹病毒引起。

2.血管因素：前庭迷路支小血管循环紊乱可能为本病的一个病因。

3.诱发因素：大多数前庭神经炎患者在发病前的一段时间内发生某种重大生活事件，如精神创伤、情感冲突、过度疲劳、睡眠剥夺、心理压力、应激等。

前庭神经炎临床体征是什么呢？

轻者：多为摇摆不稳感，仅在站立或行走时出现平衡障碍，向一侧倾倒，常伴恶心、呕吐，无耳蜗及其他神经系统损害症状；重者：起病突然，以突发性、持续性眩晕最突出，头部转动时眩晕加剧，眩晕于数分钟至数小时达到高峰，平衡障碍明显，不能行走，走路呈醉汉步态，严重者倾倒摔伤，甚至卧床，剧烈恶心、呕吐，面色苍白，持续1天至数天，后渐减轻。多无耳鸣、耳聋。

前庭神经炎怎么治疗呢？

前庭神经炎为自限性疾病，预后良好。因此，在前庭神经炎治疗理念上要特别重视两点：一是所有患者均可自然好转，恢复正常生活，首选激素治疗可缩短病程；二是早期开展前庭功能康复可提高中枢代偿能力和加速平衡功能康复。

1.一般治疗：卧床休息，避免头、颈部活动和声光刺激并辅助心理疏导。

2.对症处理：对于前庭损害而产生的眩晕症状应给予前庭抑制药如镇静、安定剂治疗，眩晕、呕吐剧烈者可肌注盐酸异丙嗪或地西泮。眩晕减轻后可短期选服异丙嗪、地西泮或氟桂利嗪（西比灵）。同时可口服维生素 B_1、维生素 B_6、维生素 B_{12}。

3.眩晕的急性发作：可依照梅尼埃病的处理法进行症状的控制。

4.激素治疗：短期应用激素治疗为本病的首选治疗方式，可迅速缓解前庭神经炎眩晕等症状，缩短病程。

5.前庭康复训练：前庭神经炎急性期眩晕缓解后，应尽早开始前庭功能康复训练。这是药物治疗基础上非常重要的治疗手段，采取相应的康复手段进行训练，方可避免今后长期遗留前庭功能缺陷。

医生有话说

　　即使患上前庭神经炎也不要过度惊慌，一般都会用药物治疗，日常注意饮食，能有效控制病情的发展。治疗过程中应注意饮食对治疗疾病的重要性，做到科学饮食调理，增强营养、保证饮食丰富，及时补充蛋白质、维生素和微量元素。还应保证生活规律性，经常锻炼身体，预防感冒的发生。

严森

浅谈过敏性鼻炎

李大妈热爱户外爬山运动，但最近发现，一到春秋出去爬山的时候，就会不停地打喷嚏流鼻涕，当着朋友的面眼泪直流，十分尴尬，一回到家反而症状都缓解了。那么她是过敏性鼻炎么？该怎么改善这种不适呢？

过敏性鼻炎如何诊断？

以前，人们对过敏这种病不是很清楚，常当成感冒来治。近年来，大家的健康意识不断提高，很多人会主动去医院看过敏。

过敏性鼻炎患者只有在接触过敏原时才会发病，如果生活中多加注意是可以避免的，或者至少是可以减轻症状的。事实上，衣食住行都可能引发过敏，花粉、螨虫等接触到鼻黏膜就有可能引起过敏性鼻炎。

过敏性鼻炎的临床诊断其实也比较容易，接触过敏原后出现鼻痒、打喷嚏、流清涕、鼻塞等症状，到医院检查发现鼻腔黏膜苍白水肿，就可以诊断为过敏性鼻炎。

过敏性鼻炎如何与感冒相区别？

感冒和过敏性鼻炎都有鼻痒、鼻塞、喷嚏多及流清鼻涕的症状。然而，感冒一周之内病情就会好转，症状也会随病情好转而逐渐减轻。过敏性鼻炎一般病程较长，特别是一些常年性的过敏性鼻炎，经常反复发作。此外，过敏性鼻炎通常不伴有发热、咽喉痛等其他症状。

查过敏原是非常重要的一件事

患上过敏性鼻炎后，很多人不去查过敏原，或者觉得查了也没多大用。实际上，查过敏原是非常重要的一件事。只有把过敏原查清楚了，才能在生活中有意识地避免，进行针对性治疗。

现在临床上有很多检测过敏原的方法，一般检查无外乎体外法和体内法。简单说，体外发就是免疫学检查，通过血清里的特异性免疫球蛋白来鉴定是否对某种物质过敏；体内法就是通过皮肤点刺试验或黏膜激发试验来确定过敏原。

治疗过敏性鼻炎，环境控制重要吗？

环境控制，也就是对过敏原的回避，是一种非常重要的方法。

比如，在过敏原筛查中发现自己对螨虫过敏，在生活中就要尽量地避免接触尘螨，尘螨主要生活在我们的床上，清洁床单、被罩、枕巾就非常重要。

一般来说，过敏性鼻炎按照时间的不同，常分为常年性过敏性鼻炎和季节性过敏性鼻炎。

季节性过敏性鼻炎是什么？

就是每年一到春秋季或夏秋季就鼻涕一把泪一把。

对于季节性过敏的人来讲，需要了解自己的发病时间，以便在发作的前一周就给自己用上过敏性鼻炎的药物。进行户外活动时要戴口罩、眼镜，回家后要减少开窗时间，打开室内空气净化器。秋季要尽量避免去草原，因为小草上面有很多的花粉。

常年性过敏性鼻炎怎么办？

对于常年性过敏性鼻炎的患者来讲，就需要在生活中处处避免了。

尘螨过敏是最常见的过敏原，要尽量减少生活环境中的尘螨浓度。尘螨怕热也怕冷，我们在洗床单、被罩、枕巾时，不妨用开水烫一下。此外，对动物皮毛过敏的朋友，建议不要养宠物。

医生有话说

过敏性鼻炎不治疗容易加重，而根治比较棘手，患者必须做好打持久战的准备。在临床中有许多种药物可以对症治疗，起到很好的缓解症状的效果；一些患者可以通过脱敏治疗达到所谓的根治效果。

过敏性鼻炎虽然是一个慢性病，但通过合理控制，我们可以获得良好的生活质量。

陈平

得了真菌性外耳道炎怎么办？

小李最近感觉耳朵很痒，随即将手指伸进耳朵掏个不停，却什么也掏不出来，但仍觉得耳朵里似乎有什么东西，在耳鼻喉科的门诊室，常常会有很多病患因为耳痒、耳痛、耳闷去看医生，而这其中很大一部分就是因为过度或不当掏耳屎导致的。

耳朵经常痒，平时喜欢掏耳朵，有时候耳朵像堵住了怎么办？

请及时到耳鼻喉科就诊，不要乱滴药。

什么是真菌性外耳道炎？

耳真菌病又称为外耳道真菌病、霉菌性外耳道炎，是由外耳道内的条件致病性真菌或真菌侵入外耳道后在适宜的条件下繁殖、感染并侵袭耳部局部皮肤组织，导致耳道出现相应症状的亚急性或慢性炎性疾病。此病在热带亚热带地区及高温而潮湿的季节多见，我国长江及珠江流域常见。真菌性外耳道炎表现就是外耳道发霉了，可以看见点状真菌丝，可以是白色的或者黑色的或者黄褐色，早期可能没有真菌丝，严重的可以成片、成团堵塞耳道引起听力下降。

真菌性外耳道炎怎么办？

总原则——抗真菌治疗。

最佳方案：耳内镜下清理外耳道，涂药，一个疗程2～4次，每次间隔1～2周。当然也有极少数患者需要换很多次才好。对于感染较轻的患者可自行涂药。

耳内镜换药需要注意什么？

耳内镜下清理耳道，特别是靠近鼓膜（耳膜）的地方，容易引起疼痛，出现不适时要及时告知医生，不能乱动，否则可能伤及鼓膜，严重者导致鼓膜穿孔。外耳道涂药后可引起耳朵产生闷堵感，可告知医生，医生会减少涂药量，减轻不适感。部分患者需要盐水冲洗耳道，这个操作可以引起短暂头晕、耳鸣，休息一下就能缓解。部分患者涂药后会耳朵痒，可以按压耳周或提拉耳廓减轻，痒得受不了可以使用干净棉签轻轻掏耳，但是会把药膏擦掉，因此非常不建议自行掏耳朵。

真菌性外耳道炎的病因是什么？

研究认为，真菌感染是耳真菌病的直接致病因素，也是最主要致病因素，且常合并细菌感染；而生活方式、解剖因素、传播感染、全身其他某些疾病及用药等为危险因素；不同的真菌种类感染导致的局部组织病理学变化不尽相同。

1.感染的生理因素：外耳道为一细长略呈"S"型的弯曲管道，为各种致病菌的滋生提供良好的空间环境；耳道内耵聍呈酸性，能抑制真菌生长，耵聍缺乏或受到挖耳破坏更易患耳真菌病；女性多于男性，其发病比例约为2：1。

2.不良生活方式：不当的生活方式主要为真菌感染的途径，如不当或不洁挖耳、过度甚至脏水中游泳、潜水、冲浪等。游泳所致外耳道炎、挖耳所致外伤之血液、创口等，改变了外耳道的pH值，有利于真菌的滋生。

3.传播感染：本人其他部位的或他人的皮肤真菌病也可波及耳廓、耳道。

某些全身慢性消耗性或代谢性疾病：如糖尿病、甲状腺功能减退、严重贫血、白血病、恶性肿瘤、γ-球蛋白缺乏、酒精中毒等，机体抵抗力下降，不能抵挡真菌的侵蚀与破坏，且较易双耳感染。

4.上呼吸道病灶性疾病：慢性鼻窦炎、慢性扁桃体炎的炎症反复发作也可牵连耳部。

5.应用某些药物或治疗：长期应用糖皮质激素、免疫抑制剂、广谱抗生素、细胞抑制剂、放射治疗等药物，及慢性化脓性中耳炎患者接受抗生素溶液剂和中耳有创手术治疗，有利于真菌生长而致病。

除了耳内镜下治疗，还有其他方法治疗吗？

耳内镜下清理后涂药效果最好，因为真菌膜或者耳屎可以阻挡药物影响效果。但是由于耳内镜治疗的费用较贵以及需要预约时间等原因，次选的治疗方案是自行使用尔菌林喷雾或其他抗真菌药物。当然，耳内镜涂药1周后可以自行使用尔菌林喷雾可预防复发。也有严重的患者单纯耳内镜涂药治疗效果不佳，需要配合口服抗真菌药治疗的。

常用滴耳药有什么？

最常见的滴耳液是 xx 沙星滴耳液，比如（左）氧氟沙星滴耳液，这是抗生素滴耳液，杀细菌不杀真菌，可加重真菌感染，只有真菌性外耳道炎合并细菌感染情况下使用，医院和药店都有这种药。碳酸氢钠滴耳液，主要用于溶解耵聍（耳屎）用的，也可以抑制真菌生长。硼酸酒精/冰片滴耳液，可以治疗真菌，但使用过程可能出现刺痛感。

医生有话说

耳朵如果反复出现耳痒、耳痛、耳闷，请及时到耳鼻喉科就诊，不要自己乱滴药。有任何不适及时和医生沟通，遵从医嘱，规范用药。

严森

什么是结膜炎？

小王最近迷上了彩色隐形眼镜，又方便又美丽，省去了戴镜架的各种麻烦，但是由于偷懒，她经常一戴就是十几小时，偶尔午睡也不摘，眼睛干涩了还会用手揉，没戴几天眼睛又红又痒，难受极了，小王决定赶快去眼科看看怎么回事？

结膜炎就是"红眼病"吗？

结膜炎（conjunctivitis）是由微生物（病毒、细菌、衣原体等）感染、外界刺激（物理刺激、化学损伤）及过敏反应等引起的结膜炎症，俗称"红眼病"。

结膜炎有传染性吗？需要隔离吗？

感染性结膜炎指由病毒、细菌、衣原体等感染所致的结膜炎，具有很强的传染性；其他类型结膜炎，如过敏性结膜炎或外界刺激引起的结膜炎等则不具有传染性。急性期感染性结膜炎患者需要在家隔离休息和治疗，避免到公共场所和游泳池，以免引起群发性感染事件。

结膜炎有哪些症状？

患者常会出现眼睛发红、干涩、眼痒、疼痛、异物感、怕光、分泌物多、流泪等症状。

结膜炎是如何传染的？怎样预防？

感染性结膜炎有较强的传染性，一般是接触传播，即通过直接或间接方式接触患者眼部分泌物，再接触到被感染者的眼睛而发病，可感染单眼或双眼。这种接触传播最常见的方式是用不干净的手接触眼睛，其他方式还包括共用毛巾、共用眼部化收品、游泳接触脏水等。

戴隐形眼镜会引起结膜炎吗?

佩戴隐形眼镜,尤其是长期佩戴和不注意隐形眼镜卫生,是引起细菌性结膜炎的主要风险因素。

清晨醒来,为什么有的眼角分泌物是黄白色的,有的是白色黏稠的?

结膜分泌物是各种急性结膜炎共有的症状。患者清晨醒来,经常出现眼睑被分泌物粘住的情况,提示可能为细菌或衣原体感染。病毒性结膜炎分泌物则多呈水样或浆液性。过敏性结膜炎分泌物呈黏稠丝状。

结膜炎会有后遗症吗?

大多数类型的结膜炎愈合后不会有后遗症,只有少数可因并发角膜炎出现视力损害。大部分病毒性和细菌性结膜炎是自限性病症,一般不会出现严重的并发症。

结膜炎需要多久才能好?

根据病因来定,病毒性结膜炎一般 10 ～ 14 天即可消退;急性细菌性结膜炎治疗后 2 ～ 5 天多有明显改善。然而,慢性结膜炎大多无法自愈。季节性过敏性结膜炎患者周期性复发很常见,避免接触过敏原与过敏性结膜炎的良好预后相关。

治疗结膜炎可以用什么药?

治疗结膜炎涉及的药物种类较多,滴眼剂是最重要的治疗药物,不同类型的结膜炎选择不同类型的滴眼剂或眼膏治疗。

治疗细菌性结膜炎,用什么药?

治疗细菌性结膜炎使用抗生素滴眼剂,在等待病原学结果前即可局部使用广谱抗生素,如左氧氟沙星、妥布霉素滴眼液,确定病原体后使用敏感抗生素可以有效缩短病程,症状在 1 周左右可以消失,不良反应小。

治疗病毒性结膜炎用什么药？

选择局部使用含抗病毒药物的滴眼剂，如更昔洛韦或阿昔洛韦滴眼液。

每年春天花粉季节或秋天会出现眼痒、眼红，常常会同时有鼻痒、打喷嚏的症状，是什么病？可以用什么药？

过敏性结膜炎具有明显的季节性，多发生在花粉飘散的季节，故每年的4～10月发病率高。过敏性结膜炎患者可以使用人工泪液稀释过敏原，还可使用抗组胺药、肥大细胞稳定剂、皮质类固醇和非甾体抗炎药的滴眼液减轻眼部症状。

如何注意眼部卫生？

眼部的日常管理对预防和治疗结膜炎都很重要，比如：注意个人卫生，尤其是手部的清洁；清洁患眼，缓解肿胀；防止共用毛巾和眼部化妆品以免传染他人；减少使用或不使用隐形眼镜；避免接触过敏原以减少过敏性结膜炎发病风险等。

眼部的日常家庭护理与日常管理有哪些？

1. 最好停止使用隐形眼镜，特别是隐形眼镜引起结膜炎的患者。
2. 注意眼部卫生，不要用脏手揉眼睛，经常洗手。
3. 不要与其他人共用毛巾、眼部化妆品、洗漱用具。
4. 洗头时注意不让脏水流入患眼，当单眼有结膜炎时，不要用同一块毛巾触碰另一只眼睛。
5. 结膜炎患者近期不要游泳，避免公共活动。
6. 可以佩戴太阳镜，减少光线对眼睛的刺激。
7. 应少食辛辣刺激食物，饮食应清淡有营养。

结膜炎如何预防？

养成良好的卫生习惯是预防和控制结膜炎最好的方式。规律运动、健康用眼、睡眠充足以保持健康状态，增强免疫力。

1.病毒、细菌等引起的感染性结膜炎：不随便用手触摸、揉搓眼睛，不用衣袖擦眼；经常洗手并使用洗手液；使用单独且干净的毛巾和浴巾，勤换洗毛巾并且不共用毛巾或浴巾；少用眼部化妆品，如睫毛膏、眼线、眼影等，不要和别人共用眼部化妆品或眼部护理用品；避免与感染者密切接触。

2.过敏性结膜炎：尽量避免或减少接触过敏原；空气污染严重时患者应适当减少户外活动时间。

3.化学性或刺激性结膜炎：戴墨镜减少光线刺激；接触烟尘、有毒气体、酸碱等物质时使用合适的防护镜。

4.新生儿结膜炎：母亲产道中存在的细菌会导致婴儿出现严重的结膜炎，所以在出生后不久，每个新生儿都需使用抗生素软膏以预防眼部感染。

医生有话说

结膜炎是眼科常见病，可以发病于任何人群，注意卫生及良好的生活方式是避免罹患结膜炎的有效预防手段。如出现结膜炎，一定要就诊于眼科。

闫丽娟

第十一章

调理慢性病，逆转病程

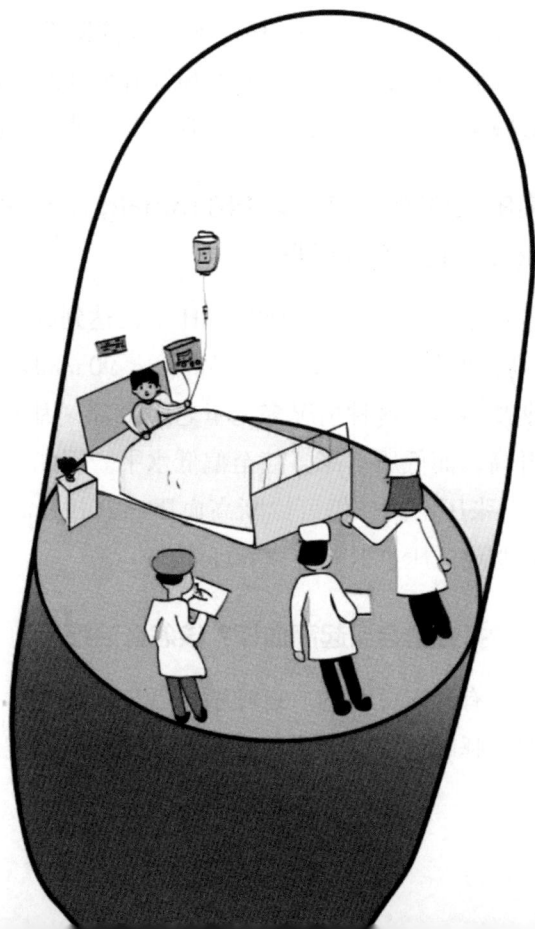

发现血压升高应该怎么做?

连续熬夜加班,疲惫不堪的小李突然觉得头晕、胸闷不适,自测血压居然达到 165/115 mmHg。今年刚刚 38 岁的小李顿时紧张起来,无数个疑问涌上大脑。高血压有哪些危害?未来我该怎么办?需要开始服药吗?需要终身服药吗?需要注意些什么?……

高血压有哪些危害?

我国高血压患者很多,每 5 个人中就有 1 人患高血压。高血压可引起脑血栓、冠心病、心力衰竭、肾病等严重并发症。高血压已经成为威胁百姓健康的重要疾病之一。然而,高血压是可防可控的。收缩压(高压)每降低 10 mmHg 或舒张压(低压)每降低 5 mmHg,死亡风险降低 15%,脑卒中风险降低 35%,冠心病风险降低 20%,心力衰竭风险降低 40%。因此,预防和控制高血压可以有效减少并发症发生,提高生活质量,进而延长生命。

近期多次测量高压(收缩压)升高(＞140 mmHg),但是低压(舒张压)正常(仅 70 mmHg),这算高血压吗?

不同日反复测量收缩压(高压)≥ 140 mmHg,已达到高血压诊断标准。对于这种收缩压升高,但舒张压(低压)正常(＜ 90 mmHg)的类型,我们称之为单纯收缩期高血压。这种情况多见于老年患者,因为动脉硬化的进展,出现高压明显升高,而低压不高,甚至偏低水平。因此,多次测量高压 ≥ 140 mmHg,虽然舒张压不高,仍可诊断高血压病,并且需要积极控制高压至达标水平,并且避免低压过低(应 ≥ 60 mmHg)。

为什么有人说睡觉打呼噜会引起高血压? 该怎么治疗?

打呼噜与高血压是有一定关系的。打呼噜患者夜间睡觉时,会出现气管不畅或者堵塞的情况。睡眠过程中会引起身体缺氧、胸闷、气短、睡眠障碍等问题，严重者可能会危及生命。严重打呼噜会引起睡眠呼吸暂停综合征，此类患者一半以上合并高血压。治疗上我们需要改善生活方式，包括减肥、运动、戒烟、限酒、侧卧睡眠等；对于严重患者，建议夜间睡眠时佩戴呼吸机治疗。

高血压和季节有关系吗？

高血压患者血压增高的程度与季节是有一定关系。这是由于血压会受环境温度影响。在夏天的时候，由于温度比较高，血管处于扩张的状态，血压相对较低；在秋冬季节，由于气温下降，血管收缩，会引起血压升高。尤其对于高血压患者来说，在季节变化的时候，要监测好血压，根据血压变化的情况，调整降压药物的剂量，使血压控制在目标值的范围之内。

得了高血压需要立即吃药吗？

如果您的血压＜ 160/100 mmHg，并无头晕、胸闷等不舒服，未合并其他急、慢性疾病，那么可改善生活方式干预 3 个月，并定时测量血压。若 3 个月后血压还不达标，就要开始药物治疗了。

相反，如果您已经出现明显头晕等不适症状，或者您的血压≥ 160/100 mmHg 或者合并冠心病、心力衰竭、脑血栓、肾病或糖尿病等，则要立即开始降压药物治疗。

降压药物是否需要定期更换？

若您的血压控制平稳，且没有新发其他疾病（如心力衰竭、肾病、冠心病、脑血栓等），那么不需要定期更换降压药物。因为频繁调整降压药物，容易出现血压波动，增加心脑血管事件风险。若出现血压不满意，或者合并其他疾病，需要调整降压药物，可在心血管专科医生指导下，根据血压水平及合并疾病情况调整治疗方案。

得了高血压需要终身服药吗？

绝大多数（＞ 95%）高血压患者为原发性高血压，其病因不明确，和很多因素相关，此类患者在改善生活方式后，要是血压仍升高，则需要长期口服药物治疗。但对于较少见（＜5%）的继发性高血压（其他疾病导致的高血压），比如肾功能不全、肾动脉狭窄、嗜铬细胞瘤和睡眠呼吸暂停综合征等引起的高血压。当采用手术或者药物等治疗原发疾病后，血压可以明显降低甚至恢复正常，此时有可能减量甚至停用降压药物。

得了高血压，在生活中应当注意什么？

对于确诊高血压的患者，应立即启动并长期坚持生活方式干预，即"健康生活方式六部曲"——限盐减重多运动，戒烟戒酒心态平。

1.减少钠盐摄入，每日食盐摄入量不超过6 g（一啤酒瓶盖），此外注意隐形盐的摄入（咸菜、鸡精、酱油等）。

2.减轻体重，体重指数（BMI= 体重 / 身高^2）＜ 24 kg/m^2，腰围＜ 90 cm（男），＜ 85 cm（女）。

3.规律运动中等强度运动，每次 30 min，每周 5 ～ 7 次。

4.戒烟，并避免被动吸烟。

5.建议高血压患者尽量不饮酒。

6.心理平衡减轻精神压力，保持心情愉悦。

高血压患者如何把握运动量？

运动可以改善血压水平。高血压患者定期锻炼可降低心脏病发生风险。因此，建议高血压患者除日常生活的活动外，每周 4 ～ 7 天，每天累计30 ～ 60 分钟的中等强度运动（如步行、慢跑、骑自行车、游泳等）。运动形式可采取有氧、阻抗和伸展等，以有氧运动为主，无氧运动作为补充。运动强度须因人而异，常用运动时最大心率来评估运动强度，中等强度运动为能达到最大心率 [最大心率（次 / 分钟）= 220 — 年龄] 的 60% ～ 70% 的运动 [比如您今年 70 岁，您运动时最大心率为（220-70）× 70%=105 次 / 分]。

我为什么一到医院血压就升高，回家测量就正常？

反复出现的一到医院测量血压就高，但是回家以后测量正常情况，我们称之"白大衣高血压"。常见于一些紧张、焦虑、容易受环境影响者，这类患者虽然家庭自己测量血压正常，但长期来看"白大衣高血压"患者将来大概率还是会患高血压。建议您完善动态血压监测，鉴别有无白大衣高血压及血压波动情况。此外，家庭血压表也需要定期校正，同时掌握正确的血压测量方法，避免测量误差。

医生有话说

　　高血压是最常见的慢性病之一，也是心脑血管最主要的危险因素之一，坚持长期合理控制血压至关重要。长期良好管理血压，归因于良好的生活方式，规范药的物治疗，定期血压监测及规律门诊随访。

郭云飞

扫一扫观看视频

《高血压请这样做》

稳定血糖并不难

病房里新来了一位 55 岁的男性患者赵先生，糖尿病病史 12 年，平时未控制饮食，不运动，间断服用二甲双胍降糖，偶尔监测血糖高。此次因出现四肢末端麻木、视物模糊，门诊化验血糖高，大量蛋白尿，而住院。患者目前认识到了糖尿病并发症的危害，和血糖控制的必要性，但对能控制好血糖没信心，认为血糖控制太难了。那么，血糖控制真的很难吗？

糖尿病的控制需要哪"三心"？

糖尿病是常见的慢性病之一，如果得不到有效的控制，其危害是极大的，患者可因严重并发症致死、致残。良好的血糖控制可以预防和延缓并发症的发生和发展，提高生活质量，降低病死率和延长寿命。现在糖尿病的治疗进展迅速，新的降糖药物不断推出，越来越多的糖尿病患者通过积极的治疗获得了长期的血糖稳定，所以要树立战胜糖尿病的信心，下定决心，坚持在饮食与运动控制的基础上结合药物治疗，并持之以恒。因此为了更好地控制糖尿病，我们需要有信心、决心和恒心。

什么是糖尿病血糖控制的 "五驾马车"？

糖尿病血糖综合管理的五个要点可以形象比喻为"五驾马车"。五个要点包括糖尿病教育、饮食控制、运动、药物治疗、自我血糖监测。具体要求如下。

1. 糖尿病教育：糖尿病是一个需要患者本人及其家属获得知识的疾病。每位糖尿病患者均应接受全面糖尿病教育，充分认识糖尿病并掌握自我管理技能。这要通过门诊就诊，定期参加糖尿病患者教育，参加糖尿病照护管理等获得。

2. 饮食控制：糖尿病饮食治疗的目的是提供符合糖尿病患者生理需要的能量和营养，使血糖、血压、血脂尽可能达到正常水平，预防与治疗低血糖，延缓心脑血管等并发症的发生与发展。需要强调的是，不要错误地认为不吃或少吃主食就可以更好地控制血糖，每天主食 5 两中，至少要有 3 两是粗细搭配的。

3. 运动：坚持规律运动可改善血糖，减轻体重，减少心血管疾病发生风险，增进心理健康。但糖尿病严重并发症患者、血糖控制不佳及波动明显患者、合并各种疾病急性期患者不宜运动。糖尿病患者可进行中低强度有氧运动，包括家务劳动，而不宜进行无氧运动。

4. 药物治疗：目前共有九类降糖药，包括两种注射类，胰岛素和胰高血糖素样肽 –1（GLP–1）受体激动剂；七种口服药是磺脲类、二甲双胍类、α –糖苷酶抑制剂、格列奈类、噻唑烷二酮类、二肽基肽酶 – Ⅳ（DPP–4）抑制剂、钠 – 葡萄糖协同转运蛋白 –2（SGLT–2）抑制剂。每种药物的降糖机制不同，治疗需要几类联合应用，随着病程进展，联合的药物种类会增加。建议患者记住正在服用的药名、药量、用药时间及次数，简单了解药物作用特点。

5. 自我血糖监测：自我血糖监测是指导血糖达标的重要措施，也是减少低血糖风险的重要手段。糖尿病患者的血糖受多种因素的影响，如饮食、运动、药物、情绪、睡眠、急性感染、创伤及其他应激等。通过血糖监测可以了解病情，随时调整治疗方案。自我血糖监测内容包括：餐前空腹血糖、餐后 2 小时血糖、睡前血糖、夜间血糖，以及出现或怀疑有低血糖症状时。自我血糖监测的频率视病情而定，血糖控制良好，病情稳定者可 1 ~ 2 天 / 周。切忌凭症状判断血糖高低。

什么时候开始控制血糖？

越早越好。

糖尿病的病因和发病机制极为复杂，至今未完全阐明。总的来说，遗传因素及环境因素共同参与其发病。无论其病因如何，都会经历这几个阶段：存在糖尿病相关的病理、生理改变相当长时间，糖耐量仍正常；病情进展出现糖调节受损；最后进展至糖尿病。糖尿病早期少数患者可仅通过生活方式干预使血糖受到控制，多数患者需在此基础上使用口服降糖药使血糖达理想范围；随着胰岛素分泌功能下降，患者需应用胰岛素控制高血糖及维持生命。

持续的高血糖加速胰岛素分泌功能下降，导致糖尿病病程进展，为达到血糖稳定需要更严格的饮食控制与运动、更多的药物、更频繁的血糖监测和更多的费用。所以血糖控制越早越好，可早到糖调节受损阶段；也可早到血糖正常阶段通过改变生活方式纠正脂肪肝、肥胖、高脂血症等病理、生理改变，以逆转和延缓高血糖发展成糖尿病。

为什么仍有很多患者血糖控制差呢？

首先，未能做到早发现、早治疗。据最新调查显示，全国成人糖尿病患病率为11.2%，糖尿病前期患病率为50.1%，糖尿病知晓率为36.5%。其次，未能获得糖尿病知识，不知"甜蜜杀手"的真面目。最后，未做到饮食控制及运动，中断治疗，未监测血糖，未及时调整降糖方案。

医生有话说

糖尿病是以慢性高血糖为特征的代谢性疾病，目前它已经是继肿瘤和心血管病后上升为第三位危及生命的非传染性疾病。目前此病尚不能根治，但能控制。糖尿病与其他疾病不同，是需要在糖尿病治疗团队的指导下进行"自我管理"的疾病。认识到糖尿病的危害，尽早主动控制血糖，可以避免和延缓糖尿病进展。只要患者有信心、决心和恒心，在"五驾马车"齐发力下，稳定血糖并不难。

金红心

读懂血脂释放的信号

张女士今年 60 岁，被诊断 2 型糖尿病 5 年多，平日口服降糖药，血糖控制理想，定期门诊复查。近期和老伴儿一起体检，复查血液指标提示总胆固醇 6.27 mmol/L，甘油三酯 3.4 mmol/L，低密度脂蛋白胆固醇 2.9 mmol/L，医生建议使用他汀类药物治疗。而她的丈夫曹老先生，2 年前因急性心肌梗死置入 2 枚冠状动脉支架，已经长期使用他汀类药物治疗。此次复查提示总胆固醇 5.3 mmol/L，甘油三酯 2.6 mmol/L，低密度脂蛋白胆固醇 2.4 mmol/L，医生建议加胆固醇吸收抑制剂联合调整血脂治疗。这两位老人都属于血脂异常，却采用了不同的处理方式。那血脂异常的定义、分类、血脂检查重点人群、血脂目标水平是什么？血脂异常干预是什么？

血脂异常指什么？

血脂异常指血清中胆固醇、低密度脂蛋白胆固醇（LDL-C）、甘油三酯（TG）水平升高，高密度脂蛋白胆固醇（HDL-C）降低在内的各种血脂异常。

血脂异常分类是什么？

按病因分类：可分为继发性高脂血症和原发性高脂血症。

继发性高脂血症是由其他疾病所致。可引起血脂异常的疾病主要有糖尿病、肥胖、甲状腺功能减退症、肝脏疾病、肾功能衰竭、骨髓瘤、系统性红斑狼疮等。药物，如 β 受体阻滞剂、利尿剂、糖皮质激素等也可能引起血脂异常。

原发性高脂血症是单一基因或多个基因突变所致，有明显遗传倾向。

哪些人群需重点筛查血脂？

①有冠心病、脑梗死、外周动脉硬化性血管疾病患者；②有糖尿病、高血压、吸烟、肥胖的人群；③家族性高脂血症患者；④有早发性心血管病家

族史者；⑤皮肤或肌腱黄色瘤者；⑥不健康生活方式者，如酗酒、吸烟、缺乏运动等。

不同临床疾病或危险因素，LDL-C 应控制在什么水平？

LDL-C 在动脉粥样硬化性心血管疾病发病中起着核心作用，LDL-C 为首要干预靶点，不同人群的 LDL-C 控制目标不同。表 11-1 为疾病与 LDL-C 水平的关系。

表 11-1　LDL-C 的控制水平

疾病	LDL-C 水平（mmol/L）
动脉粥样硬化性心血管疾病（ASCVD）患者	< 1.8
糖尿病或高血压 +2 项以上危险因素	< 2.6
2 项及以上危险因素，无高血压；高血压 +1 项危险因素	< 3.4
0 ～ 1 项危险因素，无高血压；高血压，无危险因素	< 3.4

注：危险因素：年龄（男性 > 45 岁、女性 > 55 岁），HDL-C < 1.0 mmol/L（40 mg/dL），吸烟。

避免动脉粥样硬化性心血管疾病（ASCVD）发生的关键是积极降胆固醇治疗吗？

答案是肯定的。

降胆固醇治疗清除"坏"胆固醇（LDL-C），减少动脉粥样硬化斑块，减少 ASCVD。

降胆固醇治疗稳定斑块，减少斑块破裂，减少急性心肌梗死、脑梗死、猝死等急性事件。

如何调整血脂治疗？

生活方式改变：合理膳食，适量运动，控制体重，戒烟限酒。

他汀类药物是血脂异常药物治疗的基石，若不达标，可加胆固醇吸收抑制剂。

有丰富的临床研究证据证实他汀类药物降脂疗效好，心血管获益明确。

大多数患者对他汀类药物耐受性好；仅少数患者会出现他汀类药物相关不良反应，如肝功能异常、肌肉不良反应、新发糖尿病、认知功能异常等。

高甘油三酯血症首选贝特类药物或高纯度鱼油。

PCSK9抑制剂在我国批准适应证：纯合子型家族性高胆固醇血症。

医生有话说

低密度脂蛋白升高会导致动脉粥样硬化，增加心脑血管病的发病率和死亡率，防治血脂异常对提高生活质量、延长寿命具有重要意义。他汀类药物需长期坚持服用，安全性良好，心血管获益明确。

陈芳

痛风害怕我们这样做

19 岁的小张从小喜欢喝甜饮料，夏天有时一天要喝好几瓶果汁、奶茶，从来不喝白开水。某日半夜他被痛醒，右踝关节肿胀、疼痛，无法下地走路。到骨科门诊排除外伤因素后，转至风湿免疫科门诊，经超声及验血检测后，小张的尿酸值高达 580 μmol/L，超声影像符合典型痛风性关节炎表现，最后被诊断为痛风。

什么是高尿酸血症？什么是痛风？

高尿酸血症：在正常饮食条件下，非同日两次血尿酸水平 > 420 μmol/L 就称为高尿酸血症。过去认为女性的标准是超过 360 μmol/L，现在认为，男女的标准都是 420 μmol/L。

痛风：尿酸主要沉积在关节，刺激关节形成无菌性关节炎，表现为关节处红、肿、热、痛等。一般来说，痛风首次发作大多是在大脚趾，随着病情的加重，足背、足跟、踝、膝、腕和肘等关节也会受累。

尿酸也会沉积在皮下、肾脏、输尿管等，引起痛风石、高尿酸性肾病、尿酸性肾结石等。医学上将急性痛风性关节炎、慢性痛风性关节炎、痛风石、高尿酸性肾病、尿酸性肾结石等统称为"痛风"。

不过，我们常说的痛风一般指的是痛风性关节炎和痛风石。

高尿酸血症患者一定会发生痛风吗？

高尿酸血症患者未必都发生痛风。一般来说，痛风发作是有诱因的，如高尿酸遇上酗酒、暴饮暴食、着凉、关节损伤等，就容易发作痛风。血尿酸水平突然降低，如大量使用降尿酸药，也可能诱使痛风发作。

痛风发作常见的诱因有哪些？

1. 饮酒。乙醇诱发痛风的机制有三：①乙醇使血乳酸水平升高，而乳酸抑制肾脏对尿酸的排泄而致血尿酸水平快速升高；②乙醇加速嘌呤分解而使血尿酸水平快速升高；③酒类主要指的是啤酒可提供嘌呤原料，而且饮酒的同时大量摄入高嘌呤食物。

2. 暴食。一次性摄入大量的高嘌呤食物，如动物内脏，海鲜、牛肉、羊肉等。此外，食物的加工方式也影响嘌呤的摄入量，肉汤中的嘌呤含量远远大于肉食本身的嘌呤含量，所以，羊杂汤、涮锅汤等汤类是高危食品。

3. 高果糖饮料。研究显示，近 40 年的高果糖饮料的摄入量与痛风发病率增加平行。果糖使内源性血尿酸水平升高，同时抑制肾脏对尿酸的排泄，导致痛风发作。

4. 药物。一些药物干扰尿酸从肾脏中排泄而导致血尿酸水平突然升高。例如利尿剂，小剂量阿司匹林，免疫抑制剂环孢素，抗结核药吡嗪酰胺，大部分化疗药等。

5. 其他：如着凉、关节损伤剧烈运动或走路过多等导致下肢关节损伤、治疗过程中血尿酸水平降低过快、疲劳及作息紊乱、严重的感染等。

高尿酸血症只引起痛风吗？

高尿酸血症不仅可以引起痛风，还可以引起其他危害，如慢性肾脏病、心血管疾病。

所以说，即使没有发生过痛风，高尿酸血症也是有害的，应该积极控制血尿酸水平。

为什么现在这么多年轻人得痛风？

其实，痛风的好发人群是中年人，但近年来青年痛风人群也有增多趋势。

根据国家风湿病数据中心的网络数据，截止到 2016 年 2 月我国痛风患者的平均年龄为 48.28 岁，其中男性 47.95 岁，女性 53.14 岁，但有逐步年轻化趋势。这与之前提到的高嘌呤饮食、饮酒、饮料、熬夜、肥胖、喝水少等因素都有关。

痛风"重男轻女"，痛风患者的男女比例为15：1。由于雌激素的保护作用，女性不容易在关节处形成结晶尿酸，所以绝经前女性罕见发生痛风，但女性绝经后，痛风的发病率明显增加。

痛风是吃出来的吗？

虽然痛风发作与吃的关系很大，但控制饮食后血尿酸水平仍很高，则一定有饮食之外的原因。

流行病学调查发现，痛风常常具有家族聚集特征。目前认为，痛风是一种遗传相关性疾病，但具体的遗传方式还很不明确，也缺乏可靠、敏感的遗传标志。

一般来说，有家族史的痛风患者，发病年龄更早，病情更重，更容易发生痛风石和痛风性肾病，而且对治疗药物不敏感。也就是说，有遗传倾向的人群，即使像普通人一样生活，甚至饮食习惯比普通人还要严格，也容易发生痛风。

所以，痛风不完全是吃出来的。

改善生活方式可以减少痛风发作吗？

答案是肯定的。

《2016 中国痛风诊疗指南》推荐痛风患者应遵循下述原则：①限酒；②减少高嘌呤食物的摄入；③防止剧烈运动或突然受凉；④减少富含果糖饮料的摄入；⑤大量饮水（每日 2000 mL 以上）；⑥控制体重；⑦增加新鲜蔬菜的摄入；⑧规律饮食和作息；⑨规律运动；⑩禁烟。

怎样才能有效控制痛风？

服用降尿酸药。

将血尿酸水平控制达标，是避免或者减少痛风发作的根本措施。一次痛风发作，将血尿酸水平控制在 36 μmol/L 以下；频繁痛风发作（每年发作超过 2 次），应将血尿酸水平进一步控制在 300 μmol/L 以下。

实际上，许多研究已经发现，高尿酸血症患者即使进行特别严格的饮食控制，血尿酸水平也只能平均降低 90 μmol/L。

所以说，服用降尿酸药是减少痛风发作最有效的手段。

痛风发作时怎么办？

痛风的疼痛难以忍受，所以痛风发作时，首要目的就是止痛。目前临床推荐的止痛药有三类。

1. 解热镇痛药：也就是我们常说的止痛药，学名为非甾体抗炎药，建议作为首选。这一类药家族庞大，成员众多。常用的有扶他林、布洛芬、洛索洛芬等，以及新型的止痛药（选择性 COX-2 抑制剂），如依托考昔、塞来昔布等。主张早期和足量使用。

这类药物常见的不良反应是胃肠道症状，长期使用还会导致肾损害。应严格按药物说明书用药，而且禁止两种这类药物同时使用。

2. 秋水仙碱：用药越早，疗效越好，每次 1 片，每日 2 ～ 3 次。

秋水仙碱的不良反应随药物剂量增加而增加，常见的有恶心、呕吐、腹泻、腹痛等胃肠道反应，症状出现时应立即停药。长期使用可导致转氨酶升高，白细胞降低，肾功能损害等。

3. 糖皮质激素：就是我们常说的激素，不作为首选使用，仅在上述两类药无效，或者有肾功能不全，不能使用上述药物时使用。

痛风发作时要不要使用降尿酸药？

这需要根据具体情况来分析。血尿酸水平下降过快也会诱发痛风。现在主流的观点认为：如果痛风发作时一直规律服用降尿酸药，就继续服用；如果发作时没有服用降尿酸药，最好不要服用降尿酸药，等痛风缓解 2 周后再开始服用降尿酸药，而且最好从小剂量开始服用。

医生有话说

痛风是一个终身性疾病、需要长期管理。如果出现至少一个关节的肿痛、局部皮肤发热、发红，无论是突发还是已经持续一定时间，均建议及早就医。

张舸

可怕的糖尿病并发症

30 岁的王先生，体检发现血糖异常很多年，因为比正常值没高太多，平时工作比较忙，一直没到医院规范检查，最近因为应酬多，经常加班，饮食不规律，口干明显，伴有恶心、呕吐，到急诊检查，血糖 > 30 mmol/L，尿酮体 4+，血气分析 pH 7.0，诊断为糖尿病酮症酸中毒，在急诊内科进行紧急救治后转至内分泌科进一步治疗，最终转危为安。

50 岁的于女士，患糖尿病 10 多年，平时口服降糖药，空腹血糖一直 10 mmol/L 左右，因为没有什么不舒服的症状，一直没有到医院看病，偶然参加义诊活动时，内分泌科医生建议她进一步到医院完善检查，入院检查发现心电图缺血改变，转至心血管内科冠状动脉造影提示三支病变，及时进行治疗。

48 岁的孙先生，糖尿病病史 10 余年，一直觉得血糖高没什么症状，没有到内分泌科正规治疗，直到 1 年前出现双下肢水肿，视物模糊，到医院检查诊断为糖尿病肾病、糖尿病视网膜病变，才意识到一直没有正规治疗糖尿病给他带来的危害，内心后悔不已。

像王先生、于女士、孙先生这样的情况，在糖尿病患者中时有发生。那么到底什么是糖尿病的并发症？它们如何发现、诊断和治疗呢？

什么是糖尿病的并发症？

糖尿病是由于多种原因引起的以慢性高血糖为特征的终身代谢性疾病。长期血糖增高，损伤了大血管、微血管，引起的心脏、大脑、眼睛、肾脏、足部病变等即为糖尿病并发症，严重影响患者的寿命和生活质量。

糖尿病并发症包括什么？

糖尿病并发症包括急性并发症和慢性并发症。

1.糖尿病急性并发症：糖尿病酮症酸中毒（就像前面说的王先生的情况）、

糖尿病高渗性高血糖状态、乳酸酸中毒等，急性并发症需要及时发现，及早救治，否则会危及生命。

2.糖尿病慢性并发症：糖尿病心、脑、下肢动脉等大血管病变；眼睛、肾脏、周围神经等微血管病变等。

糖尿病并发症有多么可怕？

"糖尿病不可怕，可怕的是并发症"，这是人们常说的一句话。事实确实如此，糖尿病的并发症遍及全身，"从头到脚"无一幸免，不但增加了患者的经济负担，降低患者的生活质量，而且也是患者致残、死亡的主要原因。严重的糖尿病足患者可能要截肢；严重的糖尿病肾病患者可能要透析；严重的糖尿病视网膜病变可能会导致患者失明，而糖尿病患者的"终极杀手"是心血管疾病，大约有七成糖尿病患者死于心血管疾病。

心血管疾病危险因素的筛查包括什么？

肥胖、高血压、血脂紊乱、吸烟、冠心病家族史、慢性肾病、白蛋白尿等。

糖尿病患者需要定期复查吗？需要复查什么项目？

为了避免糖尿病患者出现各种急慢性并发症，需要进行定期的检查和复查。复查的项目包括以下几种。

1.指尖血糖：需要遵照医生的医嘱进行规律血糖监测。

2.糖化血红蛋白（HbA1c）：反应 2 ～ 3 个月血糖的平均水平，是衡量糖尿病并发症的重要指标之一，患者可以每 3 个月进行一次检测，控制目标为 < 7%。

3.葡萄糖目标范围内时间（TIR）：或称葡萄糖达标时间百分比，是近几年新增加的血糖控制指标，目前建议 TIR 的控制目标是 > 70%。

4.肝功能、血脂情况：如果病情稳定，建议每年复查一次。

5.肾脏情况：检查尿微量白蛋白、尿肌酐、血肌酐，病情稳定者每年复查 1 次。

6.眼底情况：病情稳定者每年复查一次眼底。

7. 足部检查：糖尿病患者需要每年进行一次踝肱压指数（ABPI）检查，以评估有无糖尿病足病变。

8. 心脑血管检查：在病情稳定情况下，需要每年检查 1 次心脏彩超、心电图、颈动脉超声等。

如何早期发现糖尿病并发症？

预防糖尿病常见的慢性并发症，定期筛查是关键。

糖尿病患者需要每年定期检查一次眼底，对于已经有眼底并发症的患者需要 3 ～ 6 个月复查一次，如果患者已经出现视物模糊、视力缺失，建议及早到医院就诊。

另外，每半年进行一次尿常规、尿微量蛋白检查，每年进行一次血肌酐检查，有助于及早发现糖尿病肾病；确诊糖尿病后每年进行心、脑血管病变的筛查和评估，请心、脑血管专科医生进行专业检查，有助于及早发现糖尿病心血管病变。

糖尿病并发症可以预防吗？

很多糖尿病并发症是可防可治的，及时发现、及早预防可以避免很多糖尿病并发症的出现。血糖达标是预防、控制所有糖尿病并发症发生的关键。除了良好地控制血糖外，控制血压、血脂、体重也是预防糖尿病并发症发生的非常重要的一部分。

现在有些新型的降糖药物，除了可以良好地控制血糖外，还具有良好的心脏、肾脏保护作用，能帮助患者控制体重，减少糖尿病心、肾并发症的发生风险，如 GLP-1 受体激动剂、SGLT-2i 等，需要在专业医生的指导下选择使用。

医生，我得了糖尿病并发症，还有救吗？

发现糖尿病并发症，无需过度焦虑，积极面对、及时治疗可以治疗或延缓并发症的发生和进展。糖尿病并发症的治疗，应从病因入手，积极控制血糖，保持血糖的稳定和达标是治疗的前提。同时也要对血压、血脂等进行综合管理，及时到专科医院就诊和治疗。

家庭成员的支持和帮助可以改善糖尿病患者的生活质量及心理状态，也是治疗并发症的重要一环。

医生有话说

糖尿病的并发症遍及全身，"从头到脚"无一幸免，不但增加了患者的经济负担，降低了患者的生活质量，而且也是患者致残、死亡的主要原因。很多糖尿病并发症是可防可治的疾病，及时发现、及早预防可以避免很多糖尿病并发症的出现。筛查和定期复查对于糖尿病患者减少糖尿病并发症的出现非常重要。血糖达标是预防、控制所有糖尿病并发症的关键。

闫慧娴

肾脏替代治疗那些事儿

王先生是一名健身教练，突然有一天晕倒在工作岗位上，被同事送到了医院急诊。经过检查，医生发现他的肾脏已经萎缩变小了，医生告诉他今后都需要肾脏替代治疗来维持生命。很快王小帅就被转到肾脏内科住院，主管医生说他得了尿毒症，问他要选择哪种肾脏替代治疗方式时，王先生一脸疑问，什么是肾脏替代治疗？都有哪些肾脏替代治疗？很多人都觉得肾脏替代治疗很神秘，今天我就在这里给大家说说肾脏替代治疗那些事儿。

肾脏替代治疗是什么？

肾脏是我们身体里不怕苦、不怕累的优秀员工，经常加班加点地为我们的身体服务，清扫掉体内的代谢废物和多余的水分。无论我们给肾脏多少工作（暴饮暴食，乱吃药物，熬夜），它都会任劳任怨默默完成，即便是已经超负荷工作了，它也不会喊一声累。可是肾脏总有累倒的一天，当肾脏不能完成身体交给它的任务时，就需要给肾脏找一个"小工"帮忙了。这个"小工"完成的工作就叫作肾脏替代治疗。

都有哪些肾脏替代治疗？

现在应用比较广泛的肾脏替代治疗有三种：血液透析、腹膜透析、肾移植。

什么是血液透析？

血液透析像一个精力充沛的小时工，他会在非常短的时间内，将身体里的毒素和水分清除出去。选择血液透析的患者需要每周前往医院进行三次治疗。血液透析的时候，护士会穿刺动静脉内瘘或者连接血液透析用的中心静脉置管，将患者的血液引出身体，这些血液通过一个血液透析滤器就可以将血液中的毒素和水分过滤出去，再将过滤好的血液输回到身体内，经过一段时间的过滤（通常是 4 小时），体内的毒素和水分就可以得到很大的清除。但是一旦患者结束治疗，体内的毒素和水分会逐渐积累起来，因此血液透析必须要规律（通常是一周三次），不能间断。

血液透析之前做什么准备工作?

建立良好的透析通路才能保证透析的效率和安全性，现在比较常用的血液透析通路是自体动静脉内瘘、人造血管动静脉内瘘及血液透析用中心静脉置管。由于血液透析用中心静脉置管并发症和合并症较多，因此建议患者应用内瘘进行透析。内瘘的建立需要合适的上臂静脉和动脉。因此所有准备行血液透析的慢性肾脏病患者，一定要注意好好保护自己的上臂血管，不要植入套管针，在准备开始透析前 2 个月就要建立好透析通路，等待手术伤口愈合和内瘘成熟。

什么是腹膜透析?

腹膜透析就是用我们肚子里的腹膜作为过滤膜进行透析的治疗方式。腹膜透析的过程就像洗衣服，不断地更换洗衣盆中的水，衣服就会越来越干净。患者需要每日更换腹腔中的透析液，当新的腹膜透析液进入腹腔后，患者体内的毒素和水分就会溶进腹膜透析液中，过一段时间把腹腔内的腹膜透析液放出来，再更换新的腹膜透析液就可以不间断地进行透析了。在自动化腹膜透析机（APD 机）还未普及的过去，大多数患者每日需要更换 4 次腹膜透析液（被称为连续不卧床腹膜透析 CAPD），交换时间由患者根据日常生活习惯安排。现在更多的患者会选择夜晚睡眠时间应用机器进行透析，这样白天就可以自由安排工作、学习了。

腹膜透析之前需要做什么准备工作?

有的患者会问，我怎么把腹膜透析液灌进腹腔内呢? 在准备进入透析 2 周前，医生会在患者的腹腔内置入一根腹膜透析导管，等到伤口愈合，就可以开始腹膜透析治疗了。

什么是肾移植?

肾移植就是把捐献人的肾脏移植进入患者体内的治疗方式。置入了移植肾脏后,患者的生活基本和正常人就没有什么区别了。但是这个肾脏毕竟不是患者自己的,需要精心照顾。首先,患者要长期口服抗排异的药物,以稳定肾脏的存活。其次,还要避免各种感染性疾病,经过细心呵护,大部分的移植肾可以使用 10 ~ 15 年左右,有的患者甚至可以使用到 30 年。肾移植虽然很好,但是肾源稀少,因此不是每一个患者都能够享受到肾移植的。

医生有话说

以上三种肾脏替代治疗各有特色,需要结合患者、家属及医生的多方意见进行选择。随着医疗技术的进步,尿毒症已经不是致死、致残性疾病了,按照医生的要求进行充分的透析,尿毒症患者就可以像正常人一样生活、工作。

现在已经有可穿戴式设备进入了临床试验阶段,相信在未来,肾脏替代治疗会越来越方便、高效。

郭姗姗

扫一扫观看视频

《肾脏替代治疗那些事儿》

肿瘤也是慢性病

李大爷最近很害怕上厕所，倒不是因为便秘，而是不敢面对身后的"血流成河"。李大爷心里琢磨，不会是痔疮又犯了吧？直到邻居查出来直肠癌，前期有个毛病和自己的很像，这才下定决心来到医院，好好查查。面对李大爷的困惑，医生趁着检查空当给李大爷讲了起来。肿瘤的发病率为什么越来越高？

最近几年，肿瘤的发病似乎越来越稀松平常，甚至肿瘤的发病年龄越来越年轻化，年轻人确诊恶性肿瘤也不再是新闻。肺癌、肝癌、胃癌、肠癌，是一个个既熟悉又骇人的名字。肿瘤发病率的增加主要与以下因素有关。

1. 人的寿命越来越长了：人年龄大了细胞就容易突变，容易罹患肿瘤。

2. 现代医学进步：检测方法先进，人的健康意识增强，如普查、体检，肿瘤的检出率要比古代要高得多，所以数字也会改变。

3. 生活水平提高：胃肠道的肿瘤和饮食过于精细、进食过于油腻有关。高脂肪、高热量、高能量的饮食结构，使患乳腺癌、大肠癌的概率增加。

4. 科技发展：随着我国工业的迅猛发展，排放的大气、水污染增多；食品中各种各样的添加剂，虽然是食品级的，但很难说将来会不会被验证有致癌性。

5. 情绪因素：工作压力大、过于沮丧焦虑，会导致免疫力低下。

好好的人怎么就得恶性肿瘤了呢？肿瘤到底是怎么发生的？

可以明确的是，细胞的癌变是一个多因素和多阶段的过程。所谓多因素总体包括遗传和环境两大因素，环境因素包括环境污染、吸烟、酗酒、食品和饮水污染、营养因素等；所谓多阶段是指细胞从正常到癌变要经历漫长且复杂的过程，其中很多阶段都是可逆的，因此，可以说多数癌症是有可能避免的。

肿瘤可以预防吗？

是的，癌症的发生是一个长期、慢性、多阶段的过程。世界卫生组织提出：1/3 的癌症完全可以预防；1/3 的癌症可以通过早期发现得到根治；1/3 的癌症可以运用现有的医疗措施延长生命、减轻痛苦、改善生活质量。所以，癌症是一种慢性病，可防可筛可治。

普通人如何做才能预防肿瘤？

不良的生活方式会增加患癌风险，如果我们能养成良好健康的生活方式就可以在一定程度上降低癌症的发病风险。

1. 戒烟限酒。

2. 避免超重和肥胖。

3. 坚持长期的、有恒的有氧运动，避免久坐。建议每工作 1～2 小时，站起来活动 15 分钟。每天至少进行 30 分钟运动，每周至少运动 150 分钟。

4. 保证必要的睡眠时间，建议成年人每天要保证 6～8 小时的睡眠时间。

5. 重视"癌从口入"，关注食品安全。均衡饮食，不偏食，避免和减少吃垃圾食品；每天最好五种以上不同的蔬菜水果，多吃蔬菜少吃肉，粗茶淡饭保健康；肉类摄取要适量，以鱼肉等白肉为主，避免或尽量少食用加工肉品，如香肠、火腿、培根、咸肉、腊肉等；饮食规律不过量，不要吃得太咸，限制每天盐的摄入量，不吃或少吃腌制食品；避免饮食饮水过热；尽量分餐，不要共用碗筷毛巾等餐饮和生活用品，注意做好个人卫生防护，以避免幽门螺杆菌等的感染。

6. 避免过劳，注意休息。

7. 养成定时大便的习惯，不要憋小便。

8. 避免多个性伴侣，毋滥性，减少婚前性行为、婚外性行为等不安全性行为，尽可能使用安全套，以避免人乳头状病毒的传播。

9. 减少或避免职业性致癌环境的暴露，采取必要的职业暴露保护。

10. 远离焦虑，学会减压放松，不要长期处在焦虑和精神高压之中。

11. 防控乙肝（HBV），接种乙肝疫苗；防控人乳头状瘤病毒（HPV）感染，适龄人群注射 HPV 疫苗；预防幽门螺杆菌感染并视情况清除幽门螺杆菌治疗；极少数高危人群可视情况考虑化学干预甚至极个别考虑预防性手术。

身体的哪些表现可能是肿瘤？

肿瘤预警信号包括以下常见的几种表现。

1. 身体肿块：身体任何部位，如乳房、颈部或腹部存在肿块，尤其是逐渐增大者。

2. 久治不愈的咳嗽：对于久治不愈的咳嗽或痰中带血，尤其是长期吸烟者，应警惕肺癌的可能。

3. 不明原因总发热：如果发热原因不明，且持续存在，要警惕癌症的可能，尽早进行相关检查。

4. 莫名消瘦和疲乏：消瘦和疲乏也可能是癌症的表现之一。

5. 没有外伤却出血：非外伤性异常出血，如便血或呕血，要注意排除肠癌、胃癌可能；咯血、痰中带血要警惕肺癌；不规律阴道出血或非月经期出血，可能与子宫内膜癌、卵巢癌等妇科肿瘤有关；无痛性血尿或伴排尿困难，小心泌尿系肿瘤；非外伤鼻出血注意排除鼻咽癌可能。

6. 吞咽困难：吞咽食物时，有哽噎感、异物感，可伴有胸骨后疼痛，提示为食管癌。

7. 食欲不振：长期食欲不振、胃口差、消化不良，要警惕消化道恶性肿瘤。

8. 大便习惯性状变：大便习惯、次数或性状发生改变（比如大便外形变细，大便带脓、血、黏液等），或便秘与腹泻交替，要警惕大肠癌，应尽早到医院检查。

9. 白斑：可能是癌前病变，增大或有灼痒感需警惕：口腔黏膜白斑、女性外阴或男性阴茎龟头白斑迅速扩大伴灼痒感，应注意排除癌变。

10. 黑痣增大色改变：黑痣突然增大或破溃、出血、原有毛发脱落。

11. 自发病理性骨折：没有明显外力或仅有轻微外力作用很容易就发生的骨折，可能是病理性骨折，应警惕骨恶性肿瘤。

12. 溃疡伤口久不愈：如果皮肤伤口或溃疡持续不愈，要警惕皮肤癌可能。口腔溃疡很常见，但如果长时间持续不能愈合，应警惕口腔癌可能。

13. 男性乳房异常变：尽管男性乳腺癌极少见，但如果男性乳房异常增生长大或出现其他异常变化，要警惕男性乳腺癌可能，尽早到乳腺专科就诊。

最后要说明的是，以上这些表现并非特异性的，不能简单地对号入座，应到医院进一步检查以明确诊断。另外要注意的是，癌症早期甚至晚期都可以没有任何症状，因此推荐适龄人群或某些肿瘤高危人群主动进行筛查。

我定期体检，是不是就能及时发现肿瘤？

防癌体检是早期发现癌症的最重要途径。

防癌体检不同于一般的健康体检，特指肿瘤专家结合体检者的自身情况和个体需求，做相应部位的防癌检查。如防肺癌体检，体检时注重肺部 CT 检查；怀疑有胃癌或有高危胃癌家族史的患者，可重点做胃镜检查；肛门指诊是普查直肠癌的简单方法，长期便血或者大便习惯异常者必查。

医生有话说

很多人在潜意识中认为癌症是不治之症，所以一旦得病，就想到放弃、要安排后事之类的。确定患癌后一定要先明确病理诊断，通过活检或手术取得病理，而后要通过全面的检查来明确是哪一期别的癌症；和医生充分沟通非常重要，主要了解这种癌症是否有治愈可能，治愈率有多大；如果不能治愈，能控制的概率有大，权衡获益与风险比，综合家庭经济情况等因素，慎重做出决策，既不轻言放弃，也不盲目乐观，要在充分了解病情的前提下去决策，特别是不要听信各种不靠谱的传言。

（本文中提到的"肿瘤"特指"恶性肿瘤"，良性肿瘤因不危及生命，不在本文讨论范围。）

张敏

你足够了解抑郁吗？

李小姐本来是个活泼开朗女孩，以前经常和同事外出爬山、游玩。但最近半个月她觉得自己状态"不太对劲"：工作没精神，脑子慢，连和朋友们一起玩都没什么心情，不愿出门；不想吃饭，睡不着觉，经常感觉到疲惫。她主动到医院就医，被诊断为抑郁症。

抑郁的症状是怎样的呢？

对普通人来讲，抑郁最主要的症状是较长时间的心境低落。就是以前生活中有一些很喜欢做的事儿，现在都没有兴趣了，或者就算像以前那样做了之后也不觉得愉快。有些人是提不起精神来，说不出原因的不想去做，或者刚做没多久就觉得累，想停下来。另外一些人伴有睡眠问题，失眠、早醒、多睡，都有可能。食欲和性欲也可能不好，吃饭不香，体重可能减轻。严重一些的人可能有想事情变慢、反应变慢的情况。

抑郁症对个人的影响有哪些呢？

一个比较直观的影响是，工作生活不能正常进行，或者质量下降了。比如因为长期心境低落、睡眠不好、头脑不清楚，工作可能出现纰漏，平常的社交变得难以维持，以至于不得不休长假，甚至停止工作。对于正在上学的孩子，抑郁可能会导致其不能正常继续学业，不得不休学。即使以家庭为核心的人们，家庭的正常运转也会受影响。

处在抑郁当中的人往往会感觉非常痛苦。即使本来是很阳光很合群的人，抑郁时也会有自我否定、自我怀疑的心声。还可能会承受着较大的自责、内疚感，觉得自己一无是处，某个错误是自己犯下的，无法挽回，未来再也不会好起来了。更严重者会有自伤、自杀的念头，有些人甚至会付诸行动。有研究显示，患有抑郁症的人自杀率为普通人自杀率的 8 倍。

抑郁症能治吗？

抑郁症可以治。治疗能够缓解抑郁的症状，让患者重新参与到社会工作生活当中，降低复发的风险。药物治疗是常见的治疗手段，有效率为60%～80%。当前有多种针对抑郁的药物，每种药物有其不同的机制，可能导致不同的不良反应，也有各不相同的禁忌证。而且因为每个人的情况不尽相同，即使经验丰富的医生也需要根据用药后的反应来斟酌剂量或者换药。所以请到正规的医疗机构和医生共同讨论药物的选择和具体的用药方案。一般来说，症状消除之后仍然需要服药一段时间，以巩固疗效，预防复发。

什么样的人容易得抑郁症呢？

抑郁症具体的发病机制尚不明确。根据统计调查研究，遗传、心理社会环境、人格及躯体因素是抑郁症的成因。在有些案例中，某一方面是决定性的；另一些案例中，是多方面因素共同影响导致的。

遗传因素是指，假如一个人的父母兄弟患有抑郁，那么这个人患病的可能性就相对高；心理社会环境因素指不满意的婚姻、家庭经济困难、重大或突发的生活事件（如亲人离世、失恋等）；人格特征中有焦虑、强迫、冲动特点的人容易患抑郁，这部分人往往有追求完美、谨小慎微的特点；躯体因素是指，患有躯体疾病，尤其是慢性疾病的人容易得抑郁，比如癌症、癫痫。另外，长期酗酒也和抑郁关系很大。

如果家人、亲友患有抑郁，该如何应对呢？

首先，请尽量以包容的心态对待这种疾病，避免在他们身上贴上负面的标签。身边人的不理解或许会让他们的抑郁状况加重。身处抑郁当中的人们，尤其需要身边亲人的支持与理解，这会帮助他们尽早摆脱痛苦，恢复正常的状态。

其次，请带着家人或亲友及时就医，及早发现抑郁并治疗对症状的改善以及功能的恢复都有好处。

如果意识到家人或亲友有强烈的自杀想法，请立即拨打各大心理机构开设的干预热线，并确保寻求帮助的同时其身边始终有人陪伴。

医生有话说

抑郁症不是单纯的"不开心"，而是持续较长时间的低落、兴趣减退，社会功能受损。

如果发现自己或者家人朋友有这种情况，已经影响到工作生活，一定要及时就医。

汪静

扫一扫观看视频

《你足够了解抑郁吗？》

焦虑也是一种病

半年前的某天，张先生在家里感到自己的心跳毫无征兆地突然加速，好像心脏就要跳出来，同时伴有呼吸急促、全身发抖、浑身冒汗。用他自己的话说，"当时觉得自己马上就要死了"。他马上拨打了120急救电话，但是各种检查的结果均正常。之后，张先生一直害怕这种感觉再次出现，所以拒绝参加各种社交活动，害怕晕倒甚至死亡。那段时间张先生经常感到胸闷心慌、坐立不安。其实，张先生很可能是患有焦虑症。

焦虑症的典型表现是怎样的呢?

焦虑症的典型症状分为精神症状和躯体症状。精神症状表现为焦虑、担忧、害怕、恐惧、紧张不安；躯体症状表现为心慌、胸闷、气短、口干、出汗、肌紧张性震颤、颜面潮红、苍白等。睡眠不好也是焦虑症的一种常见症状，通常焦虑症患者难以入睡，而抑郁症患者以早醒更为多见。

焦虑症有哪些类型?

焦虑症中最常见的类型是"广泛性焦虑障碍"，就是这种焦虑找不到什么原因，并且持续很长时间，如半年、一年，患者经常有坐立不安、莫名心跳加快、出汗这种情况。"惊恐障碍"是一种急性焦虑发作，它的特点是突然出现强烈的害怕、恐惧、不适，发作时感觉好像要死了（濒死感）或者要发疯了（失控感），有明显的心悸、呼吸困难或者窒息感。这种发作可以只有一次，也可以反复发生，一周发生几次，通常每次发作20分钟左右后自然缓解。

还有一些焦虑障碍的分类和发作时的具体情况有关。"场所恐惧症"是指在特定的场所发生的恐惧，有些人是在空旷的地方，有些人是不能去狭窄的地方，有些人是惧怕人多拥挤的地方，如乘公交车。"特定恐惧症"是对某一种具体东西的恐惧，比如怕狗、怕高。"社交焦虑障碍"是在公共场合表现出来的强烈恐惧。

焦虑症的诱因和抑郁很像，具体机制复杂，目前尚不明确，遗传、心理、环境、社会因素、突发事件为其主要诱发因素。

如何应对焦虑？

不健康的生活习惯、长期过大的压力是焦虑症的诱因之一。我们不能控制自己的遗传基因，也不能阻止突发事件的发生，能做的就是在尚有心力时让身心变得健康一些，张弛有度，太劳累时注意休息，尽量保持平稳的心态。工作之余多运动，多和朋友家人做喜欢的事，让生活丰富、快乐起来，比如露营、听音乐。

当长期感受到担忧害怕、紧张不安时，其实是身心对自己的提醒，或许是这段时间太不注意休息，身心负荷太重，是时候找回原有的平衡了。如今忙碌和压力在都市生活中很常见，需要每个人发挥自身的智慧平衡焦躁与轻松。比如，在工作之余给自己留五分钟的空闲，通畅地做几次深呼吸；带上家人或朋友到草原、海边过个周末……

如果真的出现上述介绍的躯体症状，甚至惊恐及濒死感，首先要做的是排除器质性病变。实际上这也是精神科医生的首要考量，以确保这些症状不是生理疾病引起的。尤其是老年人，基础疾病多，身体素质弱，有必要通过各种检查排除器质性病变。如果被诊断为焦虑，虽然心慌、气短、胸闷等症状和感受有时来势汹汹，但要知道这并不意味着身体真的出现了严重的、紧急的问题。这种不好的症状和感受不能瞬间就消退，多给自己一些时间，等待其慢慢平复。

如果焦虑症状较重，发病急，医生会结合患者的具体情况和诉求，选择合适的药物，尽量让药物对患者的生活影响较小，同时控制住症状，维持其原有的正常社会功能。

医生有话说

焦虑时非常需要自我调节，症状其实就是身体给自己的一种提示，需要让自己"慢下来"。

汪静

如何改善失眠？

小王最近在为失眠苦恼。想治疗吧，又怕药物不良反应，不治疗吧，睡不着又很痛苦。小王很想知道，对于失眠的治疗，除了药物，还有别的方法可以改善睡眠质量吗？平时可以通过什么方式帮助养成良好的睡眠习惯呢？

失眠的危害有哪些？

1. 影响心情。失眠会给人带来不愉快的体验感，时间久了，会对生活缺乏兴趣，情绪不稳定易出现激怒，敏感，脆弱。严重的会出现焦虑、抑郁等症状。

2. 出现事故。夜间失眠会导致白天疲劳犯困，对需要开车和高空作业的人来说是存在高度风险的。

3. 内分泌紊乱。影响学龄儿童的身体、智力发育；对于成年人，会出现反应迟钝，记忆力下降。

4. 抵抗力下降。抗病能力下降，容易感冒，甚至诱发或加重原有疾病，如心脑血管病、高血压、糖尿病、胃肠道疾病等。

失眠有哪些治疗方式？

失眠症的治疗包括心理治疗、药物治疗、物理治疗、中医治疗等。

心理治疗：改变失眠患者的不良认知和行为因素，增强患者自我控制失眠症的信心。包括①确认有哪些不良行为导致了失眠；②了解自己既往对失眠的错误的认知和态度；③只在床上睡觉，不在床上进行玩游戏、玩手机等娱乐活动；④形成规律的作息时间，建立健康的睡眠习惯；⑤消除心理上对心理对失眠的焦虑。

物理治疗：①光照疗法；②重复经颅磁刺激；③生物反馈疗法；④电疗法；⑤其他，包括超声波疗法、音乐疗法、电磁疗法、紫外线光量子透氧疗法等。

药物治疗：需要在专业医生指导下服用，切勿自行换药、加减药、停药等。治疗失眠的药物有很多，有的人表现为入睡困难，可以选择帮助尽快入睡的短效失眠药；有的人睡着后总是频繁醒来，可以选择维持睡眠的药物；有的人因为有焦虑、抑郁的影响，可以选择联合改善情绪的药物。药物需要根据不同人的实际情况进行个体化选择。

中医治疗：失眠在中医学称之为"不寐病"。采用不同的治疗法则和方剂，体现了传统医学个体化治疗的特点。除了中药汤药外，还有针灸、推拿等方法。

如何建立良好的睡眠卫生习惯？

1. 保持睡眠环境的舒适，包括音量、光线、温度和湿度等。如果室外的噪音大，可以加用隔音窗或门；如果屋内光线太强，可以安装稍厚的窗帘，或者佩戴眼罩；温度湿度要适合，温度以 20 ～ 25 ℃为宜，如果太干燥，可以使用加湿器。

2. 睡前 4 ～ 6 小时避免进食易产生兴奋的物质，如烟草、咖啡、浓茶、功能性饮料等。也不要饮酒，酒精虽然可以让人快速入睡，但到了后半夜，酒精的作用逐渐消失，就会引起反跳性的失眠与多梦，中途醒来的次数也会增多，使睡眠变得断断续续，使睡眠质量下降。

3. 睡前 3 ～ 4 小时应避免剧烈运动，白天可以适度锻炼。

4. 睡前不要吃太多，也不要饿着肚子。

5. 睡前至少 1 小时不看让人情绪激动的视频或玩游戏。

6. 睡姿正确，枕头高度合适，不能过高及过低，以免导致颈部肌肉紧张。

7. 睡前不要过多的脑力劳动，不要反复思考白天没解决的问题。

8. 不困的时候不上床，不在床上进行与睡眠无关的活动，比如看电视、玩手机、吃饭、玩游戏等。

9. 不勉强睡觉，如果上床 20 分钟依然不能入睡，可以离开卧室，进行一些简单的活动，等有困意的时候再上床。

10. 午休时间不宜过长，半小时到一小时之间，避免影响晚上的睡眠节律。

11. 维持恒定的生物钟，养成规律良好的作息。

12. 减少对睡眠的关注，不要因为一次没睡好，就产生挫败感。

医生有话说

　　失眠有害健康。治疗失眠除了服用药物以外，还有一些非药物治疗可以帮助改善睡眠。需要重视的是，良好的睡眠卫生习惯是保证良好睡眠的基础。

周正宏　刘伟

扫一扫观看视频

《如何改善失眠？》

第十二章

敬老爱老，老年病知多少

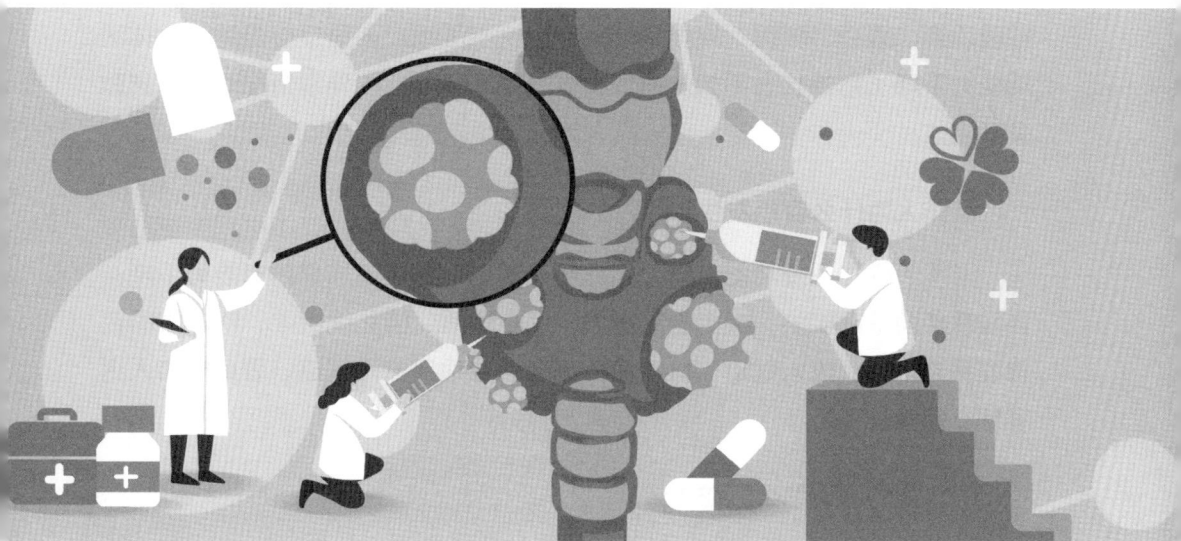

老年人的肺炎是"隐形杀手"

王爷爷今年80岁，平时身体很健康，但去年却因为肺炎住院3次，儿女们百思不得其解。王爷爷平时特别注意养生，从不抽烟，也没有受凉感冒，怎么会莫名其妙反复得肺炎呢？细心的护士发现，王爷爷在吃东西的时候经常呛咳，本应该进入食道中的食物，因为呛咳误进入气道，再顺着气道进入肺，从而引起肺炎。

老年人没有发热和呼吸道症状，什么情况下需要考虑是肺炎呢？

很多人觉得发热才是生病，其实很多老年人患肺炎并不表现为发热、咳嗽、咳痰、胸痛等，而是表现为咳嗽无力，有白黏痰或黄色脓性痰、呼吸急促、呼吸困难、恶心、腹泻、尿失禁或短期内吃不下饭、言语反应迟钝、肢体活动能力下降、精神状态不如从前等，当老年人出现这些异常情况时要想到肺炎可能。

老年人为什么容易发生肺炎？

老年人机体免疫功能下降，生理功能减退，呼吸道局部防御能力下降，且常常伴随基础疾病，加上吞咽困难、进食呛咳、消化能力差，吃进去的食物容易通过反流呛入气道，口腔细菌也会随着唾液呛入气道，因此老年人更容易患肺炎。

老年人的肺炎怎么预防？

1. 生活预防主要是保持室内空气流通、均衡营养、戒烟、勤洗手、注意个人卫生、加强体育锻炼、合理使用抗生素以及积极治疗基础疾病、少去人群密集场所、避免受凉感冒等。

2. 可以接种肺炎疫苗和流感疫苗，特别是有慢性病的老年人。

3. 当老年人存在脑血管疾病、意识障碍、吞咽呛咳、可发生异物吸入，建议老年人吃一些容易形成食团的东西，厚糊状、黏性较低的食物是最有利于老年人吞咽的。用粉碎机将食物打成糊状是一个比较好的方法。如果是汤水可以用食物增稠剂来增加液体的厚度。

4.进食要细嚼慢咽，不要说话。避免仰头喝东西，可尝试低头吞咽（坐位，身体前倾用手臂在桌子上做支撑，微微低头）。

5.如果消化能力不好或者有胃食管反流的老年人，夜间睡觉的时候可采用头部稍微抬高的右侧卧位或半侧卧位。

6.牙周疾病或口腔卫生状况差也是危险因素，所以老年人要注意口腔卫生清洁。

7.长期卧床的老年人，家人应经常帮其翻翻身，让其不断改变体位，咳痰时可用手轻轻叩击老年人的背部，然后让其深呼吸，使痰咳出。

医生有话说

肺炎是一种常见病，但老年肺炎是一个"隐形的杀手"，其临床表现往往比较隐匿，识别困难，若耽误病情会造成较严重的后果如失能或死亡。家里人如果发现老年人有任何和平时身体状况不同的异常情况都应该提高警惕，并及时带老年人到医院看病。

孟志刚

便秘的误区你中了几个?

"越王勾践尝粪问疾"的故事说明大便不是日常琐事,而是与身体健康密切相关的大事。因排便功能障碍而引起的一系列不适症状中,便秘是最常见的一种,也是老年人最容易出现的问题。

为什么会产生便秘?

粪便主要是由食物残渣形成。最初较为稀薄,含有很多水分,随着肠蠕动被逐渐推向直肠和肛门的过程中,粪便中的水分吸收减少,不断堆积成形直至排出肛门。因此,所有影响粪便形成和排出的因素,都会造成便秘。

如何判断是否有便秘?

如果每周排便次数只有 1 ~ 2 次,同时伴排便困难、粪便干结、肛门阻塞等不适症状,就属于便秘。更形象一些的话,还可以参照下面的表 12-1 来判断一下自己的便便属于哪种情况。

表 12-1　粪便的性状

	粪便的性状
便秘或倾向于便秘	硬硬的,小块状或球状
	较硬,多个小块或小球堆积在一起,呈短条形
	呈长条形,但表面布满裂痕
正常	呈长条形,质地较软,表面光滑
腹泻或倾向于腹泻	呈小块状或小片状,半固体,质地很软,边缘不光滑
	呈糊状,无固定外形
	呈水样,无明显的固体样成分,液体状

哪些人更容易出现便秘？

具有以下特点的人，容易发生便秘：①工作生活不规律，没有定时排便习惯者；②饮食过于精细、缺乏膳食纤维，或者进食量过少者；③年老衰弱、缺乏运动者；④有痔疮、肛裂、肛周脓肿、肠道疾病者；⑤患有导致肠道梗阻、蠕动障碍疾病者；⑥服用抑制肠道功能药物的患者，如抗胆碱能药物、神经阻滞药、抗抑郁药物等。

建议排便后注意观察粪便的形态、颜色、软硬、气味，以及有无便后滴血等现象。

便秘的常见误区有哪些？

1. 误区一：每天都排便就不是便秘。那可不一定哦！粪便的形成与摄入食物的数量、种类有关，也与胃肠道功能状态有关。正常排便的次数、数量与进食量相符，排便时无不适感，粪便的性状软硬适中。如果每天只拉粪球，虽然排便次数不少，也是便秘，而且程度比较严重，在改善饮食结构、增加运动的同时，需要药物辅助治疗。

2. 误区二：粪便呈稀水样一定是腹泻而与便秘无关。有的老年人粪便呈稀水样，仅少量粪渣，以为是吃坏了东西拉肚子。其实，在排除胃肠道疾病的前提下，这很可能也是一种便秘，这种情况往往出现在身体衰弱、运动量少、长期排便不畅的老年人中。由于粪便干硬不能正常排出，消化液、水分和少量粪渣随着肠道蠕动，从阻塞部位的缝隙中流下来，就会造成"假性腹泻"，腹部 CT 等检查可观察到肠管内粪石征象。治疗上要采取润肠通便，千万不能止泻。

3. 误区三：多吃香蕉能通便。一说到便秘，就会联想到香蕉。实际上，香蕉并不比其他水果更有通便优势，尤其是未成熟的香蕉，未成熟的香蕉会含有鞣酸，鞣酸具有较强的收敛作用，如果大量进食未成熟的香蕉，反而会造成便秘。其实富含膳食纤维的水果和蔬菜都可通便，如苹果、玉米、红薯等。

医生有话说

如果您的便秘不是疾病造成的，那么建议您采取积极的生活方式治疗和改善症状。要养成规律的生活习惯，按时作息、定时如厕、适量运动、蹲位排便。科学进餐，增加膳食纤维和水分的摄入。进行腹肌和盆底肌肉力量训练，必要时可遵照医生建议采取适当的药物治疗。

郭晓斌

如何应对老年人营养不良?

邻居王奶奶因为患有冠心病、心绞痛，所以饮食非常清淡，牛肉、羊肉、猪肉一概不吃，只吃鸡蛋、喝牛奶，主食也以粗粮为主，眼见体重减少，体力较之过去明显下降，于是去医院进行检查，医生诊断为"营养不良"。医生提醒她："千金难买老来瘦"是不科学的，现在的主流观点认为，老年人要努力存肌肉! 这样才能防止肌少症、衰弱，避免跌倒，安全应对老化。

什么是营养不良?

营养不良是指能量、蛋白质及其他营养元素缺乏或过剩，对机体功能乃至临床结局产生不良影响。另外，摄入过量也可导致的营养不良，包括高胆固醇血症、维生素过多症和肥胖等。

老年人为什么会发生营养不良发生?

1.消化功能减退：老年人牙齿松动、脱落；味觉退化导致进食量减少；胃、肠、胰腺的功能减退，消化液分泌减少，影响了对营养物质的消化吸收。

2.慢性疾病：老年人往往合并多种慢性疾病，如糖尿病、高血压、慢性肾病等，因此饮食常受到限制。

3.药物影响：长期服用多种药物，某些药物对消化道黏膜的刺激还会引起食欲减退，影响进食量及对多种营养素吸收。

4.社会因素：老年人社交活动减少、活动能力下降，或是存在认知功能障碍，有酗酒、偏食等不良生活习惯，这些均可导致长期营养摄入不足。

如何判断自己是否有营养不良?

1.近期体重明显下降、消瘦，1个月内体重丢失 > 5%（或3个月体重下降15%），或前一周食物摄入比正常需要量低70% ~ 100%。提示存在营养不良风险。

2. 如若 BMI < 18.5 kg/m²，机体为消瘦，应警惕营养不良可能。

3. 可以借助营养风险筛查表（NRS2002）和微营养评估表（MNA-SF）来评估有无营养不良风险或营养不良诊断。

发生营养不良，应该怎么办？

1. 治疗原发疾病、安装合适的义齿。

2. 保证充足的食物摄入，均衡饮食，见表12-2。每天的膳食应包括谷薯类、蔬菜、水果、畜、禽、鱼、蛋、奶和豆类食物。平均每天摄入 12 种以上食物，每周 25 种以上，合理搭配。每天摄入谷类食物 200 ～ 300 g，其中包含全谷物和杂豆类 50 ～ 150 g；薯类 50 ～ 100 g。

表 12-2 平衡膳食宝塔的各类食物量（中国居民膳食指南 2022）

食物种类	不同能量摄入水平（kcal/ 天）				
	1600	1800	2000	2200	2400
谷类（克）	200	225	250	275	300
其中全谷物和杂豆（克），薯类（克）	50 ～ 150, 50 ～ 100				
蔬菜（克）	300	400	450	450	500
其中深色蔬菜	占 1/2				
水果（克）	200	200	300	300	350
肉类（克）	120	140	150	200	200
其中畜禽肉类（克）	40	50	50	75	75
其中蛋类（克）	40	40	50	50	50
其中水产品（克）	40	50	50	75	75
乳制品（克）	300	300 ～ 500			
大豆及坚果类（克）	25	25	25	35	35
油盐类（克）	油 25 ～ 30, 盐 < 5				

3. 进行营养干预。如果每天不能保证原来进食量的 60%，可使用合适的口服营养补充剂，以改善营养状况。

4.适当运动。运动可改善食欲和消化功能。坚持日常身体活动，每周至少进行 5 天中等强度身体活动，累计 150 分钟以上；主动身体活动最好每天6000 步。鼓励适当增加抗阻运动，每周 2～3 天。

5.定期监测体重，了解自己营养状况，必要时就诊老年内科和营养科，科学制定营养方案。

医生有话说

高龄、衰弱、合并多种慢性病的老年人普遍存在营养不良。改变老年人的营养观念，才能改善他们的营养状态。

吴昱

老年人越瘦越好吗?

俗话说"千金难买老来瘦",但是对于老年人来说,真的是越瘦越好吗?有研究表明,老年人体重在正常值以下,存在严重疾病的概率反而增加。老年人如果太瘦了,当心得肌少症。

什么是肌少症?

肌少症又称肌肉减少症,是一种与年龄相关的老年综合征,其特征在于肌肉质量、力量和功能的逐渐丧失,并且是导致老年人衰弱、残疾和死亡的强有力因子。由于老年肌少症发生率高、危害大,因此该病备受关注。已有研究报道:肌少症在 60 ~ 70 岁老年人群中的患病率为 5% ~ 13%,80 岁以上的则为 11% ~ 50%。年纪越大,肌肉衰减越厉害。

肌少症有哪些常见病因?

老年肌少症的原因包括年龄增加、慢性炎症、内分泌疾病、营养不良、骨质疏松、运动减少等。肌少症是导致老年人失能、跌倒最常见的原因。老年肌少症不仅能引起肌肉萎缩无力、吞咽功能的下降、运动能力降低、平衡能力下降外,还增加了糖尿病、关节炎、骨质疏松症、心肺疾病等的发病概率。因此,老年肌少症是严重威胁健康的疾病,必须加以重视。

可以通过什么方法筛查肌少症?

1.测腿围筛查肌少症:双脚分开站立,用软尺测量小腿最粗的位置。如果女性小腿围小于 33 厘米,男性小腿围小于 34 厘米,需要去医院做进一步检查。

2.起坐测试筛查肌少症:坐在不带扶手的椅子上,腰背挺直、双脚稍微分开、双手抱在胸前。五次起坐,并记录完成的时间,如果用时超过 12 秒,则说明下肢的肌肉力量有所减弱,需进一步检查。

如何进行肌少症的自我干预治疗？

主要从两个方面进行，即营养干预与运动干预。

1. 营养干预：这是干预治疗肌少症的基础方法，患者要加强营养摄入，摄入足量的优质蛋白质。建议患者每日补充牛奶、鸡蛋、豆制品、深海鱼类等，这些食物成分中含有较多的乳清蛋白，能够有效促进蛋白质合成，抑制肌肉分解，帮助改善肌肉力量。同时需适当补充维生素，多吃新鲜蔬菜和水果，促进机体对蛋白质的吸收。

2. 运动干预：通过运动来改善肌肉力量，提高肌肉活力，改善身体机能。建议患者在身体状况允许的情况下，每日适当进行一些简单的抗阻运动，包括举哑铃、拉弹力带等，能够有效改善肌肉力量，也可以联合有氧、拉抻和平衡运动，比如快走、慢跑、太极拳、八段锦等，以改善躯体功能。

医生有话说

肌肉的流失从中年就开始了，随着年龄的增长，流失的速度逐渐加快。增加肌肉量，有助于对抗疾病、降低心脑血管病发生风险、预防骨折等。肌少症的早认识、早发现、早干预是减少其危害的重要方法。因此，易感人群，特别是老年人要调整好生活方式，做好预防，如果出现不明原因的消瘦或者肌肉减少，应及时就医。

芦志雁

老年人跌倒后如何自救？

近几年，大家可能看到过这类新闻：老年人被狗绳绊倒、被箱子绊倒而不幸离世。实际上，跌倒是导致我国 65 岁以上老年人伤害死亡的首位原因，而我国 65 岁以上老年人每年跌倒率高达 16%，这就也就意味着我国每年有超过 3000 万老人发生跌倒。一旦发生跌倒，轻者导致疼痛、皮肤擦伤、软组织损伤，重者引起骨折、颅内出血等，远期损害包括肢体残疾、严重骨质疏松、皮肤褥疮、肺炎等。

老年人为什么容易跌倒？

1. 年龄因素：年龄增长导致生理功能退化，老年人大多存在步幅变短、行走不连续、脚无法抬到合适的高度等问题。年龄增长导致神经中枢的调控功能下降，致骨骼、关节、肌肉的结构和功能退化，使得老年人的反应能力、平衡能力以及协同运动能力减弱，跌倒发生率大大增加。

2. 疾病因素：如心脑血管疾病、帕金森病、白内障、听力减退等老年人多发疾病，都会影响机体平衡能力，造成反应能力下降和步态紊乱，使跌倒的发生概率大大增加。

3. 药物因素：一些导致血管扩张、利尿、导泻、镇静催眠、降压、降糖药物的使用。

4. 环境因素：过道有障碍物、光线暗、家具位置改变、地面及台阶潮湿、衣物过长、鞋不跟脚等。

老年人最易跌倒的时刻有哪些？

老年人在着急接电话时、起夜时、洗澡时、等车时、乘扶梯时、服药后半小时、冬季外出时容易发生跌倒。

如何避免跌倒发生？

1. 体位变动时，每个动作后可暂停片刻，防止眩晕和不稳定。比如起床时，先坐起半分钟，双腿下垂半分钟，再站立半分钟，之后再行走、活动，坚持这三个"半分钟"可有效防止跌倒。

2. 老年人锻炼身体时，应该在平坦开阔的地方做适当的运动。

3. 老年人出行锻炼，要选择身体状况良好的时候，不要强求自己，一旦感觉身体不适，就要停止锻炼。

4. 老年人进行锻炼时，尽量搭伴而行，一旦出现站立不稳，旁人可以帮扶一把，从而防止跌倒。

5. 老年人衣裤长短要合适，穿鞋要合脚、最好穿防滑鞋。

6. 室内光线强度足够但不刺眼；家具要稳固，座椅及床的高度适合老年人起坐，以 45～60 cm 为宜。

7. 卫生间的地面应防滑，保持干燥；浴缸或淋浴室地板上应放置防滑垫；最好使用坐便器而不使用蹲厕；浴缸旁和马桶旁应安装扶手。

8. 辅助用具：如眼镜、助听器、助行器、轮椅等，最好由专业人员指导配备，例如步态不稳老年人最好用"T"形，底部有防滑胶的拐杖。

9. 运动锻炼：比如改善不良姿势、改善平衡、肌肉强化运动等，可以有效预防跌倒，但需要在康复医生指导下进行。运动要适度。

10. 加强膳食营养：营养缺失会导致肌肉力量减弱，同时年龄增加带来的骨质疏松，会使跌倒的风险增加，建议平衡营养膳食，同时补充钙质和维生素 D。

老年人一旦跌倒了，该如何处理？

当发生跌倒时，不要急于挪动老年人，首先要判断老年人的意识、有无骨折，尽快拨打急救电话。

1. 仅皮肉伤者：红肿部位进行冷敷，切记禁止热敷、局部按摩；抬高患肢，限制活动。

2. 重者及时就医：如不能记起跌倒情况、跌倒过程，有剧烈头痛或口角歪斜、言语不利、手脚无力、意识丧失等，很可能存在脑血管疾病；有外伤、出血，立即止血、包扎；若有肢体疼痛、畸形、关节异常等提示骨折；如有腰背疼痛、双腿活动或感觉异常及大小便失禁等提示腰椎病变。出现上述情况，立即拨打急救电话。

老年人跌倒后如何自救?

老年人跌倒后，不要着急起身，先自行判断有无受伤，受伤程度、部位，能否自行站起；如尝试后无法自己起身，可通过打电话，敲击地板、房门、管道等方式呼救，注意保持体力，尽可能用衣物、床单、垫子等保暖。经自我判断，伤势不重者，尽量先挪到稳固的椅子或床边，翻转身体使自己变成俯卧位，休息片刻，等体力有所恢复后，支撑地面、抬起臀部、弯曲膝关节，双手扶住椅面或床面为支撑，然后再站起，坐到椅子或床上，并给家人打电话报告自己跌倒了，最好让家人带自己到医院做进一步检查。

医生有话说

老年人是跌倒的高发人群。当老年人发生跌倒的紧急情况时，不要急于挪动，首先要判断老年人的意识、有无骨折，尽快拨打急救电话。

崔青燕

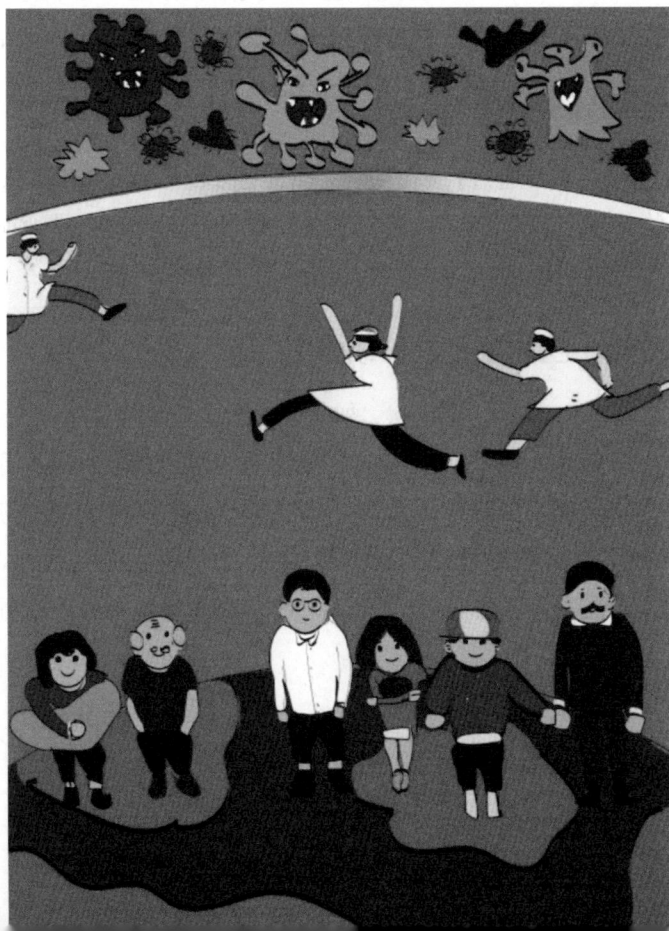

第十三章

传染与大流行

呼吸道传染病，你了解多少？

冬季的某天，王大爷觉得浑身没劲儿、肌肉酸痛，仿佛骨头散了架似的，休息后也没能缓解，紧接着晚上就出现了发热、嗓子疼的症状，一量体温吓一跳，竟然高达 39 ℃。他不敢耽误病情，赶紧去了医院的发热门诊，经过医生详细的问诊、查体及化验，王大爷被诊断为"乙型流感"。

什么是流感？

"流感"是流行性感冒的简称，是一种由甲型、乙型流感病毒致病的急性呼吸道传染病，每年 10 月起的冬春季节开始流行。除了流感之外，还有很多呼吸道传染性疾病需要引起我们重视，例如：水痘、带状疱疹、麻疹、风疹、流行性腮腺炎、流行性脑脊髓膜炎（以下简称流脑）、肺结核等。

呼吸道传染病的传播途径有哪些？

以流感为例，主要通过打喷嚏、咳嗽等飞沫传播，经接触口、鼻、眼等黏膜等分泌物传播，直接或间接接触被污染的物体等传播，有些呼吸道传染病还可通过人群密集或通风不良的空间内气溶胶形式传播。

呼吸道传染病主要有哪些症状呢？

大多数患者都会出现全身症状，如发热、乏力、头痛、肌肉关节酸痛等；有时会有鼻塞、流涕、咽干痛、咳嗽、咳痰等呼吸道症状；还可能会出现一些具有特征性的表现，如麻疹、水痘、带状疱疹的特异性皮疹；流脑的剧烈头痛、喷射性呕吐、颈强直等脑膜炎表现。王大爷所患的流感则以发热、乏力、头痛、肌肉酸痛等全身症状为著，而呼吸道症状较轻或不明显。

得了呼吸道传染病怎么办？

若像王大爷一样不幸"中招"也不要惊慌。老年、婴幼儿及合并基础疾病的患者需要及时就医，医生会根据病情进行评估和诊断，给出有针对性的用药，如抗病毒类药物、抗生素药物等，以及解热镇痛、止咳化痰等缓解症状的药物。在此特别嘱咐患者，一定不要自己随意使用头孢类、阿莫西林类的药物。

怎样预防呼吸道传染病？

1. 勤通风换气，保持空气流动。

2. 接种疫苗：秋季来临时像王大爷这样的老年人，或者儿童、有慢性基础疾病的重症危险人群可以接种流感疫苗。可以在社区卫生服务中心咨询接种相关事项。

3. 养成良好的卫生习惯：勤洗手、戴口罩，注意打喷嚏、咳嗽的礼仪。预感到想要打喷嚏或咳嗽时，可以用纸巾或袖肘遮住鼻子、嘴巴来防止飞沫扩散，还要加强锻炼，增强免疫力。

医生有话说

冬春季节呼吸道传染病多发，儿童、老年人及合并慢性疾病患者要引起重视、注意预防，及时接种疫苗。

切不可讳疾忌医，自行用药延误治疗时机，更不可带病工作、上课，以免导致病例传播或病情进展，甚至出现严重并发症而危及生命。

张蔚　刘婧

科学防治，别让"肝"着急

最近，王大妈总是感觉身上没劲，吃饭没胃口，还总觉得肚子胀、恶心、想吐，她照镜子发现自己面色发暗，眼睛发黄，上厕所时发现小便也比平常颜色深了很多，一想到母亲就是因为"肝病"去世的，她急忙来到医院检查，最终诊断为是乙型病毒性肝炎。乙型病毒性肝炎是个传染病呀，王大妈想不明白，这病到底是怎么得上的？

乙型病毒性肝炎是怎么传播的？

乙型病毒性肝炎（乙肝）是由乙型肝炎病毒感染人体引起的肝脏炎症，病毒主要通过母婴、血液（包括皮肤和黏膜微小创伤）和性接触传播。原来，王大妈的母亲，是因为肝硬化并发症去世的，而王大妈的哥哥和妹妹经医院筛查，均感染了乙肝病毒，所以，王大妈是经母婴传播，得了乙肝。

乙型病毒性肝炎什么情况下需要治疗？

围生期和婴幼儿感染乙肝病毒后多呈慢性感染状态，以往根据肝功能情况，分为病毒携带状态和慢乙肝患者，由于诸多原因，乙肝病毒携带状态以往多建议定期观察，暂时不给予抗病毒治疗。然而，近年来的研究已经明确指出，针对乙肝病毒感染者，如果年龄＞30岁，或有肝硬化或肝癌家族史等情况，即使化验肝功能指标在正常范围，仍需要启动抗病毒治疗。一般经过规范、有效的抗病毒治疗，乙肝肝硬化、肝癌的发生率及相关死亡率会大大降低。

得了乙型病毒性肝炎后，会传染给家人朋友吗？

在我国，乙肝病毒以母婴传播为主，约占90%，另有少量经过血液及无保护性接触传播。乙肝病毒不经呼吸道和消化道传播。因此，日常学习、工作或生活接触，如在同一办公室工作（包括共用计算机等）、握手、拥抱、同住一宿舍、同一餐厅用餐和共用厕所等无血液暴露的接触，不会传染乙肝。

乙肝患者可以生小孩儿吗？能预防母婴传播吗？

在我国，乙肝病毒以母婴传播为主，在妊娠或分娩过程中，通过乙肝病毒阳性母亲的血液和 / 或体液传播给胎儿或新生儿，母亲血液中的乙肝病毒含量水平越高，胎儿或新生儿感染乙肝病毒风险越大。因此，乙肝妈妈应规范产检、监测乙肝及住院分娩，在新生儿出生后尽早接种乙肝疫苗及乙肝免疫球蛋白，并按计划完成后续疫苗接种。对于血液中乙肝病毒水平高的孕妇，孕后期应在专业感染科或肝病科医师指导下进行安全的抗病毒治疗，以进一步降低母婴传播的风险。

怎么预防乙型病毒性肝炎？

接种乙肝疫苗是预防乙肝感染最安全有效的方法。严格执行国家的疫苗接种计划，新生儿出生后 "0–1–6" 月时分别接种乙肝疫苗；15 岁以下未免疫人群，以及一些高危人群，如医务人员、经常接触血液人员、托幼机构工作人员、器官移植患者、免疫力低下者、乙肝感染者家属、男男同性、静脉内注射毒品者等，需接种乙肝疫苗。

除了乙肝，其他传染性肝病怎么预防呢？

目前传染性的病毒性肝炎主要分为甲、乙、丙、丁、戊 5 型。甲型、戊型肝炎主要通过消化道传播，多为急性病程，可自愈，少数患者会发展成重症肝炎。注意饮食卫生，勤洗手，尽量避免生食海鲜等，可有效预防，也可接种甲肝、戊肝疫苗；乙型、丙型肝炎主要通过血液、母婴、性传播，丙肝目前无有效疫苗，口服抗病毒药治疗可治愈；另外还有一些呼吸道传播病毒，如巨细胞病毒和 EB 病毒等噬肝病毒也会造成肝脏损伤，预防方法同呼吸道传播病毒。

医生有话说

肝炎病因多种多样，乙型肝炎只是病毒性肝炎其中一种，而药物性肝损害、脂肪肝、酒精性肝病、自身免疫性疾病等均可导致肝脏炎症。因此，有肝病家族史、肥胖或长期大量饮酒及服用可疑肝损药物的人群应定期化验肝功能，当出现乏力、食欲减退、恶心、呕吐、黄疸等症状时一定要重视，及时就诊肝病科或感染科明确诊断，进行个体化诊治。

刘芳会　孙芳芳

拉肚子不用怕，严防病从口入关

今天，张大爷吃过早饭后就开始频繁的上厕所，拉了 10 多次黄稀便，同时还有肚子痛和发热，一测体温 38.5 ℃，赶紧到医院就医，查便常规显示有红细胞、白细胞，最终诊断为感染性腹泻。经过抗感染等输液治疗后，张大爷症状缓解了，但是张大爷很纳闷儿，平时肠胃好好的，怎么突然就得了这个病？

什么是感染性腹泻？

感染性腹泻是指包括细菌、病毒、真菌、寄生虫等在内的各种病原体感染引起的腹泻。其中，急性腹泻的定义为，每天排便 3 次或 3 次以上，总量超过 250 g，性状可为稀便、水样便、黏液便、脓血便或血样便，伴有恶心、呕吐、腹痛或发热等全身症状，持续时间不超过 2 周。

感染性腹泻的发病原因是什么？

感染性腹泻的感染途径大致相同，主要是病从口入，即粪 – 口传播，少数可由个体接触传播或呼吸道飞沫传播。从问诊中得知，张大爷早饭吃的是昨天晚上放进冰箱里的剩饭，医生考虑是剩饭被细菌污染变质，导致了张大爷的腹泻。

腹泻就是食物中毒吗？

腹泻≠食物中毒。食物中毒是指患者食用了被细菌或者细菌毒素所污染的食物，或者食物本身含有毒素，从而引起的急性中毒性疾病，如进食未清洗的各种蔬菜瓜果、未经煮熟的水和食物、冰箱内久放的可能含有细菌或毒素的食物后出现腹痛、腹泻、发热等症状，我们称为食物中毒。腹泻只是其中的一种症状。

哪些疾病可以引起腹泻?

腹泻只是一个临床症状,除了常见的感染性腹泻外,还有因食物过敏或乳糖不耐受、服用泻药等引起的非感染性腹泻,以及急性阑尾炎、急性胆囊炎、急性胰腺炎等严重急腹症引起的腹泻。部分长期腹泻伴消瘦的中老年人,还需要警惕消化道肿瘤。

腹泻需要做哪些化验检查?

来院后需要完善血常规、便常规、肝功能、肾功能等,如果出现明显腹痛症状,可能还需要做腹部超声或腹部 CT 排除急腹症。部分育龄期女性出现腹痛、腹泻,还需要排除宫外孕。

怎么治疗感染性腹泻?

治疗原则:清淡饮食、纠正水和电解质紊乱、合理用药。

1. 饮食治疗:急性感染性腹泻患者一般不需要禁食,鼓励患者少吃多餐,进食少油腻、易消化、富含微量元素和维生素的食物,避免生冷、辛辣刺激性食物,忌酒、咖啡、浓茶等,以免加重腹泻。

2. 补液治疗:是腹泻的首要治疗,首选口服补液盐,如频繁呕吐,高热,不能进食或饮水者,或者出现明显口干、低血压、头晕等考虑为严重脱水者需要静脉输液治疗。

3. 抗菌药物:不是所有的腹泻都需要抗菌治疗,应当去医院就诊,完善相关化验后由医生决定。

4. 止泻、补充益生菌等对症支持治疗:如蒙脱石制剂能够缩短腹泻病程,降低腹泻频度,促进肠黏膜修复等作用;地衣芽孢杆菌等益生菌调节补充肠道有益菌群。

腹泻会传给家人朋友吗?

感染性腹泻患者可能会传给他人,如痢疾、霍乱、伤寒等,还有儿童常见的轮状病毒腹泻、诺如病毒胃肠炎。所以感染性腹泻患者在家里与家人朋友共同进餐时需要分餐,做到碗筷分离,做好卫生间消毒,饭前便后要洗手。当腹泻症状不能缓解时，特别是有明显发热和/或腹痛时，应尽快到医院就医，让医生帮助诊断。

如何预防感染性腹泻呢？

1.注意饮食、饮水卫生，提倡喝开水，不吃生的或半生的食品，瓜果蔬菜要洗净，不吃生冷的海产品。

2.注意预防，如不食用不洁、腐败、无证和不符合卫生的食品。

3.注意个人卫生，养成饭前便后洗手的习惯。

4.适当进行体育锻炼，增强人体抵抗力。

5.婴幼儿秋季腹泻可考虑接种轮状病毒疫苗。

医生有话说

腹泻只是一个症状，多种疾病都可以引起腹泻，有些疾病是有传染性的，需要隔离治疗，如痢疾、霍乱、伤寒等。如果腹泻持续不缓解，要尽快就医。

保持良好的卫生习惯，饭前便后要洗手；注意洗净瓜果蔬菜；进食熟食；不要进食久置冰箱的食物。

张玲　田国保

发热不一定是感冒

老王因为身体发热，来到医院发热门诊，原本打算输输液也就好了。可谁知，医生不但详细询问了体温，还要问有什么其他不舒服的地方。随后，更要给老王做些检查。"检查什么？不就感冒了吗？至于这样？"老王的困惑被接诊医生看在眼里，趁着接诊的间隙，医生和他简单介绍了一些关于发热的事。

发热一定就是感冒吗？

当然不是。发热只是疾病的一种外在表现，而不是一种疾病。发热的病因可以分为两大类，第一类是感染性疾病，如病毒感染、细菌感染，其中"普通感冒"多数是由鼻病毒感染引起，可表现低热、乏力、鼻塞、流涕等呼吸道症状，但是流感病毒等多种呼吸道病毒感染也可以出现类似表现；此外肺部感染、肠道感染、泌尿系统感染、皮肤软组织感染等也是发热的常见原因；第二类是非感染性疾病，如肿瘤、自身免疫性疾病、甲状腺功能亢进症等。由于发热病因复杂，所以医生会详细询问发热的伴随症状，针对性查体，并开具相关化验检查，明确病因后才能给予下一步治疗。

怎么才知道自己发热了？

发热，是指体温大于 37.3 ℃。最常用的体温测量部位是腋窝下，测量体温之前应避免剧烈运动，将水银体温计甩至 35 ℃以下，水银体温计头端放于腋下，5 ～ 10 分钟后查看刻度。体温在 37.3 ～ 38 ℃称为低热；高于39 ℃，称为高热；介于两者之间的称为中度发热。有些人会问道："医生，我平时体温只有 35.6 ℃，现在到了 36.5 ℃，算不算发热呢？"正常情况下，人的体温一天会存在 1 ℃的波动，只有大于正常体温波动的情况才算发热。

发热对人体是好还是坏?

很多患者担心发热时间太长对身体不好,还有一些患者认为发热是身体免疫强的一种表现。这些说法都是有一定科学依据的。人体受到病毒、细菌的刺激,免疫系统开始工作,清除对人体有害的物质,导致发热。所以从某种程度上说,发热对人体是有益的。但是,体温以 37 ℃为基准,每上升 1 ℃会使基础代谢率增加 10% ～ 12%,所以发热本身就可能增加人体的心肺负担。

如何判断发热是哪种疾病引起的?

发热的病因繁多,伴随症状也千差万别,通过发热的伴随症状可以对病因进行初步推断。具体如下。

1. 发热伴鼻塞、流涕、咽痛、眼部不适,常见于急性上呼吸道感染,可能为鼻病毒、流感病毒等呼吸道病毒感染所致。

2. 发热伴咳嗽、咳痰、胸痛,常见于肺炎、急性上呼吸道感染等疾病,这里要注意的是,当出现了胸闷、胸痛症状时,需要格外小心,因为一些心脏疾病,如心肌炎、心包炎、急性心肌梗死等也可能出现此类症状,有时病情进展十分迅速,有危及生命的可能,应及时就诊。

3. 发热伴恶心、呕吐、腹泻,常见于肠道感染性疾病,如急性胃肠炎、感染性腹泻、急性细菌性痢疾等疾病。千万不要小看腹泻症状,在肠道疾病多发的夏季,腹泻可引起脱水、电解质紊乱,甚至感染中毒性休克,对于高龄、合并心脑血管基础疾病的腹泻患者,还可能会诱发急性心脑血管意外事件等危及生命的严重并发症。

4. 发热伴腹痛,尤其是腹痛明显时,需警惕外科急腹症,如急性胆囊炎、急性阑尾炎、急性胰腺炎、消化道穿孔、肠梗阻等。转移性右下腹痛,是指疼痛从一开始的中上腹向右下腹的转移,是急性阑尾炎的特征性临床表现。除此之外,急性心肌梗死、糖尿病酮症酸中毒等一些内科急症也会有腹痛表现,且症状不典型,容易漏诊。

5. 发热伴尿频、尿急、尿痛、排尿困难、血尿、小便灼热感、腰痛等症状,常见于尿路感染。若尿路发生梗阻性病变,如结石、肿瘤、前列腺增生等情况，会影响尿液的正常排出，严重时可能出现尿潴留、尿路积水，甚至影响肾功能，造成急性肾损伤，体内毒素无法排出，引发高血压、心力衰竭、电解质紊乱等一系列严重并发症。

6. 发热伴躯干、四肢局部皮肤发红、肿、热、痛，常见于面背部疖、痈，下肢蜂窝织炎，即丹毒，特别是下肢静脉曲张、糖尿病、甲癣患者更易发生。

经过详细检查还是没法明确病因怎么办？

如果经过详细病史询问、系统查体及化验检查，发热的病因仍未明确，那可能被划为发热待查。这是医学上极富挑战性的一大类疾病，需要住院接受更全面的病因检查。发热待查的病因多为一些少见的感染性疾病、自身免疫性疾病、肿瘤性疾病、血液病。如病因不明确，治疗将仅局限于对症，明确病因后才能进行下一步治疗。

医生有话说

发热是生活中经常出现的一种症状，因此很容易被大家忽略。实际上，大家一般在发热后会自行服用一些退热药，如果服药后发热仍有反复或持续不退，特别是伴有严重不适时，应及时去发热门诊就诊，在医生指导下根据不同病因接受正规治疗，并注意休息、避免劳累，以免病情加重。

耿燕　钟若忻

知艾防艾，远离世纪的哭泣

小张同学急急忙忙冲进诊室，忧心忡忡地说："医生，我 3 周前喝多了不小心和陌生人发生了性关系，最近一周一直在腹泻，会不会是感染了 HIV 啊？现在能检测出来吗？"

这样的问题在门诊上并不少见。

什么是 HIV？

HIV，即人类免疫缺陷病毒（human immunodeficiency virus），最早出现于 1931 年前后，由非洲黑猩猩传染给了人类。人类感染 HIV 后出现免疫缺陷，并发一系列机会性感染及肿瘤，严重者可导致死亡的综合征，被称为艾滋病，即获得性免疫缺陷综合征（acquired immune deficiency syndrome，AIDS）。

艾滋病分哪几个阶段？

艾滋病的发病过程共分 4 个阶段，分别是急性感染期（持续 2～8 周）、无症状潜伏期（持续 8～10 年）、艾滋病前期（持续 1 年左右）和典型艾滋病期（持续 0.5～2 年左右）。

艾滋病有哪些症状？

早期以发热最为常见，可同时伴有恶心、呕吐、皮疹、关节疼痛等症状。进入典型艾滋病期，患者常出现各种机会性感染和肿瘤，可累及多个系统。

什么是窗口期？

个体刚刚感染 HIV 的一段时间内，虽然体内有 HIV，但血清中的抗体数量不足以被检出，这一段时间即为窗口期。根据个体不同，窗口期长短不一，通常为 2～12 周。

艾滋病有哪些治疗、控制手段?

目前在全世界范围内还没有根治HIV的有效药物,现阶段的治疗目标是:①通过规范服用抗病毒药物,最大限度和持久地降低病毒载量;②获得免疫功能重建和维持免疫功能;③提高生活质量;④降低HIV相关的发病率和死亡率。

艾滋病是如何传播的?

性传播、血液传播、母婴传播。日常学习、生活接触不会传播艾滋病病毒。

医生有话说

如果有过可能感染艾滋病的高危行为,建议在窗口期之后去正规的医疗卫生机构接受HIV抗体检测。

李真

第十四章

微创，精准治疗

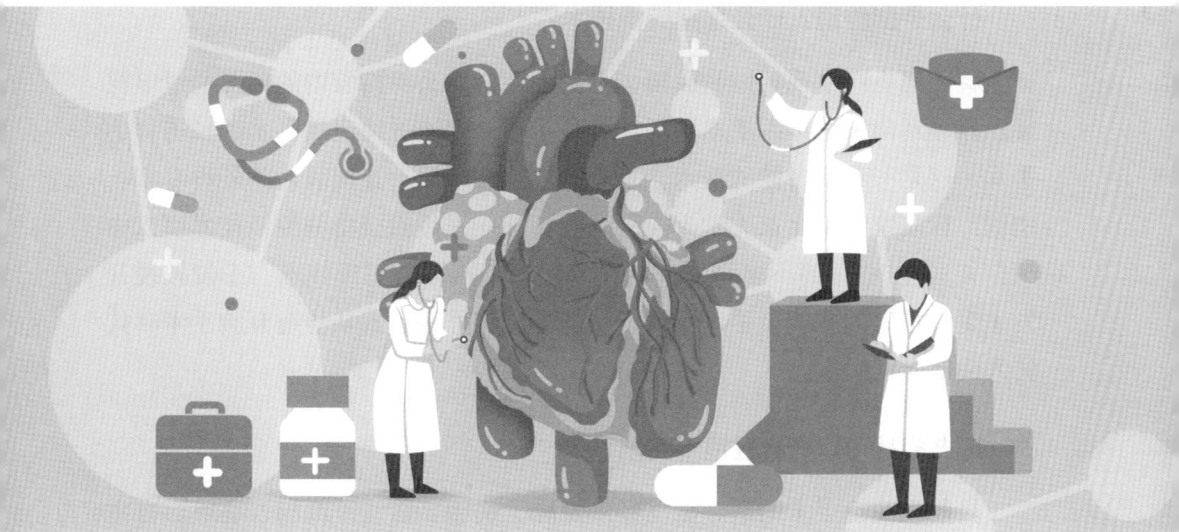

小切口，大学问——胸腔镜

孙大爷确诊了食管癌，听其他人说食管癌需要做开胸手术，手术时会在胸壁上开一个长 30 ～ 40 cm 的大口子，所以孙大爷和家里人特别紧张，急急忙忙来门诊就诊。孙大爷说："医生，我这个病严重吗？还能治吗？手术的话是不是开个大口子！"医生仔细地看了孙大爷的胃镜和胸部增强 CT 等检查，告诉孙大爷他的病可以通过胸腹腔镜微创手术来进行，只需要在胸壁、腹壁上开几个小口就可以完成手术，最大的伤口也就 4 ～ 5 cm。孙大爷和家人听了以后选择住院，随后顺利地进行了胸腹腔镜联合食管癌根治术，术后伤口疼痛很轻，恢复很快，孙大爷顺利出院。

什么是胸腔镜？什么是胸腔镜技术？

胸腔镜也叫电视辅助胸腔镜，是一种用摄像头将胸腔内的情况通过电视显示器显示出来，然后手术医师观看显示器，并通过特定的手术器械进行的手术。这是一项革命性的技术，是 20 世纪 90 年代，我国著名胸外科专家、中国工程院院士、北京大学人民医院院长——王俊教授将胸腔镜技术引入中国，并通过 30 年的不懈努力，创立的适合中国人的王氏技术。王俊教授开发了多种特定的胸腔镜手术器械，帮助中国胸外科手术从传统开胸手术时代转入胸部微创时代。

哪些疾病可以在胸腔镜下完成？

目前胸腔镜手术的适应证已经涉及肺、胸膜、食管、纵隔、心脏、自主神经、肋骨及胸椎等全部胸外科领域，基本可以完成 90% 以上的胸外科手术而无须传统开胸手术。

哪些情况不适合做胸腔镜手术？

1. 多种原因导致的，可能存在胸腔严重粘连，胸腔镜不能进入的患者。

2. 一般状况差，心、肺功能严重损害，恶病质，不能耐受手术的患者。

3. 因各种原因不适合全身麻醉手术者。

胸腔镜手术与传统开胸手术相比有哪些优势？

1. 创伤小。传统开胸手术的创伤大，切口在 20 cm 以上，且损伤胸壁各层肌肉，牵拉肋骨（图 14-1）。而胸腔镜手术，一般只需在胸壁上开 2 ～ 3 个小切口即可完成手术，且手术视野更好（图 14-2）。

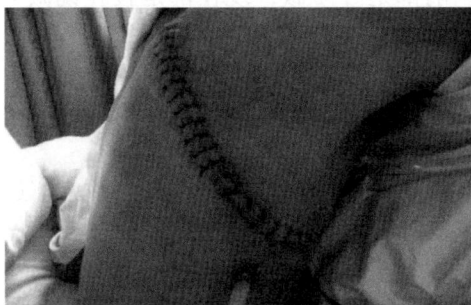

图 14-1　传统开胸手术切口

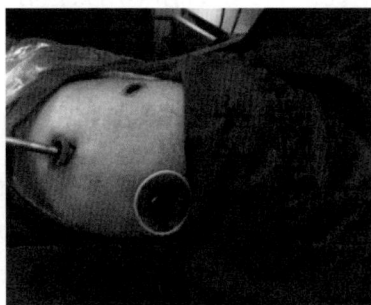

图 14-2　胸腔镜手术切口

2. 术后疼痛轻、恢复快、并发症少，带引流管的时间和住院时间明显缩短。

3. 对肺功能影响小。

4. 对免疫功能影响小，胸腔镜手术和传统开胸手术相比，明显减少了手术创伤，对患者的免疫功能影响也大大减少。

医生有话说

随着胸腔镜技术的发展，中国胸外科已步入了微创时代，绝大部分胸外科手术均可在胸腔镜下完成，与传统开胸手术相比，胸腔镜微创手术创伤小、恢复快，明显缩短了患者的住院时间，让更多的患者能够得到及时、有效地治疗。

杨影顺

普外科手术的里程碑——腹腔镜手术

一天，上班的小王突然腹痛，他本来以为可能是简单的胃痛，但是持续了 2 小时还没有好转，于是就来到了医院做检查，医生告诉他是急性阑尾炎，需要做手术。小王一听要手术，很害怕，"医生，阑尾炎手术怎么做？"医生说："小王，你不用太担心，以前都是开刀做，现在都是腹腔镜微创手术了。"

什么是腹腔镜手术？

腹腔镜手术是普外科手术发展的里程碑，是一种微创手术方式，应用腹腔镜等医疗器械及相关设备完成腹腔手术。

腹腔镜手术有哪些优点？

1. 创口小：腹部微小切口，长约 0.5 ～ 1 cm，有"钥匙孔"之称。

2. 疼痛轻：腹壁创面小，故术后切口、腹壁创面疼痛较轻。

3. 恢复快：对腹腔脏器的损伤和功能的干扰小，故腹腔镜术后恢复时间缩短。

4. 住院时间短：一般情况下，腹腔镜手术后 6 ～ 8 小时可下床，12 ～ 24 小时肛门排气后即可进食，术后 2 ～ 3 天可以出院，1 周后伤口基本恢复，费用也相对降低。

5. 术中出血少：术中几乎不出血。微创手术视野比较清楚，血管处理会更精细，加上采用超声刀等先进止血器械，有助于减少出血量。

腹腔镜都能做哪些手术？

目前，腹腔镜手术的金标准是胆囊切除术，一般来说，大部分普通外科的手术通过腹腔镜都能完成。如阑尾切除术，胃、十二指肠溃疡穿孔修补术、疝气修补术、结肠切除术、脾切除术、肾上腺切除术，还有卵巢囊肿摘除、宫外孕、子宫切除等，随着腹腔镜技术的日益完善和腹腔镜医生操作水平的提高，大多数外科手术都能采用微创手术。

所有的手术都能微创吗？

任何一种新技术、新方法都不会十全十美，也不可能适用于所有的情况。对于一些病理复杂、严重粘连、解剖困难或心肺功能不全者，虽然也可以在腹腔镜下完成手术，但往往耗时费力，危险因素多，很可能会在微创手术术中转为传统开刀手术。应充分认识到，目前传统开刀手术和微创手术均不能完全取代彼此。

医生有话说

腹腔镜微创手术具有切口小、术中出血少、腹壁创面小、对腹腔脏器干扰小、术后恢复快等优势，相较于传统开刀手术往往能达到事半功倍的效果，已逐步在临床工作中得到普及。手术方式的选择，无论是传统开刀手术还是腹腔镜微创手术，都应该听从术者的安排，不能盲目追求腹腔镜手术。

孙少华

腰椎微创手术之椎间孔镜

王奶奶已经 80 岁了，2 年前她开始出现了腰痛带着腿疼，厉害的时候腿像过电一样，一番寻医问诊后，王奶奶终于了解到自己是得了腰椎间盘突出症。经过按摩、理疗、卧床休息、针灸、吃药、打针输液怎么都不见好，只能依靠手术治疗，但是王奶奶担心自己年龄太大迟迟不敢进行手术治疗。就在一筹莫展的时候，老人家从别人那里得知现在腰椎部位也可以进行微创手术了，立刻充满了希望。后来王奶奶来到了微创脊柱科的门诊，了解到自己的疾病可以通过椎间孔镜这个微创技术解决！

椎间孔镜什么样？有什么优点？

椎间孔镜是腰椎微创手术中的一种，可以理解为类似于胃镜肠镜，是一个配备有灯光的管子，它从患者身体后方或者侧后方进入椎管内实施手术（图 14-3 ～图 14-4）。在内镜的直视下可以清楚地看到突出的椎间盘、神经根、增生的骨组织等。然后使用各类抓钳摘除突出组织、镜下去除骨质、射频电极修复破损纤维环（图 14-5 ～图 14-6）。椎间孔镜与传统开放式的手术相比有很多优点：①创伤小，切口长仅 7 ～ 10 mm，仅需缝合一针，出血极少，手术时间短；②效果良好，术后患者立即感知症状缓解，生活可以快速自理；③安全性高，患者采用局部麻醉，术中可以交流（相当于神经功能监测），同时腰椎内镜观察神经更加清晰，大大降低损伤的风险；④康复很快，患者术后数小时就能下地活动，护理简单，住院时间短，平均住院天数为 3 ～ 5 天。手术后可以很快回到工作岗位，保证高质量的生活。

虽然名字叫椎间孔镜，但它并不是只能从椎间孔进入椎管，还可以采取多种入路，为患者制定个性化手术方案。

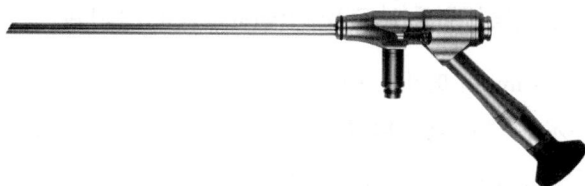

图 14-3　椎间孔镜外貌

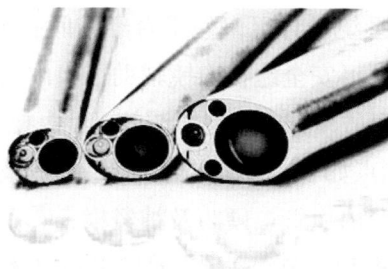

图 14-4　椎间孔镜镜头

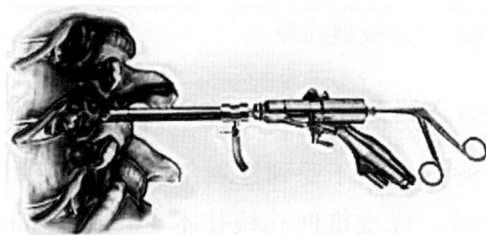

图 14-5　椎间孔镜摘除突出椎间盘示意（1）

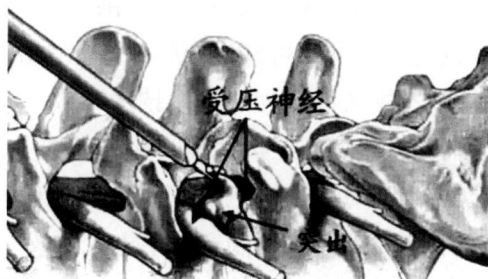

受压神经

突出

图 14-6　椎间孔镜摘除突出椎间盘示意（2）

391

椎间孔镜怎么从椎间孔到达突出的椎间盘并把它切除？

早在 1991 年 Kambin 提出"Kambin 三角"的概念并明确指出该三角是进行椎间孔镜手术的"安全三角区"，直到现在这依然是腰椎内镜手术的重要解剖基础。而后，1997 年 Yeung 等在前人的理论研究基础之上发明了一种新的内镜系统，即同轴脊柱内窥镜系统（yeung endoscopic spine system，YESS），这是脊柱内镜技术的里程碑，它标志着经皮椎间孔镜技术走向成熟。它的同轴内镜操作系统设计可以使术者经椎间孔 Kambin 三角区穿刺直接到达椎间盘内，而后便可安全地在内镜辅助下由内向外经单通道完成直视下的椎间盘切除和神经根减压，也就是所谓的"盘内技术"或"inside-out 技术"。

YESS 技术的优点如下：①容易掌握，YESS 技术操作相对简单；②安全性高，不易损伤椎管内血管、硬膜及神经根；③不影响腰椎稳定性，避免损伤椎旁肌，保留椎板和关节突关节。但 YESS 技术本身也同时存在着缺陷，如适应证相对狭窄，YESS 技术属于间接减压方式，适用于椎管内的包含型突出、部分后纵韧带下型、椎间孔型和极外侧型椎间盘突出，但是难以处理脱出和游离的椎间盘组织，对中央椎管和侧隐窝区域及对高髂嵴和椎间孔狭窄的 L5/S1 椎间盘突出更是极难处理。

椎间孔镜 YESS 入路受限制了怎么办？

如前所述，YESS 入路由于受到穿刺角度的限制，难以到达一些区域并进行有效完整切除，经皮椎间孔镜技术（transforaminal endoscopic spine system，TESSYS）便应运而生，该系统由 Hoogland 教授等人于 2006 年发明，其主要区别在于通过不同直径的环锯将椎间孔逐级扩大成形，有效地切除部分下位椎体的上关节突前下缘骨质结构来提供安全的内镜通路，工作管道可以直达椎管内，内窥镜直视下可到达硬膜前间隙，充分暴露神经及突出椎间盘组织并进行减压，故又被称为"盘外技术"或"outside-in 技术"。依靠 TESSYS 技术穿刺置管特点，在扩大椎间孔的基础上，它更适用于中央型、旁中央型椎间盘突出，对于游离的椎间盘组织能够直接取出。此外，TESSYS 技术对于治疗椎间孔狭窄及侧隐窝狭窄也更有效。

椎间孔镜一定要从椎间孔进吗？

经皮内镜椎板间入路椎间盘切除术（percutaneous endoscopic interlaminar discectomy，PEID）由德国的 Ruetten 医生在 2005 年最先报道。该技术最初主要应用于高髂嵴和 L5 横突肥大及其他原因造成后外侧穿刺置管困难的 L5/S1 椎间盘突出和脱出患者。近年来随着国内医生对该技术的掌握日渐娴熟，部分医生已将该技术应用扩展到上位腰椎节段。椎板间入路有它独特的优点：①穿刺定位放置工作通道快捷，术中放射线透视次数少；②手术入路及视角对脊柱外科医生更为熟悉；③硬膜囊、神经根等重要结构镜下辨识度高，增加安全性。此外，对于腋下型腰椎间盘突出症椎板间入路更是有着明显的优势，尤其是 L5/S1 节段。S1 神经根在 L5/S1 椎间隙水平已经发出，所以腋下型腰椎间盘突出在 L5/S1 节段较为常见。此时 S1 神经根位于突出物的外侧，后外侧入路穿刺路径易造成神经损伤，而椎板间入路可在神经根及硬膜囊之间更自由地操作且可在完全直视下对中央和旁中央的突出或脱出椎间盘进行彻底切除。

特殊类型的椎间盘突出有特殊的入路吗？

经椎弓根入路的侧路内镜治疗方法国内报道少见，对于椎板间隙及椎间孔均狭小病例，可以尝试经椎弓根入路，扩大骨性工作空间后直接减压，但摘除移位髓核后处理椎间隙难度较大，应用动力磨钻系统有一定的风险性。在内镜监视下采用磨钻有限磨除部分下位椎弓根上切迹，重点磨除内侧结构，扩大了工作管道置入的空间，使得内窥镜进入到其他技术无法达到的区域，直接面对突出病损及受压神经根，摘除突出髓核后可有效松解受压神经根，避免了突出物的残留。

医生有话说

　　随着手术器械及手术技术的飞速发展，目前基本所有类型的腰椎间盘突出症都可以通过腰椎内镜到达突出的病灶并进行手术治疗。而且，腰椎内镜手术覆盖人群广泛，在手术适应证明确并且术前的检验检查无手术禁忌证的前提下，年轻人和老年人均可进行腰椎内镜手术。

袁帅

扫一扫观看视频

《腰椎微创手术到底怎么做？》

医学科技前沿——机器人

一位头发花白的老人在孩子的搀扶下缓慢走进诊室，医生马上搬来凳子方便老人休息，可老人连连摆手，详细了解后才知道是老人搬动花盆后腰痛剧烈，而且是越动越痛，坐下还可以，但再站起来的时候疼痛剧烈难忍。听完老人的诉说，医生已经有了初步答案，几分钟的体格检查后，医生为老人开具了检查申请单，并向老人介绍腰痛的病因应该是腰椎压缩性骨折，可以通过一个微创手术治疗。"要在腰上做手术！医生，我都80岁了！"惊恐代替了痛苦。"老人家您放心，您的病我们可以借助机器人去完成手术，安全、微创……"

现在已经在医院投入使用的机器人有哪些？

因为临床工作涉及的科室较多，在常规的诊疗环节中几乎每个科室都有专业机器人的研发与使用，目前已经投入使用的机器人包括影像诊断机器人、手术机器人、康复机器人、护理机器人等。

影像诊断机器人有哪些特点？

临床上培养一位影像学毕业的本科生需要5年的时间，再到能独立阅片、进行影像诊断还需要数年甚至十余年的工作经验与积累。面对患者的影像学检查资料，影像学医生需要仔细、反复的阅读与辨别方能得出准确的结论，而这一过程需要消耗大量的时间与精力，常导致患者需要等待较长的时间才能拿到影像学报告。

而影像诊断机器人通过将大数据整合，再辅以计算力及人工智能算法加持，能在极短时间内完成筛选、判断、得出最终诊断，得出结论的准确率超过95%的有经验的医生，可以大大缩短医生的阅片时间，提升诊断效率及准确率。这还只是它最基本的功能，通过"图像识别"和"深度学习"两项AI技术，人工智能医学影像还能通过分析将获得的影像资料实现组织识别与定位，标注脏器位置，辅助医生在临床治疗中能够准确到达目的位置，同时避免损伤周围重要组织，提高操作准确率及安全性，实现精准医疗。

手术机器人可应用于哪些疾病？

骨科用于脊柱手术的机器人——天玑机器人系统，利用术中 CT 重建的三维模型与术中真实部位精准匹配，实现精确靶点定位、钉道规划、精密操作，辅助医生完成精准微创手术。这就好比骨科机器人拥有一双能实时捕捉手术器械和患者位置信息的"眼睛"，还有一个稳健、精确的"机械手"，在有经验的医生指挥下精确定位到目标穿刺点，在机械手的辅助下确定植入物通道的精准性。这样的操作可以将定位误差控制在 1 mm 之内，患者的软组织损伤小、手术切口小、安全性高，术后第二天即可下地行走。

利用机器人做手术，医生的双手不需要碰触患者。术中利用"机器人眼睛"及示踪系统实时采集、分析患者影像学信息和体位信息，确定手术切口，一旦切口位置被确定，装有定位系统和其他外科工具的机械臂将实施切断、止血及缝合等动作，外科医生只需坐在控制台上，观测和指导机械臂工作就可完成手术操作。该技术可实现医生在地球的一端对另一端的患者实施手术。

其他类型机器人还有哪些？

除了以上介绍的诊断机器人、手术机器人，还有病房里的宣教机器人，可以准确地指引患者到自己的病房、床位，可以解答患者对疾病、治疗、康复方面的各种问题，而患者唯一需要做的就是说出自己的需求；送药机器人会在准确的时间将每位患者的口服药交到手里，避免偶尔的遗漏、忘记，还起到了提醒患者按时吃药的作用；康复机器人会根据每位患者不同的病情，按照康复医生预先设置的模式，为不同的患者提供个体化康复治疗。未来，将有更全面、更先进的机器人走进你我之间，为我们带来更多方便之处。

医生有话说

　　医学发展离不开科学进步，CT、MRI 等影像设备的发明、应用使疾病诊断的及时性、准确性得到质的飞跃；各种腔镜技术的普及显著降低了传统开放手术的创伤，手术迈入微创时代。现在，更加先进的"机器人系统"得以广泛应用、推广，"智能、微创、精准"的为患者提供更加优质的诊疗服务。

李敏

一叶知秋，见微知著——介入治疗

老刘最近遛弯时总觉得心前区不适，伴出虚汗，休息几分钟就可以减轻。隔壁邻居老王说，怕不是得了冠心病吧，据说得开刀！老刘一阵紧张，赶紧跑到医院，查心电图果然有心肌缺血。庆幸的是，医生用微创介入方法，只切开3 mm小伤口，放了1枚支架。3天后老王就康复出院了。这是什么神奇的方法？

什么是介入治疗？

介入治疗是将影像学和血管造影有机结合的一种诊疗方法，医生通过微小创口，使用现代化的医疗仪器，如超声、CT、数字减影血管造影机等，在这些高科技设备的图像引导下，将特制的导管、导丝、球囊、金属支架、封堵器、人工瓣膜、弹簧圈等精密器械引入人体，对疾病进行诊断和治疗。

哪些疾病适合介入治疗？

1. 心脏疾病：①冠心病；②心律失常；③房间隔缺损、室间隔缺损、动脉导管未闭；④心脏瓣膜病：二尖瓣狭窄、主动脉瓣狭窄合并关闭不全等；⑤肥厚型心肌病；⑥高血压病；⑦主动脉夹层。

2. 脑血管疾病：①脑血管狭窄（动脉粥样硬化）；②脑血管血栓形成；③脑动脉瘤；④脑血管畸形；⑤静脉窦血栓。

3. 恶性肿瘤：①肝癌；②甲状腺癌；③肺癌；④鼻咽癌；⑤肾癌；⑥膀胱癌；⑦前列腺癌；⑧食管癌；⑨贲门癌；⑩胃肠癌。

4. 外周血管性疾病（包括出血性和缺血性）：①外周动脉缺血性疾病，如锁骨下动脉狭窄或闭塞、腹腔干动脉狭窄或夹层、肠系膜上动脉狭窄或夹层、下肢动脉狭窄或闭塞；②外周动脉出血性疾病，如鼻出血、咯血、胃肠动脉性出血、子宫出血、肝脾肾外伤出血、尿血；③外周静脉疾病，如肺动脉栓塞和下肢深静脉血栓形成、门静脉血栓、门静脉高压/消化道出血、门脉癌栓、上腔静脉压迫综合征、盆腔静脉淤血综合征、透析管或中心静脉血栓、布加综合征。

5. 实体良性病变的介入治疗：①肝血管瘤；②错构瘤；③前列腺增生；④子宫肌瘤；⑤子宫腺肌病；⑥瘢痕妊娠；⑦脾功能亢进；⑧肝肾卵巢各种囊肿。

6. 非血管腔道疾病的介入治疗：①食管；②气道；③胆道；④肠道；⑤输尿管；⑥输卵管；⑦输尿管膀胱/直肠瘘。

介入治疗常用的方法有哪些？

介入技术可概括成6个字：灌、堵、通、消、取、装。

灌——将药物经导管直接灌入病变部位。

堵——将栓塞剂经导管送入需要堵塞的血管，可止血或饿死肿瘤，比如肥厚型心肌病酒精栓塞。

通——用球囊、支架疏通狭窄或闭塞的血管或其他管道，比如冠状动脉支架植入。

消——用射频、微波、冷冻、粒子等插入肿瘤或者病变部位直接消除病灶，比如心律失常射频消融术。

取——通过穿刺针，取出身体深部的病变组织，明确病理诊断，比如穿刺活检。

装——装入特定仪器代替部分功能，比如起搏器、滤网。

介入治疗有哪些优势？

介入治疗准确诊断的同时达到可靠的治疗效果。

1. 在血管内直接进行穿刺，或通过管腔到达内脏空腔器官，其创伤小、风险低、疗效好、恢复快、患者耐受好，禁忌证少，并发症少，可重复性强。

2. 微创，基本维护了人体的正常结构和保护了局部器官的生理功能。

3. 诊疗范围广，几乎涉及所有临床学科。

4. 对于治疗难度大的恶性肿瘤，介入治疗能够尽量把药物局限在病变部位，从而减少对身体和其他器官的不良反应，部分肿瘤的介入治疗效果相当于外科切除。

5.操作简单易行，安全可靠。

介入治疗后需要注意什么？

1.血管性介入：首先是看介入部位。股静脉入路的射频消融（比如室上性心动过速的射频消融），股静脉置管拔除后，下肢无须制动，如果没有用过抗凝药物，2小时后可以下地；如果用过抗凝药物，一般6小时后下地。如（冠状动脉造影术）经桡动脉入路的处理比较简单，术后每2小时松解伤口一次，术后包扎6～8小时拆除包扎，然后适当的制动都可以了。患者日常活动是没有什么影响的。如果是股动脉入路，恢复时间相对要长一些，经过血管缝合器缝合的，下肢制动6小时，24小时可以下地。

2.非血管介入：注意观察穿刺点有无出血、渗液等，注意保护引流管，避免折叠、牵拉而导致引流管引流不畅或引流管脱落。

医生有话说

　　介入治疗在临床的应用日益广泛，具有创伤小，恢复快，诊疗范围广，治疗效果确切等优点，与传统开放手术相比，介入治疗不增加患者住院费用，还能为广大患者身体康复提供保障。总之介入治疗就是开小口，办大事。

朱宏旭

扫一扫观看视频

《介入》

乳腺结节的微创治疗

这一天，乳腺外科门诊来了母女俩。患者是年仅 20 岁的姑娘，一进门就低着头，默不作声。年轻时尚的妈妈一脸焦虑，一进诊室门就直奔主题，"主任好，我闺女右乳有一个鸡蛋那么大的结节，其实 3 个月前她自己就发现了，一直没告诉我。我带她去过几家医院，也做了检查，说这个结节是良性的可能性大，但是比较大了，血供也比较丰富，需要手术切除。家里医院的医生说因为结节有 7 cm×5 cm，所以切口至少需要 5～6 cm。您说说，孩子还这么小，乳腺上就切这么大一个口，将来可怎么办呀。今天找到您，就想问问，除了切开这么大的口做手术，有没有其他微创、切口小一点的手术方法啊？"

切除乳腺结节除了传统的开放（局部切口）手术切除，有没有其他手术方法？

切除乳腺结节除了传统的开放手术方式之外，还有腔镜及微创手术方法。

哪些乳腺结节可以用腔镜的手术方法？

腔镜下乳腺手术适合于有比较大的乳腺结节，局部切开切口大影响美观者，比如本文中提到的这个年轻姑娘所患有的大结节。此外，男性乳腺增生、部分乳腺癌的根治性手术、腋窝淋巴结根治清扫，以及乳房再造手术也可以用腔镜手术来完成。腔镜下乳腺手术切口常位于腋窝皱襞、侧胸壁、乳晕等隐蔽区域。因此腔镜下乳腺手术具有切口隐蔽、切口小、术后恢复快等优势。

乳腺结节还有微创手术方法吗？

乳腺结节的微创手术方法包括超声引导下真空辅助乳腺结节微创旋切术，以及超声引导下乳腺结节微波或射频消融术。

1. 超声引导下真空辅助乳腺结节微创旋切术：该术式是在超声引导下对较小的乳腺结节（最好直径 ≤ 2.5 cm）进行完整切除；也适合于那些不除外

恶性肿瘤的乳腺结节的活检。这种微创手术切口小，只有 0.4 ~ 0.5 cm，根据结节位置不同，切口可以取在乳晕区、乳腺下皱襞、腋窝处、侧胸壁等比较隐蔽的区域。因此超声引导下真空辅助乳腺结节微创旋切术具有切口小、创伤小、手术时间短、术后恢复快、术后基本无瘢痕的优点。

2. 超声引导下乳腺结节微波或者射频消融术：是利用微波或者射频产生的热量对乳腺结节进行灭活治疗。微波或者射频消融手术是一种新型微创治疗技术，具有操作时间短、基本无瘢痕、对乳管损伤小、出血少、恢复快、疗效好等优点。通常是在超声引导下，局部浸润麻醉手术就可完成，可以对一个或者多个结节进行消融手术治疗。做消融手术前必须行乳腺结节的穿刺检查，病理结果证明为良性，方可行消融手术治疗。如果超声检查提示乳腺结节高度恶性，则不适合行消融手术。

医生有话说

乳腺结节除了传统的开放手术切除治疗，还有腔镜下手术切除，以及超声引导下微创旋切术和微创消融术。腔镜下手术切除术适合于较大的乳腺结节，切口通常位于腋窝或者侧胸壁，切口小且隐蔽。此外部分乳腺癌的手术及男性乳腺增生、副乳手术也可以用腔镜完成。超声引导下的微创旋切术及微创消融术具有切口小、创伤小、恢复快、基本无瘢痕等优点，适合于良性乳腺结节的手术治疗。

朱莉丽

扫一扫观看视频
《乳腺结节的微创治疗》

甲状腺手术可以做到体表"完美无痕"

小刘沮丧地走进诊室，把甲状腺超声检查和穿刺病理报告递给尚医生问道："医生，我这病是不是需要手术？我还能活多久？我有个同事5年前做的甲状腺癌，脖子上有这么长一个大疤，如果是这样，我死也不做手术。"说着就放声大哭起来……尚医生仔细看了小刘的检查结果，又认真触诊了她的甲状腺，自信地对她说："现在咱们有办法既能治好你的病还能不留瘢痕。"

甲状腺手术有哪些方法呢？

甲状腺手术除了传统的颈部切口开放手术，还有腔镜下手术及超声引导下微波或者射频消融的微创手术方式。

传统开放手术怎么选？

传统开放手术目前仍是甲状腺结节治疗，尤其是病情比较严重时的主要治疗方式，是甲状腺癌病灶＞2 cm、伴气管、食管等周围组织侵犯或合并侧方颈部淋巴结转移的分化型甲状腺癌的首选治疗方式。

腔镜手术该怎么选择呢？

腔镜甲状腺手术包括经口腔入路、经腋窝入路、经胸乳入路等。腔镜甲状腺手术具有切口小且隐蔽，颈部无切口等优势。其中经口腔的腔镜甲状腺手术具有体表基本无痕的明确优势。

腔镜手术的适应证有下面3种情况。

1. 良性的≤4 cm的甲状腺包块，包括胸骨后甲状腺肿。

2. 分化型甲状腺癌（包括最常见的乳头状癌和滤泡状癌）≤2 cm，不伴有侧颈区淋巴结转移或远处脏器转移。

3. 分化型甲状腺癌≤2 cm，伴有中央区淋巴结转移，而转移淋巴结

≤ 2 cm 且未融合固定。

总之，绝大多数甲状腺良性病变和早期甲状腺癌均可采取腔镜微创手术。

超声引导下微波或者射频消融手术怎么选择呢？

超声引导下微波或者射频消融手术是微创治疗方法，具有创伤小、恢复快、无瘢痕、出血少、效果好等优势。

以下情况可以选择微创消融手术。

1. 良性的甲状腺结节和身体状况不能耐受手术者。

2. 部分低危微小乳头状癌（1 cm 以下）不愿行切除手术者。

3. 甲状腺癌术后的复发灶，或复发侧颈部淋巴结转移病灶碘 131 治疗效果不好或拒绝再次手术者。

医生有话说

　　手术目前仍是治疗甲状腺结节最有效的手段，除了传统颈部切口开放手术外，还有腔镜手术及消融治疗等方法。其中经口腔镜甲状腺手术及微波或射频消融手术具有体表"完美无痕"的绝对优势。但患者具体适合哪一种手术治疗方式还要咨询专科医生。

　　外科医生和患者追求微创和美的脚步从来都没有停止，在甲状腺手术多样化的今天，我们应该始终坚持"治病第一，保留功能第二，美容第三"的原则，才能使我们在选择治疗方式时不迷茫。

尚宏清

扫一扫观看视频

《甲状腺手术可以做到体表"完美无痕"》

疏通有道——泌尿道腔内微创手术

小王反复受到泌尿系统结石的困扰，保守治疗半个多月了还是没能把结石排出来，医生建议小王手术治疗。小王一听"手术"二字，当时就皱起了眉头，这小小的石头，还要开膛破肚取出来吗？

被称为泌尿外科"看家本领"的是什么技术？

膀胱镜又称膀胱尿道镜，可以直接观察前后尿道、膀胱颈、输尿管口和膀胱壁，对下尿路疾病的检查、治疗有重要的意义。操作中，医生将润滑的膀胱镜经尿道置入患者膀胱内，用生理盐水将膀胱充起，在电视监视下观察，并用药物、特殊光源提高检查的敏感性。膀胱镜检查是膀胱肿瘤最有效的确诊手段，被称为泌尿外科的"看家本领"。

膀胱镜内有操作通道，可以通过操作通道置入不同的器械完成各种诊断和治疗。经尿道前列腺电切/激光切除术，可以在镜下切除增生的前列腺组织，改善前列腺增生患者的排尿费力、尿线细、尿频尿急、夜尿增多等症状，阻止疾病进一步发展给患者造成更严重的损害。经尿道膀胱肿瘤电切/激光切除术，是非浸润性膀胱肿瘤的最主要治疗手段，可以在镜下切除肿瘤组织，并获取病理标本进一步明确肿瘤分型、浸润深度，进而指导下一步治疗。此外，膀胱镜下也可以进行碎石、取石、取出异物的操作。

不开刀如何治疗上尿路结石？

很多患者会直接把手术和开刀挂钩，其实大多数泌尿系结石的手术治疗并不需要开刀，而是应用输尿管镜技术，这种技术有创伤小、恢复快、碎石成功率高的特点。输尿管镜检查能够发现输尿管、肾盂病变，并能够进行活检、狭窄扩张、切除病变组织等操作。

临床上常见的输尿管镜分为硬性输尿管镜和软性输尿管镜，硬性输尿管镜主要用于输尿管的检查和操作，软性输尿管镜主要用于肾盂、肾盏内的检查和操作。

进行输尿管镜检查、手术时，往往需要麻醉。医生在置入输尿管镜时，通常会先置入超滑导丝，在导丝的引导下逆行进入输尿管腔，并在操作中用生理盐水持续冲洗来获得清晰的视野。在医生操作下，输尿管镜镜体前端可以经尿道进入膀胱、输尿管直至肾盂。

输尿管镜操作后大多需要留置输尿管支架管，用来保持输尿管通畅，引流尿液，预防输尿管狭窄、粘连等。输尿管支架管一端置于肾盂，另一端置于膀胱内。根据耐受程度不同，留置输尿管支架管的患者，可能会出现不同程度的尿频、尿急、腰痛、血尿等不适，但大多不影响正常生活，建议患者在带管期间多饮水，避免憋尿，减少剧烈活动。

结石太大或者输尿管镜够不着怎么办？

部分患者可能并不适合上述两种内镜手术，比如结石较大且位置偏高者，或输尿管条件受限镜体难以通过者，这时候就可能用到经皮肾镜碎石取石技术。和上述两种内镜不同，经皮肾镜需要在腰部打孔进入肾盂，从肾盂顺行向下治疗输尿管病变，还可以处理较大的肾结石、输尿管上段结石，部分手术中可能会用到经皮肾镜和逆行输尿管镜联合操作。

泌尿外科的腹腔镜有什么特点？

腹腔镜手术也是泌尿外科常用的手术方式。通过在皮肤上做 0.5～1.5 cm 的小切口，将腔镜、操作器械置入体内，在体内完成手术操作，这种手术相较于传统开放手术的优势是创伤小、患者痛苦少、恢复快、出血少、伤口美观。此外，腹腔镜手术中，腔镜将体内的图像传递投射到显示系统上，经过图像放大，手术医生可以获得更加清晰的视野，并能够从不同角度观察术野、病灶，操作更加精细。

腹腔镜／后腹腔镜手术能够取得传统开放手术相同的手术效果，在术后疼痛、外观、康复时间方面具有明显的优势。

未来微创手术的发展方向是什么？

机器人手术系统能够提供三维的放大视野，机械臂拥有 7 级力矩、360° 旋转空间，解决了腹腔镜器械的操作死角问题，还能够消除手术医生的轻微震颤，能够保证手术操作精确无误。前列腺癌根治术是最能够体现机器人系统优势的手术，能够明确降低术后并发症的发生率。但是，机器人手术目前成本较高，国内只有部分医院能够开展机器人手术。随着时间的推移，我国各方面实力的发展，机器人手术一定会逐渐推广普及，是未来微创手术的发展趋势。

● 医生有话说 ●

通过泌尿道进行腔内操作，无需切口或打孔就可以完成很多常见疾病的检查和治疗。除了传统方式以外，泌尿外科可以通过腹膜外、腹膜后入路进行腹腔镜手术，减少对腹部其他脏器的影响。机器人辅助手术可以降低手术难度、提高手术精度，是未来微创手术的发展趋势。

唐浩

第十五章

麻醉不是简单的"打一针，睡一觉"

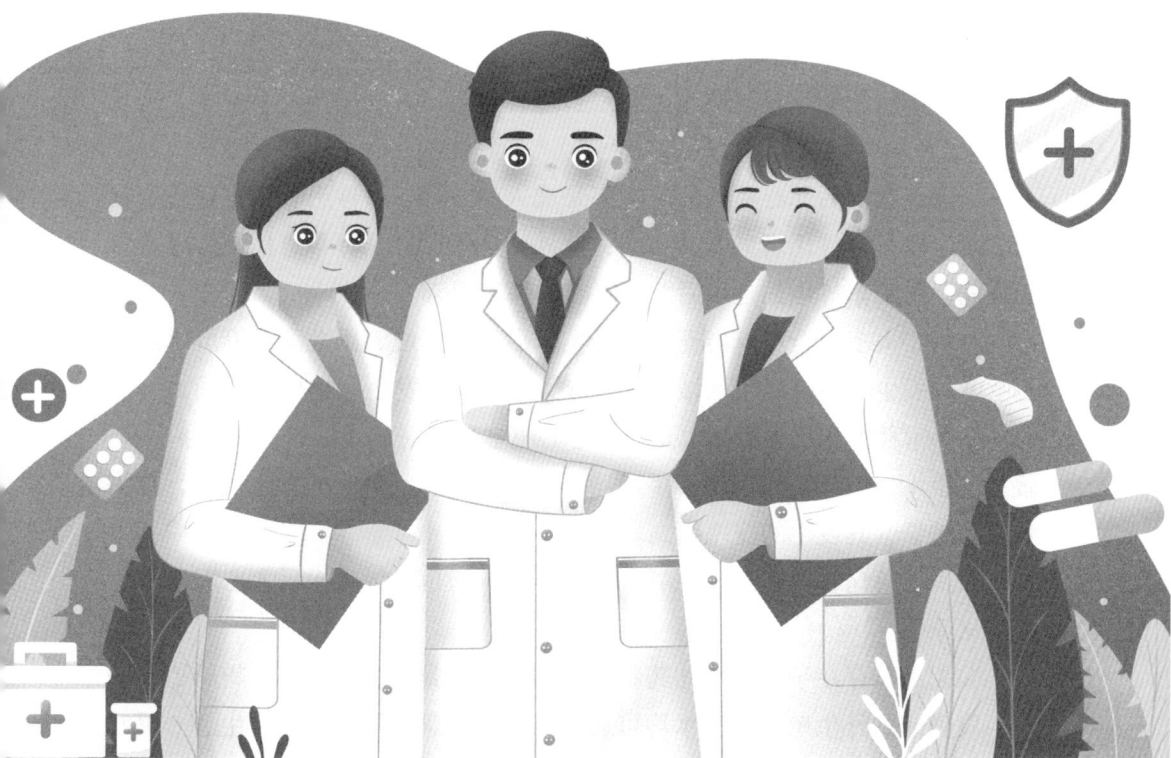

您了解术后恶心呕吐吗?

麻醉医生术前一天访视患者,询问病史时问张大妈:"您平时坐车容易晕车吗?",张大妈不解地问:"做手术和晕车有什么关系?容易晕车的人会影响手术吗?",麻醉医生耐心地说:"您别紧张,我们需要评估一下您术后是否容易出现恶心呕吐,我们会用一些预防方法来尽量降低术后恶心呕吐的发生概率,让您舒适无痛地度过术后恢复期",张大妈点点头并表示了感谢。

什么是术后恶心呕吐?

术后恶心呕吐(PONV)是由于患者的病情、麻醉用药及手术刺激使呕吐中枢兴奋所致的手术及麻醉后并发症,它的发生率约为 25% ～ 30%。

术后出现恶心呕吐的原因是什么?

造成术后恶心呕吐的原因主要来自患者自身、麻醉用药及手术方式这几方面。

1. 儿童在术后恶心呕吐的发生率是成人的 2 倍,女性患者在术后恶心呕吐的发生率是男性患者的 2 ～ 4 倍;此外,患者肥胖、怀孕、焦虑、患有胃肠疾病、易晕车等也都是术后恶心呕吐的高发因素。

2. 由于大多数全身麻醉药物易诱发术后恶心呕吐,因此全身麻醉术后恶心呕吐的发生率明显高于区域麻醉,麻醉时间越长发生率越高。

3. 手术种类和手术时间也是术后恶心呕吐的另一高发因素。耳鼻喉手术、腹腔镜手术、妇科手术、整形手术均可增加术后恶心呕吐的发生概率,且手术时间越长,其发生的概率越高。

4. 术后疼痛、低血压、缺氧、胃肠管的刺激也是导致术后恶心呕吐发生的常见原因。

5. 无论是存在于血液中的药物化学刺激,还是对患者咽部、胃肠道、膈肌、腹膜或是外生殖器的手术均可通过传入神经刺激呕吐中枢产生恶心呕吐反射。

术后恶心呕吐对患者有危害吗?

术后反复出现恶心呕吐不仅会使患者痛苦不堪，还会影响手术伤口愈合（伤口出血、伤口裂开），严重还可导致患者体内的水、电解质及酸碱平衡失调，影响患者身体复原、延长痊愈时间。

术后恶心呕吐可以预防和治疗吗?

可以。

术后恶心呕吐一直是手术医生和麻醉医生关注的问题。虽然对于是否需要预防使用止吐药仍有争议，但大量的临床研究已证实了预防给药的疗效和必要性。预防性使用两种或两种以上止吐药的疗效要明显好于单独使用一种止吐药。

此外，实施良好的术后镇痛、术前术中充分补液、术后易发生恶心呕吐的高风险患者尽量避免全身麻醉也是减少术后恶心呕吐发生的有效手段。尽管预防及补救的方法众多，但目前仍无法杜绝术后恶心呕吐的发生。它有待医学进一步的研究。

医生有话说

术后发生恶心呕吐会影响患者的就医体验，也易致水、电解质及酸碱平衡紊乱，不过无需过度担心，医生会联合应用多种方法来降低术后发生恶心呕吐的概率，提高患者的就医满意度。

王坤

术后镇痛

患者王先生骑车时不慎与机动车发生碰撞，导致小腿开放性骨折。王先生疼痛难忍，十分紧张焦虑。完善术前检查后，王先生被紧急送往手术室。为了减轻术后疼痛，麻醉医生采用了"阿片类镇痛药＋非甾体类抗炎药＋止吐药"的术后多模式镇痛配方。术后第一天随访，王先生说："医生，太感谢您了！昨天手术回来到现在，伤腿都没太疼，晚上休息得也挺好……"

什么是疼痛？

疼痛是组织损伤或潜在组织损伤所引起的不愉快感觉和情感体验。

如何评估疼痛程度？

1.采用视觉模拟评分法（VAS）

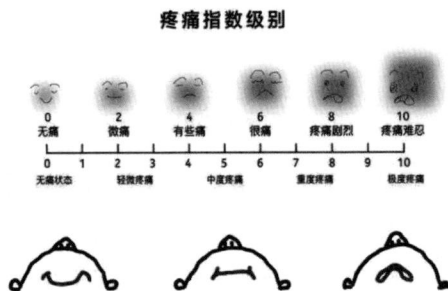

疼痛指数级别

VAS评定的具体标准：①0分：无痛；②1～3分：有轻微的疼痛，但可以忍受；③4～6分：疼痛明显，且影响睡眠，但尚能忍受；④7～10分：疼痛感强烈难忍。

2.评估时间

疼痛评估是麻醉科规范性处理疼痛较为关键的一步。本科室护士在术前、术后进行疼痛评分，并记录在护理记录单。医生会根据护理记录单上的评分，对患者进行个性化、多模式的镇痛方案，让患者远离疼痛。

术后疼痛发生的主要原因有哪些?

1. 切口创伤。

2. 肠胀气、肠痉挛。

3. 引流管道对伤口和神经的刺激。

4. 骨、滑膜、骨膜损伤，止血带引起缺血再灌注损伤，组织血管损伤导致炎性物质、致痛物质的释放。

5. 创伤周围肌肉痉挛。

6. 创伤引起的炎症反应使外周神经敏感化。

影响术后疼痛的因素有哪些?

1. 手术种类及手术范围：凡涉及胸部、上腹部和骨骼的手术疼痛程度均较强。

2. 患者年龄和性别：女性对疼痛更敏感。老年患者对疼痛刺激反应缓慢，但不意味着对疼痛感知程度弱。

3. 患者对疾病和疼痛的认识：如果患者对手术和术后可能发生的疼痛有一定认识和心理准备，就可从容应对疼痛。

4. 术前是否合并疼痛：术前伴有疼痛的患者比不伴疼痛的患者对术后痛更敏感。

5. 患者的精神状态：围术期焦虑程度高的患者，术后可能体验到更强程度的疼痛。

术后镇痛有何益处?

1. 缓解疼痛，减轻焦虑和紧张，使患者能够更好地休息。

2. 使患者能尽早活动，进行功能锻炼，加速康复进程。

3. 减少应激反应对免疫功能的抑制，减少术后感染的发生。

4. 降低血栓、炎症、肺部感染并发症的发生率，从而降低医疗费用和缩短住院时间。

5. 减少护理工作量。

6. 提高患者治疗满意度。

常用的术后镇痛方法有哪些？

1. 静脉镇痛：通过静脉输液给予镇痛药，镇痛起效快，但个人用药需求量差别很大，需要及时调整剂量才能达到满意镇痛效果。

2. 口服镇痛：口服镇痛药止痛，可用于肠胃功能恢复后或非胃肠手术（如骨关节手术）术后镇痛。简单易行，适用于轻中度疼痛。

3. 皮下镇痛：通过皮下输注镇痛药，起效比静脉镇痛慢，但不良反应少。

4. 硬膜外镇痛：手术开始前，在背部置入一根细导管，手术后通过这根导管给药，镇痛效果确切且不良反应少。可用于大部分手术的术后镇痛。

5. 肌内注射：为最传统的术后镇痛方式，但是注射本身可有疼痛，且注射后药物吸收波动大。不容易达到令人满意的镇痛效果，不良反应发生率略高。

6. 局部浸润：伤口局部注射麻醉药止痛，仅适用于浅表或小切口手术如阑尾切除术、疝修补术、膝关节镜检术等。

什么是多模式镇痛？

多模式镇痛指联合应用不同作用机制的镇痛药物和／或多种镇痛方法来镇痛。其优点是将作用机制不同的药物组合在一起，降低单一用药的剂量和不良反应，发挥镇痛的协同或相加作用，从而达到最大的效应／不良反应比值。例如：阿片类镇痛药＋非甾体抗炎药联合应用，减少阿片类镇痛药的剂量，可延长镇痛时间，降低阿片类镇痛药的不良反应，如恶心、呕吐、嗜睡、眩晕等。

临床常用的术后镇痛药有哪些？

1. 非甾体抗炎药（NSAIDs）（如布洛芬、双氯芬酸钠、氟比洛芬酯等）。

2. 弱阿片类药（可待因、曲马多等）。

3. 阿片类镇痛药（如吗啡、派替啶、芬太尼等）。

4.局部麻醉药（如布比卡因、罗哌卡因等）。

医生有话说

　　麻醉医生会综合考虑每一位患者的性别、年龄、身体状况及手术类型等因素，为患者制定个体化的镇痛方案，最大程度减轻患者术后疼痛，降低疼痛相关不良事件的发生率，促进患者术后康复进程，帮助患者早日回归家庭和社会。

武宽

扫一扫观看视频

《术后镇痛是怎么回事？》

您了解麻醉吗？

麻醉科王医生在手术前一天去看患者。王医生详细询问了患者刘女士，详细询问了刘女士的疾病史、日常状态、需要做什么手术等，还向刘女士介绍了手术麻醉可能带来的风险。刘女士非常不解，"您好！我听说做手术的时候，麻醉医生不是给完药就没事了吗？您怎么还要提前来看我，还说了那么多风险？"。王医生耐心地向刘女士解释道："好多人跟您一样，对麻醉医生的工作不太了解。其实，在您做手术的时候，外科医生专注如何把手术做好，而麻醉医生除了要给患者麻醉药物，让患者安静、舒适的接受手术治疗，更重要的是要时刻守护在患者身边，以及时处置手术过程中可能发生的各种情况，保障患者的生命安全。"听罢，刘女士说："是这样啊，原来在整个手术过程中麻醉医生这么重要。那我明天做手术的时候就辛苦您了"。

您了解神秘的麻醉学吗？

麻醉，是用药物或其他方法使人整体或局部暂时失去感觉，以达到无痛进行手术的目的。

麻醉学，是运用有关麻醉的基础理论、临床技术以消除患者手术疼痛，保证患者安全，为手术创造良好条件的一门科学。现代麻醉学包括临床麻醉、重症监护（ICU）急救复苏及疼痛治疗。

您了解麻醉学的发展历程吗？

1. 华佗（？—208年），世界上最先发明的麻醉剂——麻沸散的人，他是最早应用全身麻醉技术的医学家，堪称"外科鼻祖"。

2. 1842年3月30日美国医生Crawford Long为一位摘除颈部肿块的患者成功实施了第一例乙醚全身麻醉。他的妻子为了纪念这次成功，以3月30日作为庆祝日。各国为了表示对医生的感恩，将其逐步推广，"国际医生日"由此而生。

3. 在 1846 年 10 月 16 日，一位叫莫顿（Morton）的美国医生在马萨诸塞州总医院向世界公开展示了施行乙醚麻醉治疗的过程。这标志着医学麻醉的诞生，医学外科步入新的纪元。

麻醉医生为什么被称为患者生命的"守护神"？

大多数人认为麻醉医生是通过药物治疗解除疼痛并使患者失去知觉的，不过是"打一针，睡一觉"那么简单。事实上只有小手术，没有小麻醉；外科医生治病，麻醉医生保命，麻醉医生是手术者身边的"守护神"，要为手术全程保驾护航。

1. 术前：麻醉医生在术前访视患者，了解有关病史、拟行手术的情况，为患者做麻醉前评估及制订合适的麻醉方案；有危重患者或者大创伤手术，麻醉医生还要进行术前会诊，以积极准备抢救药品及设备等，防止出现严重问题危及患者的生命。

2. 术中：按拟定计划和操作规程实施麻醉，手术期间对患者进行全面的生命体征监测。使患者在无痛、安静、无记忆、无不良反应的情况下完成手术。

3. 术后：做好麻醉后的各种处理，帮助患者尽早从麻醉状态中恢复过来，并实施术后镇痛，根据病情对患者进行回访观察，对有需要的患者调整术后镇痛剂量，让患者无痛、舒适、安全地恢复。

医生有话说

麻醉医生具有独特的专业知识和技能，是救治全院危急重症患者的主力军。有了麻醉医生的保驾护航，外科医生才能在手术台上从容不迫地进行各种操作，患者才能平稳地渡过手术最危险的阶段。有了他们，无痛人流、无痛胃肠镜、各种介入手术等操作检查才得以广泛开展，无数患者在诊疗过程中的巨大痛苦才得以缓解。

郭涛

扫一扫观看视频

《您了解麻醉吗？》

当日做完当日出院的"日间手术"

上周在门诊内镜中心，胃疼多年的王大妈在经过术前检查和麻醉评估等流程后，入院当天上午就做了麻醉下胃镜胃息肉切除手术，手术非常顺利，术后恢复良好，王大妈下午就出院回家休息了。做完手术后王大妈一个劲儿地感慨："原来日间手术这么便捷，真的太方便啦！"

那么，什么是日间手术呢？安全吗？贵不贵？

什么是日间手术？

日间手术是指患者 24 小时内完成从入院、手术或侵入性诊疗，并得到和常规住院患者同样先进的技术和设施服务，同样严格的术后随访观察后离院的一种诊疗模式。

日间手术有什么优点？

①缩短住院等候时间和治疗时间，使更多的患者得到更高效地治疗；②降低医疗费用；③医院获得性感染的机会降低；④患者在术后能很快返回正常生活环境；⑤减少家属往返医院照顾病患的时间。

如何确保日间手术的安全？

①同住院患者一样有严格的术前评估和准备；②更加优化和安全的麻醉及手术方式；③严格的离院评估，如评估达不到离院标准，随时转为住院治疗；④有效的家庭护理；⑤畅通的随访与救治渠道。

哪些情况可以做日间手术？

手术病种的选择以创伤小、恢复快、安全性高、手术时间短为标准。具体包含临床诊断明确；为本医院已开展的成熟术式；手术时间预计不超过 2小时；围手术期出血的风险小；术后经短暂恢复能够达到出院标准等。

哪些患者可进行日间手术？

①SA I～II级患者，无明显心、肺疾病史；②手术创伤小、术后康复不需要医护人员特殊的处理和看护；③术前准备能在门诊完成；④患者术后意识清楚、生命体征稳定，并发症少，无术后大出血、无呼吸道梗阻及口服药物不可控制的术后疼痛和术后恶心呕吐；⑤不是独自居住，手术后有成人陪同回家，保证家中有家人或邻居照看，并有完善的通信设备，以便术后出现紧急情况时能及时与医生取得联系。

日间手术术前需要哪些准备？

①术前常规禁食、禁饮；②与医生沟通，使其能充分了解患者身体状况及合并疾病的救治情况，准确评估患者是否适宜进行日间手术；③必要的术前检查；④手术相关的术前准备；⑤术后家庭护理需求准备。

日间手术术后恢复达到什么标准可以回家？

①生命体征平稳至少1小时；②自主气道、自主呼吸、患者意识和肌力完全恢复；③患者无恶心、呕吐，无剧烈疼痛，无出血。

医生有话说

　　随着医学技术的进步、医疗流程的优化及快速康复理念的深入人心，当日入院、当日手术、当日出院，已不再是"痴人说梦"，越来越多的疾病可以通过日间手术治疗。

　　日间手术的术后注意事项请您记好：①清醒后经医生同意方可在家属照看下回家；②术后当日不宜随意服用药物、饮酒；③术后苏醒后不宜立即驾驶汽车或者操作危险器械；④麻醉手术后会引起一定不良反应，如咽喉痛、困倦、嗜睡、乏力，这些症状会随着身体康复和时间推移好转；⑤如有不适，请及时回医院救治。

陶乐

第十六章

科学塑造更美的自己

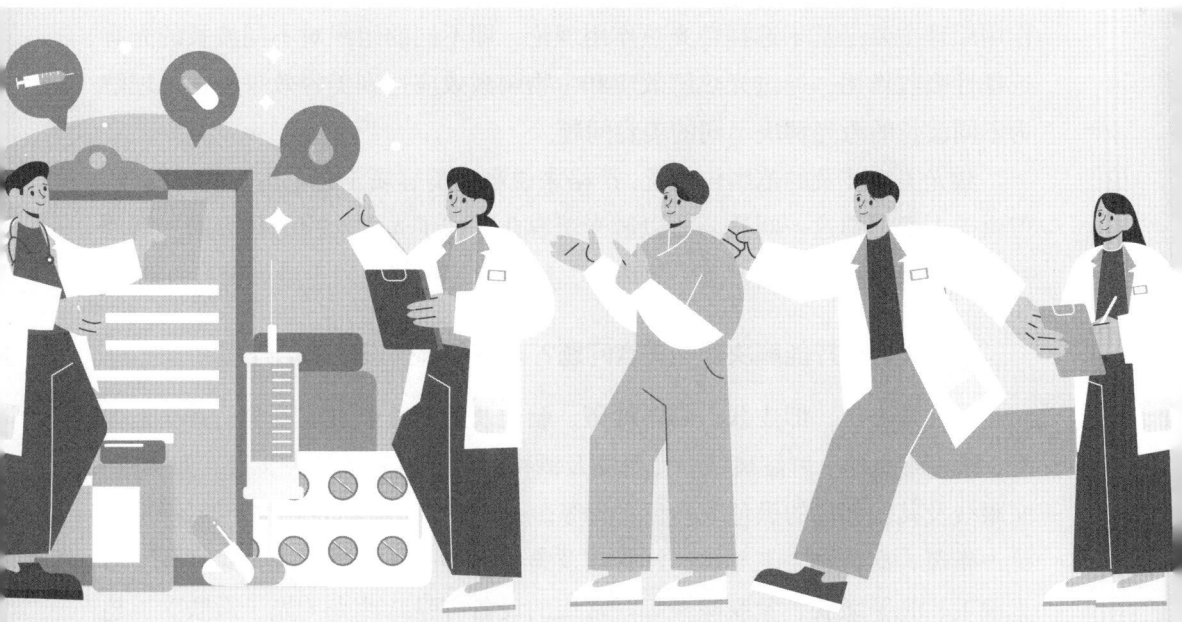

激光美容让你的肌肤变得更加光彩靓丽

小王发现自己眼角长了一块淡褐色的斑，同事跟她说可以去医院做激光治疗，但是她不了解什么是激光治疗，就上网查了一番，查完后小王豁然开朗，原来激光治疗不仅能祛斑，还能实现各种美容需求。

激光美容作为医疗美容项目的新宠，因其创伤小、恢复快等优点，逐渐替代了许多传统的治疗手段，受到越来越多求美者的青睐，目前已经成为人们美容生活中不可或缺的一部分。

什么是激光美容？

激光美容简单地说就是利用激光技术进行治疗而达到美容的目的。它的作用原理主要是基于选择性光热作用理论，即不同的组织对不同波长的光有选择性吸收作用，通过光热解效应和生物刺激效应达到美容效果，也可理解为不同波长的激光解决不同的美容问题。

激光美容涉及的范围较宽泛，严格来说激光美容属于光电治疗的一部分，但由于人们习惯这一叫法，所以激光美容几乎成了光电治疗的代名词。其他光电类如强脉冲光、电磁波、等离子、射频及超声等也属于激光美容范畴。

激光美容治疗能解决哪些美容问题？常使用哪些设备来治疗呢？

首先是去黑，即皮肤上的各种斑、胎记及外伤性色素沉着等；其次是去红，诸如红血丝、鲜红斑痣、血管瘤及酒糟鼻等；再有就是去文身，如文眉、文眼线及其他部位的黑色或彩色文身等；还有就是去除体表肿物，如各种痣、疣、雀斑、血管瘤、老年斑、汗管瘤及睑黄瘤等；其他还有激光穿耳孔、激光脱毛、光子嫩肤、紧肤除皱等。常用的设备有强脉冲光（光子嫩肤）、超脉冲二氧化碳激光、调Q激光（白瓷娃娃）、皮秒激光、半导体激光、点阵激光、红宝石和翠绿宝石激光及射频和超声类设备等。

每个人都可做激光美容治疗吗？哪些人不适合激光美容治疗？

大多数人都可以接受激光美容治疗，但有以下情况者不适合做激光治疗：对光敏感者；近期服用光敏感药物者如维 A 酸、四环素等；近 1 个月内有阳光照射史者；怀孕、哺乳和月经期女性；对变美的期望值过高者；患有严重心理疾病、癫痫和精神障碍疾病，长期服用某些精神类药物和消炎药者；严重的心、肺、肾功能不全者；严重的高血压、糖尿病者；长期凝血功能异常和使用抗凝药物者；肤色较黑及瘢痕体质者；治疗区域有炎症及皮肤肿瘤患者。

激光美容治疗前需要做什么准备吗？

激光美容治疗前进行必要的准备是有意义的，可以保证治疗的安全及治疗后的效果。治疗前要和医生充分沟通，消除紧张，了解治疗过程和治疗效果等情况；治疗前要洗脸洁面，有创的、不能沾水的治疗要提前洗澡；某些治疗如点阵或射频紧肤、激光祛痣等会引起疼痛，需要使用麻药；治疗过程中还要佩戴遮光镜保护眼睛；如果您正在服用维 A 酸等药物或做过去角质、刷酸类治疗及近期暴晒过，要 1 个月后再做激光治疗会更安全。

做完激光美容治疗后有哪些注意事项？

激光美容治疗后皮肤温度会升高、发红、发干及伴有疼痛，要及时通过冷喷、冷敷面膜或冰敷，从而降低皮肤温度，减轻炎性反应，防止红斑、水泡及瘢痕形成。

洗脸时应使用温水或冷水，动作要轻柔，不要用力揉搓，1 周内尽量避免使用刺激性的化妆品，尽量不做面部按摩。

加强皮肤保湿，激光治疗后皮肤会敏感且干燥缺水，可使用保湿修复面膜和护肤油类产品对面部进行保湿补水护理，帮助皮肤尽快恢复正常状态。

恢复期间一定要注意防晒，对于以祛斑为主的治疗更为重要，外出时要涂抹防晒霜、戴太阳帽及使用遮阳伞，防止色素沉着。治疗后出现的局部色素沉着情况，1～3 个月多可自行恢复，个别可能达半年以上。必要时口服维生素 C 和外用氢醌霜等促进色素吸收。

有创面的激光治疗，要涂抹红霉素类消炎药膏，3～7天不能沾水，保持局部干燥至创面结痂后再碰水，防止创面感染影响组织愈合。痂皮应自行脱落，绝不能用手去抠掉，以免延缓修复过程，甚至产生色素沉着、凹陷或瘢痕增生等。

治疗和恢复期间禁止服用光敏性药品及辛辣刺激性食品，忌烟酒。再次治疗时间不能过短、过频，光子嫩肤再次治疗时间至少1个月以上，脱毛要2个月以上，洗文身、祛斑、紧肤等治疗要2～3个月以上，部分紧肤设备再次治疗要求的时间更长，具体由医生根据恢复情况和治疗效果而定。

医生有话说

激光治疗是比较安全的治疗方式，但对操作者要求还是比较高的，如果操作不当，也会带来风险，甚至产生严重后果。所以，一定要到正规医疗机构，找经验丰富的医生进行治疗。

李生

扫一扫观看视频

《医疗美容科医生告诉你什么是激光美容》

眼部美容手术把青春和美丽还给你

娜娜是一个单眼皮女孩，从小就被冠上"单眼皮、肿眼泡"的标签，她一直都非常羡慕别人的双眼皮，做梦都想拥有一双漂亮的双眼皮和扑闪的大眼睛。

为什么要做双眼皮，它能带给你什么好处呢？有哪些手术方法？

由于文化差异，人们对双眼皮、大眼睛尤为喜爱，然而东方人大约有一半人是单眼皮，那么想有双眼皮怎么办呢，医生可以通过手术来帮你实现这一愿望。实际上做双眼皮不仅能改善眼部的美观，对于眼皮压迫睑缘和遮挡视野的人来说，形成双眼皮后还可以减轻睁眼时的负担和改善视野，这样也就不需要收缩额肌帮忙睁眼了，使额肌得到了解放，从长远来看也就预防了额部皱纹的出现，这些都是做双眼皮同时获得的好处。

目前做双眼皮手术主要有两种方法：埋线法和切开法。其原理都是在皮肤与睑板间建立联系而形成双眼皮。埋线法适用于上眼皮不松，且眼皮相对较薄的年轻人。优点是创伤小，恢复快，外形自然；不足是缝线易松脱，有双眼皮变窄消失的可能，个别人有线结反应或外露。而切开法则适用于上眼皮松弛、眼皮较厚者。优点是能够解决上眼皮松弛，改善眼皮臃肿，术后双眼皮牢固持久，在伴有上睑下垂时可以一并修复；不足是相较于埋线法其创伤相对较大，恢复时间也较长，切口处有瘢痕。每个人的眼部条件不一样，对双眼皮的形状要求也不同，需要和医生一起讨论决定采用哪种手术方法，做哪种形状的双眼皮更符合自己审美要求。

为什么要开眼角？不开行吗？

开眼角是内眦赘皮矫正术的俗称。内眦赘皮是内眼角处形成的皮肤皱襞，它遮盖了真正的眼角结构，限制了双眼皮的形成，常使两侧内眼角距离变宽，视觉上使眼球呈内聚状，如同"内斜视"或"斗鸡眼"外观，影响眼部美感。

轻度的内眦赘皮往往能形成窄双眼皮，做双眼皮影响不大，可以不开眼角，但中度以上的内眦赘皮对双眼皮的形成有比较大的影响，做双眼皮时就需要开眼角了，否则会影响双眼皮的形态，表现为结构性不自然。

上眼皮松弛了怎么办？提眉或切眉手术是怎么回事？

随着年龄的增加上眼皮开始逐渐松弛下垂，松垂的眼皮使眼睛变小，形成"眯缝眼"或"三角眼"外观，呈衰老面容，同时下垂的上眼皮压迫睫毛引起睁眼不适，过度松垂还影响视野，因此，这样的患者自己常常通过收缩额部肌肉、抬眉毛，帮助提起上眼皮来改善上述症状，随之而来的是额纹增多，经常挑眉的动作也给人留下不雅的印象。

解决办法是用前文提到的双眼皮手术或眼皮上提术或两者手术结合来解决。对于上眼皮轻度松弛且眼皮较薄的人，可以在做双眼皮时通过切掉一条松弛的皮肤肌肉组织，解决上眼皮松弛的问题。对于上眼皮松弛明显且眼皮较厚的人，做双眼皮会臃肿不自然，可以选择眼皮上提术，方法是根据患者眉和眼皮的下垂程度、眉眼间距离、眉毛疏密、是否有文眉及是否接受术后文眉等情况，在眉毛上缘或下缘或直接在眉区切除一条皮肤肌肉组织，解决上眼皮松弛的问题，即所谓的提眉或切眉。这样做能有效地恢复眉的位置，改善上眼皮松弛，调整眉眼间距，消除鱼尾纹及减轻和消除额部皱纹，尽可能地达到年轻时眼部的形态，使眼部更加自然。眉下缘切除法只解决上眼皮松弛的问题，不能上提眉毛，但它和眉上切除法都可以保留眉毛。上眼皮松垂解决后，保留了睑板前较薄的组织，也为再做双眼皮时使之更加的自然美观创造了条件。

眼睛无神、睁眼费力是什么原因？怎么解决？

主要有两种原因，一种原因是上睑下垂。这种情况往往属于病理性的，是由叫作提上睑肌的睁眼肌肉收缩无力引起，使眼皮上提困难，眼睛不能完全睁开，需用收缩额肌帮助睁眼来改善视物，所以睁眼费力，眼睛也无神。上睑下垂需要手术治疗，即上睑下垂矫正术，常采用提上睑肌缩短或额肌筋膜悬吊术等方法来解决上睑下垂。另一种原因则是上眼皮过度松弛下垂。这种情况是生理性老化形成，按照上眼皮松弛的处理方法解决即可。当然，上睑下垂和上眼皮松弛下垂两种情况也可以同时存在，要综合考虑一并处理。

什么是眼袋？眼袋手术怎么做？

眼袋是由于下眼皮松弛和眶隔内的脂肪向外移位在下眼皮区域形成的袋状突起。年轻人有眼袋主要以脂肪量的增多为主，多与家族遗传因素有关。因为下眼皮不松，可以用内路法切除眼袋。即把下眼皮翻开，在反折处做不到 1 厘米长的小切口，将多余的脂肪取出即可，不用缝合，术后恢复快。年龄大的人，因为下眼皮存在松弛，需要用外路法切除脂肪，同时切除多余的松弛皮肤肌肉组织，有泪沟凹陷者也可用眶隔内释放出来的脂肪组织进行填充，恢复下眼皮年轻形态。手术切口需要缝合，术后 1 周拆线。

医生有话说

眼部美容手术是国内常见的美容手术，但要达到理想的美容效果，需要医生和求美者充分沟通，做到医学与审美的完美结合，最终才能实现预期的美容目标。

李生

扫一扫观看视频
《整形外科医生告诉你双眼皮手术怎么选择》

打造完美女性曲线之乳房整形

小赵左乳得过乳腺癌，曾经做过左侧乳房肿瘤切除术，幸运的是她得以保留部分乳房组织，术后经过长时间的治疗，小赵已经从乳腺癌中康复。康复后，她来到医院的整形外科就诊，想要做隆乳手术，让自己双侧的乳房大小尽量相同。

乳房作为女性的第二性征，不仅能够哺育婴儿，也能体现女性身体曲线的美丽。因此，隆胸手术已连续多年荣获美国整形学会最受欢迎整形手术排行榜榜首荣誉。很多人对乳房整形手术的认知仅为隆胸手术，其实乳房整形还有如巨乳缩小术、乳房悬吊术、副乳切除术等多种不同手术。

什么是隆胸手术？

隆胸手术的第一种方法是自体脂肪隆胸，即通过吸取自体脂肪后，通过将提纯净化后的脂肪注射入双侧乳房的方式，同时达到隆胸及局部塑形两种目的。后期手感及外形更加真实，同时手术切口更小，术后恢复更快。但同时，因为脂肪约有 50% 吸收率，故需多次手术才能达到较满意的效果，更适合胸部不需要增大太多，且有多余脂肪可供吸脂的求美者。

隆胸手术的第二种方法是假体植入隆胸，可通过一次手术即达到想要的手术效果。目前植入的主要为硅凝胶假体，有水滴形和圆形两种形状可供选择。假体植入隆胸术的手术切口也有多种选择，主要为腋窝切口、乳晕切口和乳房下皱襞切口。手术切口较为隐蔽，可根据每位求美者不同的身体形态、乳腺发育情况及其个人诉求，选择植入假体的大小。

当然，任何手术都有风险，隆胸术后也可发生水肿、假体破裂、包膜挛缩、假体移位等风险。局部出现水肿多为正常现象，可自行消除；植入物如仔细保护，避免剧烈撞击，多可以终身应用，更不会因揉搓乳房或坐飞机等而导致假体破裂，但如果发生假体破裂的情况，应及时就医，取出或更换假体；假体植入隆胸术因植入物为异体物质，故有部分人有排异反应，导致假体周围形成一层包膜，包膜挛缩后轻者出现局部硬结，更有甚者导致假体异位、双侧乳房不对称、影响美观等。

手术需谨慎，术前多与医生沟通，双方一起选定一个合适的手术方案，相信一定会达到事半功倍的效果。

既然乳房可以增大，那么也可以缩小吗?

可以的。一个大小适当、饱满、挺翘的乳房是每位女性的追求，但是有人乳房过小，就会有人乳房过大，这种情况临床上称为巨乳。过大的乳房对这些人来说是一种"甜蜜的烦恼"，由于乳房重力过大，会使颈背部弯曲，造成颈背部的明显疼痛；并且无法避免最终会形成乳房下垂，乳房下垂后也会导致乳房皱褶处容易汗湿，引起局部湿疹等；乳房过大也导致穿衣及平常运动不便，尤其是运动时没有穿着合适的运动内衣，则会加重肩背部疼痛，也加快乳房下垂。所以，如果有巨乳的患者，应及时到医院行乳房缩小成形术，避免长期的烦恼。

乳房下垂了该怎么办?

很多女性都发现随着年龄的增长，不可避免地会出现乳房下垂，根据每个人的身体情况和乳房大小不同，下垂程度略有不同。但即使是轻度下垂，也会导致乳房外形缺乏美感，甚至穿衣也无法遮挡，会对女性的个人生活造成困扰。乳房下垂主要是由各种原因引起的乳腺萎缩导致，如衰老后乳腺内腺体萎缩、支撑韧带退化，或者哺乳后雌激素水平下降导致乳腺内腺体萎缩，也有一部分人是由巨乳导致重力过大而下垂。乳房下垂可以进行乳房悬吊术来治疗，医生会根据每个患者的情况不同，选择不同的术式，如乳晕周切口乳房悬吊术、同心环乳房悬吊术等。

什么是乳头内陷?

乳头内陷是一种常见的女性乳房疾病，轻度时只有乳腺开口的凹陷，严重情况下整个乳头都可凹陷于乳晕平面以下。乳头内陷不仅影响美观，严重时甚至导致乳头炎症、局部皮疹或乳腺炎，也有一部分患者由于乳头内陷而影响哺乳。轻度的乳头内陷可以通过长期手法牵拉治疗，使乳头逐渐恢复正常的外观；严重的乳头内陷可以通过手术治疗。手术治疗前需与医生进行充分沟通，因为一些手术方法可能会破坏乳腺导管，影响哺乳。所以乳头内陷需要尽早就诊，早期开始手法治疗，或者与医生商议合适的治疗方案。

腋下好像有一块"肥肉"，那是什么？

有两种原因导致这种情况，一是有副乳；二是局部肥胖后脂肪堆积。如果是由肥胖导致，建议还是先行运动健身减肥的方法。但如果确诊是副乳，则建议行正规手术治疗。副乳就是在腋窝前壁有乳腺组织，甚至也可能形成乳头、乳晕，在女性经期可随着乳房涨大，哺乳期会涨大的更加明显，也可能有溢乳情况发生。副乳不仅影响美观、影响穿衣，也有癌变的风险，同时如果有溢乳等情况发生，还会对个人生活造成影响，所以如果发现有副乳，建议尽早行手术切除。乳房整形手术种类繁多，适应人群也不尽相同。手术选择需谨慎，术前多与医生沟通，双方一起选定合适的手术方案，相信一定会达到理想的效果。

医生有话说

乳房整形手术种类繁多，适应人群也不尽相同。手术选择需谨慎，术前多与医生沟通，双方一起选定合适的手术方案，相信一定会达到理想的效果。

齐一兰

吸脂手术真的能减肥吗？让你简单了解吸脂手术

　　小周一直觉得自己有点胖，他也想通过运动达到减肥效果，可是尝试了几次之后，他总是无法坚持，于是他来到医院整形外科，希望能通过吸脂手术减肥，可是没想到，医生却拒绝了他想要减肥的要求。那么到底什么情况下能行吸脂手术，吸脂手术又能做到什么呢？

　　我们活在一个以瘦为美的时代，不知从何时起，如何减肥成为人们交谈中的重要话题，人们讨论各种减肥方法，交换减肥心得，最终结论却是减肥不是一件容易做到的事。节食减肥容易反弹，运动减肥时间太长且疲惫，所以有人走捷径选择吸脂手术。吸脂手术开展已近八十年历史，已成为最常见的整形手术之一。手术方法的不断改进让现代吸脂术更加安全，创伤减少，同时术后效果更好。

吸脂手术可以做到什么？

　　吸脂手术并不适合所有想要通过手术减肥的人，简单地讲，吸脂手术并不是一项减肥手段，它更多的是进行局部塑性，比如上臂后外侧下垂导致的"蝴蝶袖"、腹部脂肪堆积导致的局部下垂等，甚至起到改善脸型等作用。常见的吸脂部位包括四肢、腰腹部等，面部、双下巴、颈肩部等也可进行少量吸脂。

吸脂手术是怎么做的呢？

　　吸脂手术最基本的方法是负压吸脂技术，将带麻醉剂的膨胀液注入皮下脂肪后，通过局部小切口将带负压的吸脂针伸入稀释的脂肪内进行反复抽吸。由于吸脂手术是在皮下脂肪层中进行，所以不会损伤更深层的内脏器官等，有较高安全性。

吸脂手术有什么风险吗？

当然，任何的手术操作都有一定的风险，吸脂术后也会有并发症产生。例如皮下淤血、局部水肿、麻木疼痛、术区瘢痕等。并且由于皮下瘢痕或血肿机化等情况发生，所以局部有形成皮下结节可能，多数并发症都会经过3个月至半年后逐渐恢复。而吸脂手术最大的风险、最严重的并发症是脂肪栓塞，因为手术过程中不可避免会损伤到局部血管，脂肪颗粒进入血管即可引起脂肪栓塞，如果大面积的脂肪颗粒随血管进入颅内，严重情况下甚至导致死亡。

吸脂术后有什么注意事项？

吸脂术后也有很多注意事项。术后局部小切口约7天左右拆线，因为很多吸脂手术切口在皮肤皱褶处等隐蔽部位，更容易"藏污纳垢"，所以术后要保持局部无菌干燥。除此之外，任何手术后都要禁食辛辣等刺激性食物、忌烟酒，多服用利于伤口愈合的维生素C、胶原蛋白等食物；术后护理中重要的一项是严格按照医生要求穿着塑身衣，不仅能够收缩皮肤，还能通过塑身衣的形态起到更好的塑形效果，一般要求穿着塑身衣3～6个月，通常前3个月要求每时每刻均需穿着塑身衣。并且因为吸脂将皮下脂肪层破坏，皮肤与皮下组织需重新愈合，如进行剧烈运动，容易导致局部伤口裂开、皮肤愈合不良等问题，所以术后也要严禁剧烈运动。

吸出的脂肪也有其他用处

整形医生一直以来都将脂肪叫作"液体黄金"，吸脂手术得到的脂肪也可以再利用，达到一举两得的效果。例如利用脂肪进行面部填充、丰胸、丰臀等，能达到很好的塑形效果。并且因为脂肪为自身组织，所以填充术后没有排异反应，非常安全。

医生有话说

　　吸脂手术的目的是进行局部塑形，从而实现求美者的愿望。吸脂术后需严格按照医生要求穿着塑身衣，才能实现理想的手术效果。另外，吸出的脂肪经处理后可进行局部填充，实现填充部位良好的塑形。

齐一兰

您知道手术也可以减重吗?

老马是一名吃饭主播，每天吃着饭直着播就能把自己养活了，每天活的逍遥自在。可老马最近发现自己越来越吃不动了，反应也越来越迟钝，常常会不自觉的在自己的直播间睡着，晚上睡觉的时候也时常被憋醒。老马去医院检查，发现血压血糖都高得离谱，被医生告知自己得了代谢综合征，需要马上减肥。可老马一想自己最怕的就是节食和运动，这可怎么办呀？于是，医生向他推荐了减重代谢手术。

什么是减重代谢手术?

减重代谢手术是通过手术的方式治疗肥胖及由肥胖引起的代谢性疾病。目前主流的减重代谢手术有两种，分别是袖状胃切除术及胃旁路手术。这两种手术都是微创手术，其通过改变消化道的容积及消化道的路径，来改变食物的摄入方式、改变消化道吸收食物的方式、改变人体内分泌的调节，从而达到控制体重和治疗多种由肥胖导致的如高血压、糖尿病、睡眠呼吸暂停综合征、多囊卵巢综合征、不孕不育等代谢性疾病的目的。

哪些人做减重代谢手术会最大程度的受益?

对于肥胖的患者来说，医生最关注的就是患者的 BMI。如果患者的 BMI 超过 $35 \, \mathrm{kg/m^2}$，那么都应该接受减重代谢手术；如果患者的 BMI 在 $30 \sim 34.9 \, \mathrm{kg/m^2}$，那么如果规范了饮食或通过健身或锻炼，效果仍然不好时，也应考虑减重代谢手术；如果患者 BMI 超过 $27 \, \mathrm{kg/m^2}$，并且患者同时合并有高血压、糖尿病、高尿酸、高血脂、多囊卵巢综合征等代谢性疾病，减重代谢手术会有不错的效果。

减重代谢手术是成熟的手术吗? 会有并发症吗?

任何外科手术或操作都会有相应的风险，也都会有并发症发生。减重代谢手术经过长时间的发展，已经较为成熟，在绝大多数情况下，手术风险可控且极低。有研究表明，减重代谢手术的死亡率和并发症发生率低于腹腔镜胆囊切除术。

减重代谢手术创伤大吗？需要留置胃管和导尿管吗？

现如今减重代谢手术逐渐精准化与微创化，微创带来的好处就是加速康复，对于一般状态比较好的患者，术后基本不会留置任何诸如胃管和导尿管等各种管路，术后会使用止痛药物，所以大多数患者术后不会感到明显不适。

减重代谢手术可以达到什么样的效果？

目前的经验看来，减重代谢手术可以减掉肥胖患者多余体重的80%左右。具体的减重效果，取决于患者的基础体重及患者术后饮食管理与运动情况。一般术后体重下降较快，有些患者术后 1 周左右体重会下降 10 kg 左右，术后 3 个月体重会下降 20 ～ 25 kg，术后半年体重下降 30 kg 左右。对于合并糖尿病、高血压等代谢性疾病的患者，大多数术后可以达到完全缓解。当然，减重代谢手术并不是一劳永逸的，手术后需要配合健康的饮食和合理的运动，否则依然有轻度反弹的风险。

手术后需要控制饮食吗？

对抗肥胖是一个长期的过程，手术只是其中的一个关键部分，手术后的饮食管理同样至关重要，只有术后健康合理的饮食加上规律的运动，才能达到减重降糖效果最大化，并且最大限度地降低反弹概率，也会最大程度降低并发症的发生风险。总的来说要遵循以下原则：手术后的饮食要循序渐进，从流食到半流食到软食再到正常饮食逐渐过渡；手术后应当遵循少吃多餐、细嚼慢咽的原则，切忌暴饮暴食、狼吞虎咽；术后饮水要充足，以便带走脂肪燃烧过程中的代谢废物；最后要有一个合理的饮食结构，比如禁食生冷、低糖低脂、保证充足的优质蛋白、保证维生素和膳食纤维的摄入。

术后多久可以恢复正常生活？

微创手术术后，患者当天就可以下床活动，术后第1天就可以饮水，同时基本可以活动自如，手术带来的不适感会在术后1～3天逐渐消失，术后观察3天左右就可以出院回家，出院后除暂不能进行剧烈运动外，日常学习、工作、劳动都不受任何影响。

减重代谢手术可以医保报销吗？

目前北京市医保对于患有肥胖同时伴随高血压、糖尿病、多囊卵巢综合征等代谢性疾病的患者会予以医保报销，报销比例根据不同的医保类型有所不同。

医生有话说

目前随着生活水平的提高，肥胖的患者越来越多，因为肥胖引起的慢性疾病发病率也越来越高，现代医学认为肥胖也是一种疾病，也需要医疗干预。

减重手术通过近些年的发展已经成为了较为成熟和安全的手术方式，减重代谢手术并不仅仅可以减轻我们的体重，更会降低由肥胖引起的糖尿病、心脑血管疾病等相关风险，还患者一个健康美丽的身体。当然，减重代谢手术需要配合健康的饮食以及合理的运动才会达到最佳的效果。

张乐

扫一扫观看视频

《手术能减重吗？》

减重门诊实现您科学减重梦想

王女士自从怀孕生完宝宝后就胖了起来，以前的漂亮衣服一件也穿不进去，自己用尽各种办法减肥，无奈总是反弹，越减越肥，还间断出现脱发、便秘、乏力症状，最近体检又发现了脂肪肝，很担心自己的健康，听说医院里有减重门诊，今天特地来挂号了解一下。

什么是减重门诊？

减重门诊是一个联合门诊，首先是医学减重门诊，是由内分泌科医生负责的，其会开具一些化验检查对患者进行初步的评估，主要包括激素水平、血糖、血脂、体成分等指标，排查患者是不是因为得了某些疾病才会肥胖，比如甲状腺功能减退、皮质醇增多症等，以及是否存在肥胖带来的慢性疾病，进行治疗和随诊。

其次是减重复诊（营养）门诊，这是由临床营养科医生负责的，他们会了解您的饮食习惯，帮您制订个体化的减重膳食方案，目前常用的方案有高蛋白饮食、轻断食、限能量平衡饮食。执行减重膳食方案后，您需要将饮食拍照，记录饮食日记，定期来减重复诊（营养）门诊汇报饮食情况，很多人执行会出现问题，有吃得多的，也有吃得过少的，都需要纠正。

什么情况下应该来减重门诊？

我们通过计算 BMI 及测量腰围来判定是否肥胖。BMI（kg/m^2）计算方法：体重（kg）/ 身高^2（m^2），如果 BMI $\geqslant$ 28 kg/m^2，则达到肥胖标准，如果 BMI $\geqslant$ 24 kg/m^2 称之为超重；如果男性腰围 $\geqslant$ 90 cm，女性腰围 $\geqslant$ 85 cm，则达到了腹型肥胖标准。以上人群出现代谢性疾病，比如 2 型糖尿病、高血压、高脂血症等疾病的概率会明显增加，还会增加关节负重导致关节炎，女性肥胖常常伴随多囊卵巢综合征，如果已经达到肥胖标准或超重合并了上述疾病，建议及时来减重门诊进行体重管理。

另外，我们会根据情况，酌情向康复科转诊，他们有针灸、埋线等措施辅助减重，如果符合减重手术指征，我们还会向普通外科转诊。

减肥药能用吗？

目前在我国取得减重适应证的有奥利司他，它通过增加脂肪在粪便中的排泄来减重，应用奥利司他也得配合低脂饮食才能有效减重，它的不良反应有胃肠胀气、油性大便、脂溶性维生素缺乏等。

另外还有一类降糖药物叫作 GLP-1 受体激动剂，例如司美格鲁肽、利拉鲁肽，它们也在我国取得了减重的适应证。这些药物有抑制食欲、延缓胃排空的不良反应，某些患者应用后会进食减少，从而减重，还有一些患者用了之后恶心、呕吐无法耐受，从而减重，但没有这些不良反应的患者，则减重效果较弱。归根结底，还是食物吃得少了才能减重。所以，如何科学地控制饮食非常重要。

减重小目标和大目标

很多人为了减重采用极端饮食模式，短时间之内确实能够减掉很多体重，但总是反弹，越减越肥。这样对身体危害很大，短时间内靠节食减掉太多体重，那样也会降低肌肉含量。所以我们要应用科学的膳食模式来平稳减重。设定合适的减重目标，做到心中有数。首先设定减重小目标，是 3 ～ 6 个月减掉原来体重的 5% ～ 10%，减重的大目标就是体重减轻 10%，至少 1 年不反弹，这才是胜利。

医生有话说

肥胖是一种病，还可能引发多种慢性疾病。改善生活方式尤其是控制饮食非常重要。如何减少反弹、保证营养均衡、减脂同时减少肌肉损失，这是我们需要关注的。科学减重，我们需要共同努力。

周淑晶

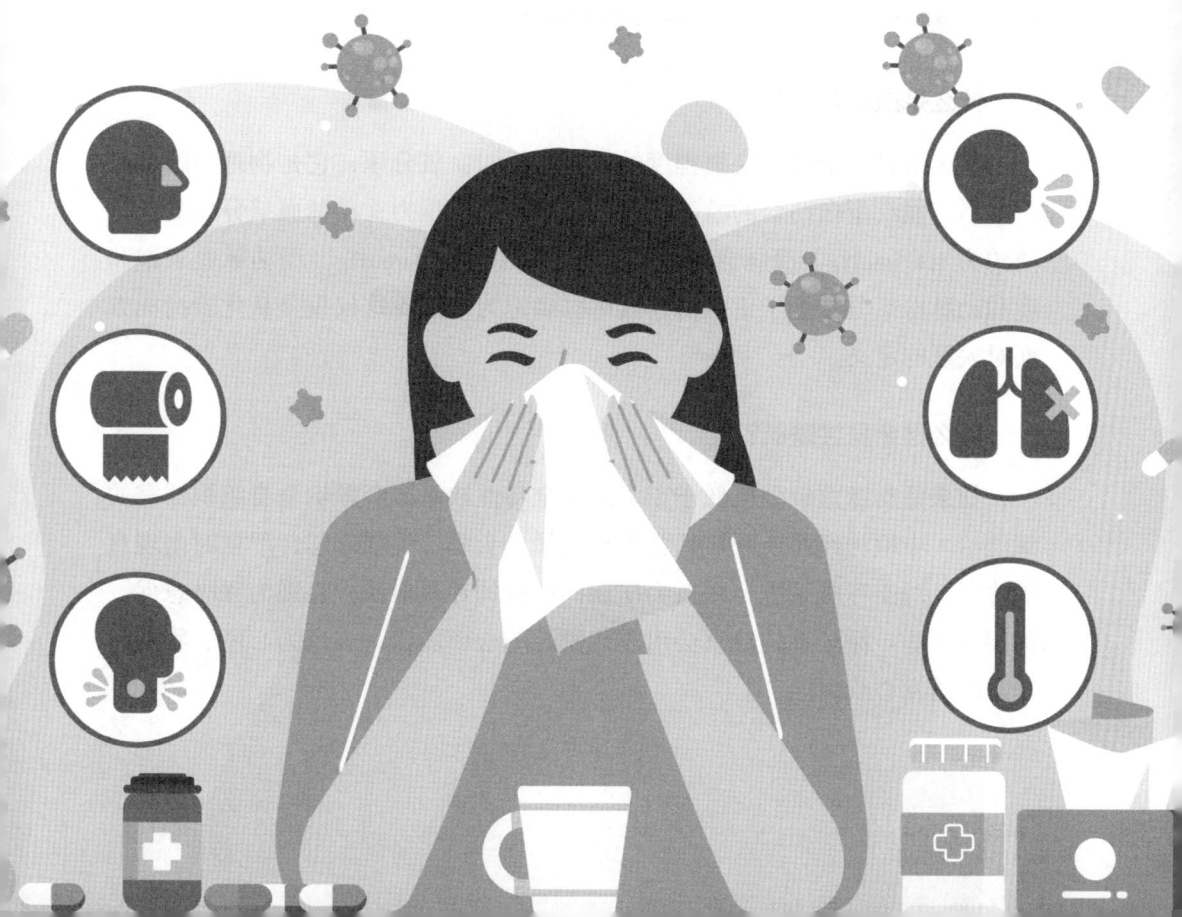

第十七章

科学氧疗

如何判定是否缺氧？

王大爷最近经常头晕、头痛、失眠健忘，有时还出现呼吸急促、心慌胸闷、胸痛，严重影响了他的生活。王大爷到医院检查后，医生告诉他是由于心脑血管缺血、缺氧造成的。

如何判定一个人是否缺氧？

如果你出现了王大爷的症状，在家我们就可以用手指式血氧仪简单判断一下是否缺氧。手指式血氧仪监测指尖动脉血氧饱和度是一种无创快捷的评价指标。血氧饱和度是指血液中携带氧的血红蛋白占全部血红蛋白的比例，动脉血氧饱和度的正常值是 95% ～ 100%。如果您自测手指血氧饱和度低于95%，请尽快去医院联系专业医生帮您检查。

什么是血氧分压？

临床上另一个评价缺氧程度的重要指标叫血氧分压，它是物理溶解于血液中不与血红蛋白结合的游离状态的氧所产生的压力，动脉血氧分压的正常值约为 100 mmHg，静脉血氧分压的正常值约为 40 mmHg。当动脉血氧饱和度和动脉血氧分压低于正常值，就可以确定为缺氧。这仅仅是从化验指标方面对缺氧的定义。

什么是全身性缺氧？

如果是动脉血氧分压低于正常值的全身性缺氧，会影响全身组织器官的氧供给。中枢神经系统缺氧经常出现头晕、头痛、失眠健忘，严重时出现意识障碍。对于呼吸系统，缺氧会出现代偿性的呼吸增快，表现为呼吸急促、胸闷等不适。循环系统缺氧会出现代偿性的心率加快，表现为心慌、胸闷，严重时诱发心绞痛。

什么是循环性缺氧?

如果是局部性原因导致的循环性缺氧,仅出现病变血管的动脉血氧分压下降,病变血管供血范围内的组织缺氧,如不能及时补给氧气,最终结果就是组织坏死。常见的疾病包括心肌梗死、脑梗死和肢端坏死等。

医生有话说

缺氧轻者会导致头晕、头痛、失眠健忘,重者造成组织器官坏死。出现缺氧症状应尽快到医院就诊检查,及时给予吸氧或高压氧治疗,改善缺氧状态,恢复健康。

陈新平

扫一扫观看视频

《如何判断是否缺氧?》

缺氧对人体有哪些危害?

刘阿姨最近经常出现打哈欠、长叹气、头昏乏力、注意力不集中、烦躁、失眠或整天昏昏欲睡、工作能力下降、记忆力减退等症状,到医院就诊,医生说是脑缺氧造成的。

氧气在人体内有什么作用?

氧气就像食物和水一样,是我们生命得以维持的源泉。氧气通过有氧氧化参与机体的新陈代谢,缺氧将直接影响到生命赖以生存的有氧氧化过程,使我们每天摄入的糖、脂肪和蛋白质无法充分转换为人体所必需的氨基酸和能量(ATP),能量产生的减少,会影响到各脏器生理功能的正常运转。此外,由于缺氧触发的无氧代谢又会产生大量乳酸,会加快脂肪及蛋白质的分解,引起代谢功能紊乱、酸中毒、酮中毒等。

缺氧对人体到底有哪些危害呢?

1. 缺氧对呼吸系统的影响:轻微缺氧时呼吸代偿性加深加快,如打哈欠、长叹气都是一种缺氧表现,严重缺氧时会出现呼吸急促、呼吸表浅,直至呼吸中枢受到抑制,发生呼吸衰竭。

2. 缺氧对心脏的影响:轻微缺氧时心率代偿性加快、心慌,长期缺氧会导致心脏扩大、心脏跳动紊乱,直至发生心力衰竭,稍作活动即心慌气短、胸闷憋气;同时也增加了冠心病、心绞痛的风险。

3. 缺氧对大脑的影响:脑的能量储备很少,仅够维持5分钟左右,缺氧时会出现中枢功能紊乱、精神活动失衡、头昏乏力、注意力不集中、记忆力减退、烦躁、失眠或整天昏昏欲睡、工作能力下降等,严重缺氧会出现意识模糊,甚至昏迷死亡。

4. 缺氧对肝脏的影响:肝脏的主要功能是解毒,能分解进入体内的有毒、有害物质,缺氧时其解毒功能下降。如喝酒后酒精不能及时在肝脏氧化为乙醛、乙酸，最后变为二氧化碳和水排出体外，就会出现醉酒、酒精肝等。

5. 缺氧对消化系统的影响：缺氧时肠蠕动减慢，胃液分泌减少，吃进的食物不能被及时消化吸收，以致不思饮食、食之无味、肠道菌群失调等。

6. 缺氧对血液的影响：轻度缺氧时红细胞数代偿性增加，红细胞变形性下降，血黏稠度增高，增加了血栓风险。当红细胞数代偿性失衡时，血液中的氧含量会下降，使血液输送到各脏器的氧减少，影响到相应脏器的功能。

7. 缺氧对肢体运动的影响：活动过量后肢体的酸痛（胀）就是缺氧环境下，无氧代谢产生的乳酸大量堆积、刺激神经末梢的结果；运动性疲劳也是运动过量，耗氧增多，局部相对缺氧的结果。

8. 缺氧对身体发育的影响：缺氧时由于新陈代谢下降，不能为身体提供充足生长发育所必需的氨基酸，导致发育不良，个子矮小。

9. 缺氧对组织愈合的影响：氧和营养物质对组织愈合缺一不可，缺氧会使皮肤伤口、骨折、黏膜溃疡、脏器损伤等迁延不愈或愈合不良，如果在皮肤上会造成更大瘢痕。

10. 缺氧对血糖代谢的影响：胰腺的主要功能是分泌胰岛素，调节血糖的平衡，缺氧时会使部分胰腺功能下降，分泌的胰岛素减少，导致血糖升高，此外，缺氧时由于代谢障碍，摄入的糖不能及时分解，也是导致血糖升高的原因之一。

11. 缺氧对血压的影响：缺氧时周围血管代偿性收缩、内脏血管扩张，以保证重要脏器的功能，长此以往会使血压不稳、血压升高，此外，缺氧时自主神经调节紊乱，也会促使血压升高。

12. 缺氧对血脂代谢的影响：缺氧时由于新陈代谢下降，不能及时把摄入的脂肪进行转化，导致血脂增高，运动可以减肥，目的是把多余的脂肪燃烧掉，这种燃烧的过程就是新陈代谢，必须有氧的参与。

通常缺氧与疾病互为因果，纠正缺氧是众多缺氧性疾病治疗的终极目标。

医生有话说

　　缺氧的危害有很多，可以引起心、脑、肺、肝、肾等多器官的功能障碍，也可以影响血压、血糖、血脂的控制！发现缺氧应尽快到医院就诊检查，及时给予吸氧或高压氧治疗，改善缺氧状态，恢复健康。

丁建章

高压氧与普通吸氧有什么区别?

小孙在公司上班总加班,最近比较忙,夜间休息也不好,老熬夜,1天前突然出现左耳听力下降、耳鸣,到耳鼻喉科就诊,发现是突发性耳聋,建议进行高压氧治疗。小孙很困惑,高压氧是什么?高压氧与普通吸氧有什么区别?

高压氧和普通吸氧都可以提高动脉血氧分压,到底有什么差别呢?

普通吸氧是在一个大气压的环境压力下吸氧,吸入气体氧浓度越高,动脉血氧分压也就越高。在环境压力不变的状况下,动脉血氧分压的数值达到一定水平后就不可能再增加,会维持在一种动态平衡状态。

什么是高压氧?

高压氧是在高于一个大气压的环境压力下,吸纯氧或高浓度氧。环境压力、吸入气体的氧分压与动脉血氧分压成正比,环境压力越高,吸入气体的氧分压越高,动脉血氧分压也越高。以 2 个大气压为例,吸纯氧的情况下,吸入气体的氧分压可以达到 1520 mmHg,而普通吸氧使用的吸氧装置,所能达到的吸入气体氧浓度一般不超过 50%,就算是吸入纯氧,一个大气压下,吸入气体的氧分压也只能达到 760 mmHg。

高压氧与普通吸氧有什么区别?

综上所述,高压氧和普通吸氧最本质的区别在于吸氧时的环境压力。环境压力越高,吸入气体的氧分压越高,动脉血氧分压也越高,氧的供给越多。在没有高压氧之前,如果判定患者的缺氧类型是循环性缺氧,因为普通吸氧对于提高动脉血氧分压的能力是有一定限度的,所以普通吸氧对于循环性缺氧的治疗效果并不理想。而高压氧可以成倍地提高动脉血氧分压,这就意味着高压氧可以提供非常充足的氧气,迅速纠正由灌注不足导致的组织缺氧。

对于血液性缺氧和组织性缺氧，首先应该对因治疗，但同时补充足够多的氧气也是十分必要的，高压氧也是优于普通吸氧的。如果是呼吸系统疾病导致的低张性缺氧，并不一定是提供越多的氧气就越好，需要根据病情具体分析。

医生有话说

高压氧和普通吸氧最本质的区别在于吸氧时的环境压力。环境压力越高，吸入气体的氧分压越高，动脉血氧分压也越高，氧的供给越多。普通吸氧对于提高动脉血氧分压的能力是有一定限度的，所以普通吸氧对于循环性缺氧的治疗效果并不理想。而高压氧可以成倍地提高动脉血氧分压，这就意味着高压氧可以提供非常充足的氧气，迅速纠正由灌注不足导致的组织缺氧。

陈新平

扫一扫观看视频

《高压氧与普通吸氧有什么区别？》

老年人吸氧有什么好处?

王大爷今年 68 岁, 最近经常头晕头痛、失眠健忘, 有时还出现呼吸急促、心慌胸闷、胸痛, 严重影响了他的生活。王大爷到医院检查后, 医生告诉他是心脑血管缺血、缺氧造成的, 需要吸氧治疗。王大爷想知道吸氧有什么好处?

老年人吸氧有什么好处?

临床上, 缺血就是缺氧, 氧气是即时必需品, 人体储备的氧很少。吸氧可以提高动脉血氧分压, 增加血氧含量, 提高单位时间内组织器官的供氧量, 从而改善组织器官缺氧, 对于心脑血管病的预防和治疗, 吸氧是十分有效的辅助手段。

随着年龄的增长, 由于呼吸系统的老化, 机体抵抗力变差, 肺部疾病比如慢性支气管炎、肺气肿、慢性阻塞性肺疾病的发病率增高, 特别是高龄老人长期卧床后不可避免地会出现肺部感染。肺部疾病最显著的临床表现就是缺氧。吸氧可以提高血氧分压, 可立即缓解胸闷气短等缺氧症状。

吸氧能否治疗阿尔茨海默病?

阿尔茨海默病已经成为造成老年人失能的重要原因。随着年龄的增长, 脑细胞逐渐减少, 脑功能不断衰退, 年龄是阿尔茨海默病最重要的危险因素之一。阿尔茨海默病起病十分隐匿, 一旦诊断无法逆转, 早期可以用药物延缓病情发展, 此外, 吸氧可以有效缓解病情发展, 提高患者生活质量, 轻型患者尤为明显。有条件的家庭, 可以定期做高压氧治疗, 效果更好。

目前抗衰老已经成为流行的热门话题, 2020 年以色列特拉维夫大学的研究团队发现, 30 名 64 岁以上的健康老人, 每周吸 5 次高压氧, 每次 90 分钟, 总共 60 次, 结果显示老年人体内衰老细胞清除了 37%, 端粒长度平均延长了 20%, 相当于身体细胞年轻了 25 岁。该团队在 2021 年再度出手, 使用对耳后皮肤活检的方法观察高压氧对老年人皮肤状态的影响。研究结果显示高压氧使皮肤胶原纤维密度增加，弹力纤维长度变长，毛细血管数量增加，衰老细胞减少，老年斑减少，肉眼可见的研究成果证实了高压氧具有抗衰老的神奇效果。

医生有话说

　　随着年龄的增长，由于呼吸系统的老化，机体抵抗力变差，肺部疾病，比如慢性支气管炎、肺气肿、慢性阻塞性肺疾病的发病率增高，特别是高龄老人长期卧床后不可避免地会出现肺部感染。肺部疾病最显著的临床表现就是缺氧。吸氧可以提高血氧分压，立即缓解胸闷气短等缺氧症状。呼吸急促、心慌胸闷很可能是缺氧造成的！应尽快到医院就诊检查，及时给予吸氧或高压氧治疗，改善缺氧状态，恢复健康。

高甜

扫一扫观看视频

《老年人吸氧有什么好处？》

吸氧过量是否会中毒？

刘阿姨得了急性脑梗死，医生给予吸氧治疗及高压氧治疗，刘阿姨担心，我吸这么多的氧气，会不会中毒啊？

吸氧过量可以引起氧中毒，到底吸多少是过量？

氧中毒的发生与持续吸氧时间和吸氧浓度 2 个变量因素有关，抛开时间只谈浓度或抛开浓度只谈时间都是错误的。

任何东西过量都会对身体造成损害，如大量饮水、过度进食、运动过量等都是如此，氧也不例外。通常持续鼻导管吸氧（不间断）15 天左右，常压闭式面罩吸氧（常压饱和吸氧或纯氧吸氧）连续吸 6～8 小时，高压氧（以 2 个大气压为例）连续吸 4 小时左右，都有可能发生氧中毒。实际应用中远没有达到上述安全时限（表 17-1），家庭保健吸氧多采用的是鼻导管吸氧，你如果用的是氧气瓶供氧，一瓶氧气用尽也就 24 小时左右，如果用的是制氧机吸氧，你总归要吃饭、上厕所，同样不存在吸氧过量问题。

如何避免氧中毒？

氧中毒的发生需具备一定条件，除注意上述提到的持续吸氧时间和吸氧浓度或流量外，要避免诱因，平静呼吸，如吸氧过程中出现剧烈咳嗽、口周及四肢末梢麻木、心慌、出虚汗、视物模糊等，需及时停止吸氧改吸空气，一般 10 余分钟后会逐渐缓解，建议每次持续吸氧时间不超过 1 小时。

表 17-1　吸氧安全时限

吸入氧分压			安全时限（小时）
ATA	mmHg	kPa	∞
0.2	152	20.3	350

续表

吸入氧分压			安全时限（小时）
ATA	mmHg	kPa	∞
0.5	380	50.7	60～70
0.6	456	60.8	25
0.7	532	70.9	20
0.8	608	81.1	8～10
1.0	760	101.3	4～6
2.0	1520	202.7	3
2.5	1900	253.3	2
3.0	2280	304.0	0.5
4.0	3040	405.3	

注：ATA 为大气压，"∞"表示无限大。

医生有话说

氧中毒的发生需具备一定条件，除持续吸氧时间和吸氧浓度或流量外，要避免诱因，平静呼吸，如吸氧过程中出现剧烈咳嗽、口周及四肢末梢麻木、心慌、出虚汗、视物模糊等，需及时停止吸氧改吸空气，一般 10 余分钟后会逐渐缓解，建议每次持续吸氧时间不超过 1 小时。

丁建章

吸氧是否会产生依赖性?

王大爷因为心脑血管缺血、缺氧,进行了高压氧治疗,缺氧症状得到了明显改善,于是王大爷经常到高压氧科进行高压氧或高流量吸氧治疗。王大爷是否对吸氧产生了依赖性?

什么是依赖性?

医学上所说的依赖性是专门针对某种药物的依赖性而言,特别是作用于神经系统的药物更容易产生依赖,包括精神依赖和躯体依赖 2 个方面。

所谓精神依赖是指患者对该成瘾药物的变态渴求,以其获得服药后的变态快感。

所谓躯体依赖是指患者反复服用某种药物后,中枢神经系统产生了某种病理生理改变,以致需要该种药物持续存在于体内,以求避免因停药而产生的特殊戒断症状。

为什么吸氧不会产生依赖性?

保健吸氧或氧疗显然不具备上述条件,理由如下:第一,氧不是通常意义上的药物;第二,氧是人体有生以来需要长期不断从空气中摄取的气体;第三,吸氧所治疗或缓解的是缺氧症状,并不带来什么特殊的快感;第四,我们不能指望一次吸氧终身治愈,大多情况下起到的是稳定缓解病情的作用,停止吸氧再次出现的以前症状实际上还是缺氧的表现,并非戒断症状。

总之,吸氧不会产生依赖性。

医生有话说

　　保健吸氧或氧疗不会产生依赖性：首先，氧不是通常意义上的药物，我们时时刻刻都要呼吸，它没有成瘾性；其次，吸氧治疗缓解的是缺氧症状，它不会带给患者特殊的快感；最后，吸氧起到的是稳定缓解病情的作用，停止吸氧以后，可能会再出现以前的症状，并不是戒断症状。所以，请大家放心进行保健吸氧或氧疗，促进我们的身体健康。

高甜

氧气瓶是否会引起爆炸?

王大爷因为心脑血管缺血、缺氧，经常在家吸氧，儿子给他买了氧气瓶，方便他吸氧，可是邻居说，氧气瓶容易爆炸，让他不要用。王大爷很担心，到医院高压氧科进行咨询，氧气瓶是否会引起爆炸？

氧气瓶会爆炸吗?

氧气瓶作为一个压力容器国家有严格规定，有设计压力和使用压力，目前氧气瓶执行的是 GB（国标）5099 标准，水压试验要做到 22.5 Mpa（兆帕），氧气厂一般充气压力 ≤ 15.0 Mpa，只要是正规厂家生产的氧气瓶应该有安全保障，不会引起爆炸。理由如下，第一，氧气瓶内灌充的是气态氧而不是液氧，外界温度突然增高时瓶内压力不会大幅度增加；第二，氧是助燃剂，即使在火灾事故中氧气瓶内的氧气也不会发生自燃，煤气罐只之所以会引起爆炸是因为煤气是可燃性气体，外界燃烧时很可能引燃罐内的气体，造成罐内压力突然增加而爆炸；第三，我们实际使用的压力远在安全范围之内，每个氧气瓶上均装有保险阀，类似于高压锅的安全阀，超过一定压力会自然起跳。

如何正确使用氧气瓶?

虽然氧气瓶不会引起爆炸但是不等于放弃安全意识，使用时应注意以下事项。

1. 要注意氧气瓶的使用寿命，一般寿命为 30 年，具体可咨询专业机构。

2. 氧气瓶每 3 年应进行一次水压试验。

3. 发现氧气瓶阀门有漏气时及时转移到安全地方并与专业机构联系，妥善进行处理。

4. 存放时应远离热源、避免暴晒。

医生有话说

氧气瓶作为一个压力容器国家有严格规定，有设计压力和使用压力，目前氧气瓶执行的是 GB（国标）5099 标准，水压试验要做到 22.5 Mpa（兆帕），氧气厂一般充气压力 ≤ 15.0 Mpa，只要是正规厂家生产的氧气瓶应该有安全保障，不会引起爆炸。但是我们要正确使用氧气瓶，定期检验、检查氧气瓶，确保安全，用得安心、放心。

丁建章

第十八章

患者住院须知

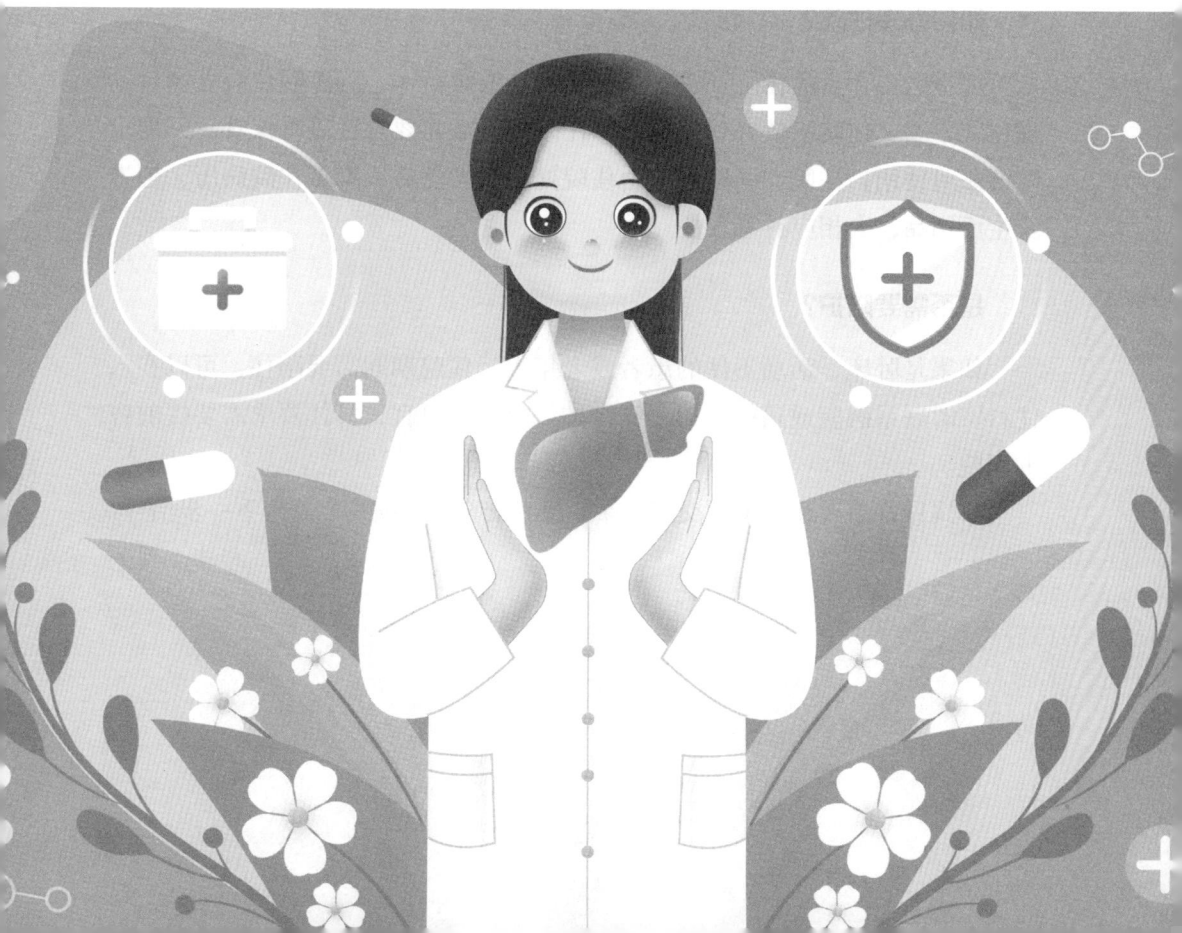

住院前"我"需要准备什么？

一说到住院，可能患者及家属多多少少都会有一些紧张，不知道接下来会面临哪些情况，需要做些什么准备？其实患者及家属只要准备好自己的随身物品、证件等，其他的都放心交给医生就好了。

住院前需要准备什么物品？

接到住院通知后，需要将住院期间所需要的生活用品，如洗漱用品、餐具、水杯、防滑拖鞋、换洗衣物等备齐。除此之外，还需要携带相关的所有病历资料、检查及特殊用药清单，方便病房医生询问病情时使用。

如何办理住院？

携带医生开具的住院证、医保卡、现金或银行卡，到医院住院处窗口办理住院手续。住院手续办理完成后，住院押金条需要自己妥善保管，办理出院结账时使用，住院期间医保卡由住院处保管。然后，携带住院病历、腕带及生活用品，去相应科室入住。

是否需要陪护？

如果是卧床、活动不便的患者或老年人，住院期间需要陪住，可以在入住科室时联系医院或陪护公司，安排护工等相关事宜，具体要求需要提前咨询医院。

家属做好患者注意事项交接，保证患者安全入住病房，等待下一步治疗。

祁玮　刘娟

做手术前需要注意什么？

当您或者您的家属要做手术时，难免会感到惴惴不安，而且加上病情等因素患者会在身体和心理上产生许多顾虑，那么关键问题来了，如何在术前做好充分准备，尽可能地减少意外和危险，要做到有备无患，就需要配合医务人员做好如下几项准备工作。

胃肠道准备

术前为什么要禁食、禁水？手术患者在手术前医生和护士都会反复告知要禁食、禁水，进入手术室后麻醉师也会再次确认禁食、禁水时间，为什么做手术如此反复强调禁食、禁水？是因为人体在麻醉状态下吞咽与咳嗽这两大反射会减弱或消失。手术前麻醉医生会为患者实施麻醉，如果麻醉前患者不禁食、禁水，胃内的食物和水返流至咽喉部，患者会出现呕吐；而胃内容物呈高酸度若误吸进入呼吸道，有可能导致严重的并发症，如吸入性肺炎、气道痉挛或气管堵塞导致窒息出现生命危险，这就是手术前禁食、禁水的原因。

清洁准备

为了保证手术的顺利进行和手术后的正常康复，术前的身体清洁工作也十分重要，手术前一天患者需进行洗澡等清洁工作，并且在手术区域做刮除毛发的皮肤准备。然后换好干净的病号服。如患者生活起居不便，此项工作须在医务人员和家属配合下完成。

身体准备

首先，在进入手术室之前，当日不要化妆、涂口红，美甲、美瞳都要去掉，术中麻醉医生和手术室护士会时刻关注患者的口唇、颜面的颜色，观察瞳孔的大小，手指上要连接血氧监测仪器，化妆及美甲会影响到术中对病情的观察。其次,患者不要携带任何首饰进入手术室。因为大多数手术都会用到电刀,它是通过电流作用到身体,达到一个切割凝血的作用,如果身上有金属饰品,会造成局部短路,导致皮肤灼伤,玉质类的首饰在术中有可能因为体位和手术造成破碎,这不仅会造成患者经济上的损失还会引起身体上的损伤。进入手术室后,患者都需要脱掉病号服。一方面,是为了充分地暴露术野,通常是以切口为中心向外 30 厘米以上;另一方面,是为了保证手术区域的无菌状态,手术时,切口周围会铺置无菌单,患者自己的衣服会携带很多细菌,这些细菌很容易进入无菌范围内导致切口感染。还有就是麻醉的要求,例如下肢手术或者剖宫产手术时,通常会采用椎管内麻醉,从后背把麻药注射到脊髓里面,这种麻醉也需要一定范围的消毒和铺巾。

思想准备

患者要信任医生的诊断与手术技术,了解手术情况,消除紧张心理,树立信心。手术前患者应尽量使自己沉着、冷静,家属也要做好鼓励、宽慰的工作,任何焦虑、担忧、害怕、紧张的心理都会影响手术的进行。一般手术室护士会针对老年人、幼儿、并发症多、手术复杂的患者制定了术前访视制度,经过多年的实践证明,由手术室护士给患者进行专业的术前宣教能大幅度降低患者的术前焦虑,让患者放下思想包袱,从容面对手术。

孙静　周娜

输血安全

输血的安全性日益成为社会关注的话题，关于输血安全方面的知识许多人还存在一些不够正确的认识和解读，有些人甚至在观念上还存在着种种误区急需纠正。

输血，输的是全血吗？

全血是指未经分离、加工的血液，包含所有的血液成分。很多人认为，输血就是输全血，其实不然。由于血液保存液是针对红细胞设计的，在 4 ℃条件下只对红细胞有保护作用，对白细胞、血小板，以及不稳定的凝血因子毫无保护作用，也就是说，血液一旦离开人体血液循环，就会发生保存损害：血小板需要在 22 ℃振荡条件下保存，4 ℃静置保存有害；白细胞中对临床有治疗价值的主要是中性粒细胞，后者在 4 ℃环境下的保存时间最长不超过 8 小时；凝血因子中，凝血因子Ⅷ和因子Ⅴ不稳定，必须在 –20 ℃以下保存，才能维持其活性。同时，全血中除红细胞外，其余成分浓度均较低。因此，现代输血提倡成分输血，缺什么补什么，避免或减少输注不需要的血液成分，提高输血的安全性。

输血风险大吗？

尽管血液经过严格程序的筛查、检测等处理，但依然存在发生输血传播疾病（如肝炎、梅毒、疟疾和菌血症等）、输血不良反应（如溶血反应、发热反应、过敏反应、输血相关性急性肺损伤等）的可能性。因此，输血应严格把握适应证，只有必须输血时才输，能不输血的，尽量不输血；能少输血的，尽量不多输血。

亲属之间输血安全吗？

有人认为，输用亲属的血液最安全，事实并非如此。父母的血输给子女，由于供血者和受血者之间有一个 HLA 单倍型相同，受血者若因疾病等导致免疫功能缺陷或被抑制，则不能识别且排斥供血者血液中的免疫活性淋巴细胞，后者在受血者体内增殖并攻击、破坏其组织器官及造血系统，会导致发生输血相关移植物抗宿主病，这是一种严重的输血并发症，一旦发生，死亡率高达90%以上。因此，应尽量避免使用近亲的血液。若一定要输近亲的血液，输血前必须对血液进行辐照。

血液越新鲜越好吗？

不少人认为，输血越新鲜越好，如果能输刚抽出来的热血，一定更好，其实不然。现代输血提倡输注保存血，因为输注保存血比输注新鲜血更安全。原因如下：①某些病原体在保存血中不能存活，如梅毒螺旋体在 4 ℃保存的血液中仅能存活不超过 48 小时，而在 4 ℃环境下保存 2 周以后，血液中的部分疟原虫可被灭活。②输注保存血使医生有充分时间对血液进行检测。目前，我国对献血者常规执行的传染病检查项目包括乙肝、丙肝、艾滋病、梅毒和丙氨酸氨基转移酶。

可以输自己的血吗？

自体输血是指采集自身血液，经处理后保存，在需要时再回输给患者本人的一种输血疗法。自体输血的优点很多，不仅可以避免经输血传播疾病，避免异体输血所致的免疫反应（如溶血、发热和过敏等），还可节约血液，缓解血源紧张。

自体输血主要有贮存式、稀释式、回收式 3 种方法。稀释式和回收式自体输血一般在手术室进行。贮存式自体输血就是将自己的血液预先贮存起来，以备将来自己需要时应用，就像"血液银行"一样。目前应用最为广泛的是择期手术患者术前预存自己的血液，以备手术时应用。贮存式自体输血无年龄限制，一般要求患者无严重的心肺疾病，无并发症的孕妇也可应用此方法。虽然自体输血最安全，但并非所有人都适合。如有严重心肺疾病的患者不能采用，有菌血症的患者也不能采用自体输血。

田中辉

病案复印之流程

大多数的出院患者都要面临一个问题——复印病历。在复印病历时您是否经历过反复去病案室却未能得到病历复印件的惨痛经历，怎么样才可以避免这种情况发生呢？

什么是病历资料？

病历作为患者疾病发生、诊断、治疗情况的系统记录，是临床医生根据问诊、查体、辅助检查及对病情的详细观察所获得信息，经过归纳、分析、整理、书写而成的疾病档案资料。病历不但真实反映患者病情，也直接反应医院医疗质量、学术水平及管理水平。在涉及医疗争议时，病历是帮助判定法律责任的重要依据；在医疗保险中，病历又是相关医疗付费的凭据。

如何申请住院病历复印？

随着技术的发展，为了更方便服务患者，病案室开展了两种复印病历的申请方式。

1. 网上申请：患者在病房护士站即可通过手机微信扫描二维码进入微信小程序"病案通"，出院后即可办理手续。病历可自提，可邮寄，方便快捷、无须等待。强烈推荐！

2. 现场复印：患者出院 10 个工作日后，本人或代理人携带身份证明材料到医院病案复印窗口进行办理。需等待工作人员现场复印完毕之后，才可以取走病历。

复印病历申请需要提前准备哪些材料呢？

1. 申请人为患者本人时，应当提供本人有效身份证明，如身份证、护照等。

2. 申请人为患者代理人时，应当提供患者及其代理人的有效身份证明、申请人与患者代理关系的法定证明材料及患者的授权委托书。

3. 办理死亡患者病历复印时，应当提供患者死亡证明书、法定继承人有效身份证明、死亡患者与法定继承人关系的法定证明材料。如果代理人办理还需要提供代理人有效身份证明、与法定继承人代理关系的法定证明材料、法定继承人授权委托书。

张珊珊

第十九章

安全用药指导

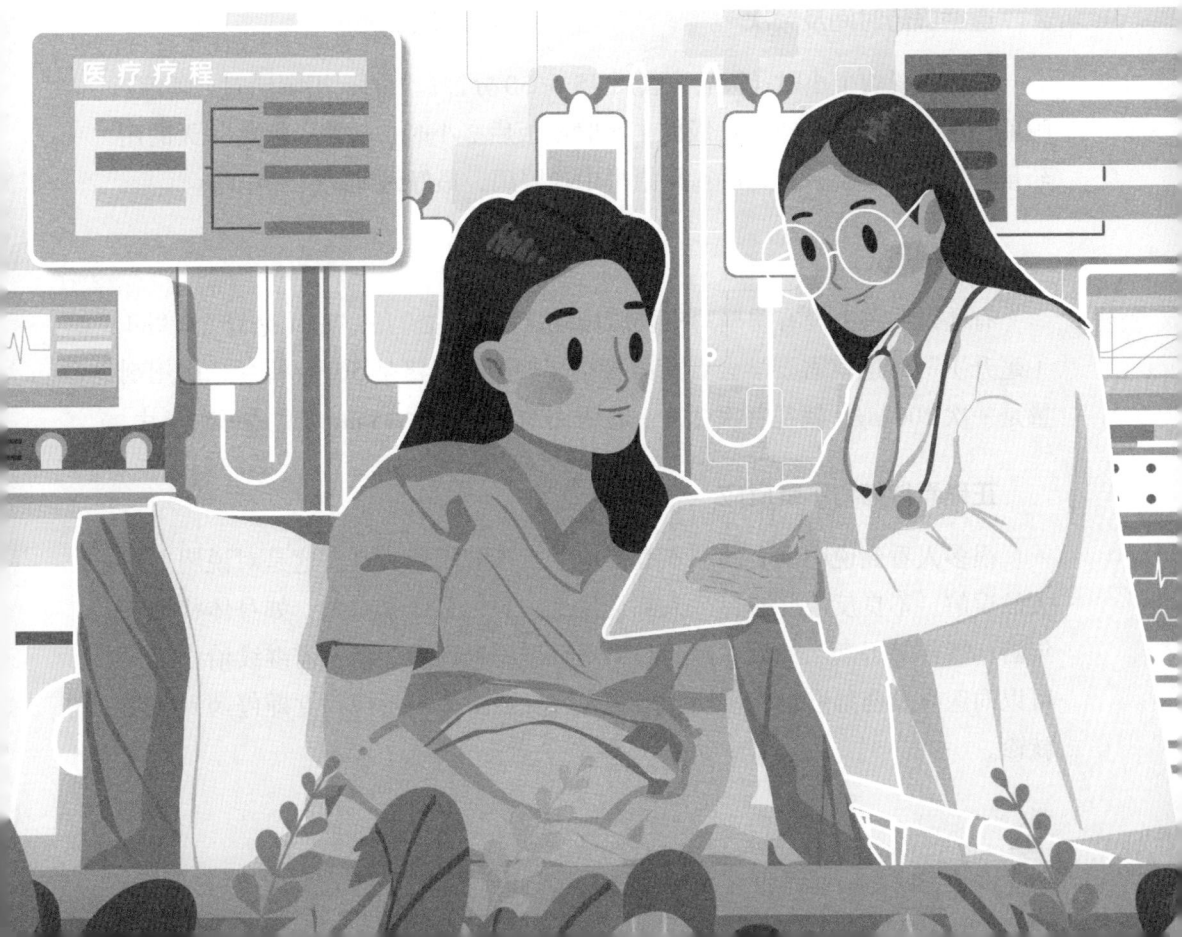

学会看药品说明书

药品说明书是传递药品信息最直接、最重要的手段。它是载明药品重要信息的法定文件，是指导安全、合理使用药品的重要依据。下面分享几个正确阅读说明书要点，帮助大家轻松读懂药品说明书。

看药品名称、成分

在同时服用多种复方药物时，需看药品成分表里是否有相同成分，可避免重复用药；明确药物的用法用量，遵照说明书服药，有利于药物的吸收并且可以避免不良反应；看清给药途径是口服、外用还是注射。

遵循服药时间及频次

饭前：餐前半小时；饭后：餐后 15 ～ 30 分钟；饭时：用餐同时；睡前：睡前 15 ～ 30 分钟；空腹：饭前 1 小时或饭后 2 小时；顿服：指将一天的用药量一次性服下；一日 3 次：是指早中晚服用，最好做到间隔 8 小时。

关于用量

有些说明书上没有明确写出要服用几片药，而是写的"mg（毫克）""mL（毫升）"，这就需要学会看药品规格。如药品规格是 50 mg 每片，服用剂量是一次 100 mg，就是每次 2 片。若服用剂量是一次 25 mg，就是每次半片。

正确看待药物不良反应

很多人看到说明书上的"不良反应"就不敢用药，其实这是对说明书最大的误解。不良反应并非每个人都会发生，与很多因素有关，如身体状况、年龄、遗传等因素。如果在用药时出现轻微不良反应，而又需继续治疗时，可以向医生及药师咨询并密切观察，发生较严重不良反应需立即停药到医院就诊。

重视禁用、忌用、慎用及注意事项

禁用：是对用药最严厉的警告，即特定人群绝对不能使用。

忌用：即避免使用，会给患者带来不良后果。

慎用：指应用药品时要谨慎，但不是绝对不能应用，与禁用和忌用相比，其用药危险程度较轻。

注意事项：是指用药过程中需要注意的地方。如有些药品使用期间需定期检查肝肾功能。

药品的正确贮藏也同样重要

每种药都有相应的储存条件，需要严格按照说明书中的规定进行贮藏，避免药效降低或失效，或增加毒副作用。

常温：10 ～ 30 ℃。

阴凉处：不超过 20 ℃。

凉暗处：避光且温度不超过 20 ℃。

冷处：2 ～ 10 ℃。

关注药品的有效期

一定确保药品在有效期内被使用。

如有效期为 2022 年 9 月，则表示该药品可用到 2022 年 9 月 30 日；有效期为 2022 年 10 月 22 日，则表示该药品可用到 2022 年 10 月 22 日。

掌握以上这些方法，药品说明书就不再是"天书"。用药前仔细阅读，可以帮助大家正确、安全、有效地用药。

王阳

中药和西药是否可以一起吃?

中西医结合治疗在临床医疗和预防保健等方面被广泛应用,这就可能出现医生同时开了中药和西药的情况,有些人可能就会有疑惑,中药和西药可以一起吃吗?

中药和西药是否可以同服?

从临床经验上说,应该间隔一段时间服用。

西药成分明确,是化学提取药物,而中药含化学成分较多且复杂。如果同时服用中药和西药,可能会发生相互作用,比如破坏药物有效成分而降低疗效,或者增加药物毒性危害患者健康。

慢性病患者如哮喘、心脏病、糖尿病,必须长期服用西药,同时也会选择中药配合治疗,有可能会产生功效相抵的情况,甚至会产生不良反应,例如:含有机酸的中药如乌梅和碱性药物碳酸氢钠不宜同服,否则酸碱中和,会使药物失效;石膏、龙骨等含金属离子的中药会增加氨基糖苷类药物的神经毒性;含朱砂的中药不宜与溴化物合用等。

中药和西药如何间隔服用?

中药和西药应间隔一段时间服用,一种药物胃排空以后再服用另外一种药物,这样可以最大限度地避免不良反应发生。间隔时间最好在半小时以上,因为大部分西药开始被身体吸收需要半小时左右,经过新陈代谢后,对中药的影响就会减小;部分中药比如治疗伤风感冒的药材,其药性发挥会很快,同样需半小时后再可服用其他药物。所以不建议中药和西药同时服用,如果确需同时服用的,应该间隔服用,至少需要间隔半小时以上的时间。

特别提醒,在就诊时一定要告知医生,自己当前正在服用的所有药物,供医生处方用药时参考;服药前也应仔细阅读药品说明书,尤其是说明书中关于"不良反应""注意事项"的内容,遇到问题及时向医生、药师咨询。

药物间的相互作用是非常复杂的，还涉及人的个体差异，大家应该避免不合理的中西药配伍联用，保证用药安全有效。

王立斌　杨冰

降血脂，他汀类药物怎么选？

他汀类药物作为降脂治疗的首选药物应用已久，它不仅能抑制胆固醇的生成、降血脂，还能改善血管内皮功能、抗炎、抗动脉硬化，甚至可以降低冠心病和脑卒中事件的发生概率。然而，他汀类药物种类繁多，不同药物之间有何差异呢？

他汀类药物怎么区分？

目前我国已上市的他汀类药物有7个品种，包括阿托伐他汀、氟伐他汀、匹伐他汀、洛伐他汀、普伐他汀、瑞舒伐他汀和辛伐他汀。根据药物结构可分为亲脂性他汀类药物和亲水性他汀类药物，分类如下。

1. 亲脂性他汀类药物：洛伐他汀、辛伐他汀、氟伐他汀、阿托伐他汀、匹伐他汀。

2. 亲水性他汀类药物：普伐他汀、瑞舒伐他汀。

不同剂量的他汀类药物降脂强度

尽管不同种类和剂量的他汀类药物降胆固醇幅度有较大差别，但任何一种他汀类药物使用剂量倍增时，低密度脂蛋白胆固醇（LDL-C）进一步降低幅度仅约6%，而不良反应显著增加。因此，血脂不达标时不可自行加大服药剂量。

表 19-1　他汀类药物降低低密度脂蛋白胆固醇（LDL-C）不同百分比所需剂量

LDL-C 下降（%）	所需剂量（mg）						
	阿托伐他汀	氟伐他汀	匹伐他汀	洛伐他汀	普伐他汀	瑞舒伐他汀	辛伐他汀
30		40	1	20	20		10
38	10	80	2	40 或 80	40		20
41	20		4	80	80	5	40
47	40					10	80
55	80					20	

他汀类药物的最佳服用时间

他汀类药物主要作用原理是抑制胆固醇的合成，由于胆固醇的合成过程在夜间达到高峰。因此，一般建议晚上服用他汀类药物。而阿托伐他汀和瑞舒伐他汀半衰期长，可任意时间服用。

表 19-2　常见他汀类药物服用时间

药物	达峰时间（h）	半衰期（h）	食物影响	最佳服药时间
瑞舒伐他汀	2.5 ～ 5	11 ～ 20	无影响	可任意时间口服
阿托伐他汀	1 ～ 2	14	无影响	可任意时间口服
匹伐他汀	0.5 ～ 0.8	11	可忽略	晚饭后口服
氟伐他汀	1	2.3	可忽略	胶囊：晚餐时或睡前
				缓释片：任意时间
普伐他汀	1 ～ 2	1.5	可忽略	睡前口服
洛伐他汀	2 ～ 4	3	空腹时吸收减少 30%	晚饭后半小时内口服
辛伐他汀	1.3 ～ 2.4	3	无影响	睡前口服

他汀类药物常见不良反应

他汀类药物最常见的不良反应是恶心、腹泻、皮疹、消化不良、瘙痒、脱发、关节痛、眩晕等，如不耐受可以停药。另外肌无力、肌肉痛也经常出现，需及时减少剂量或者中断他汀类药物治疗，可在数周至数月内恢复正常。

特殊人群用药

表 19-3　特殊人群用药

类型	可用	禁用
肝功能异常	普伐他汀、瑞舒伐他汀	无
肾功能异常	阿托伐他汀	肾小球滤过率＜ 30 mL/min，禁用瑞舒伐他汀
		严重肾功能不全，禁用氟伐他汀

续表

类型	可用	禁用
糖尿病	普伐他汀、匹伐他汀	无
肌痛患者	普伐他汀、氟伐他汀	无
失眠患者	普伐他汀、瑞舒伐他汀	无
痛风	阿托伐他汀（首选）、瑞舒伐他汀	洛伐他汀

他汀类药物种类繁多，各自均有特点，需在医生指导下选择适合药物。

杨仕荣

补钙的注意事项

随着年龄增长，人身体中的钙会流失，而钙缺乏可导致多种疾病，包括神经系统疾病、骨质疏松、骨折等。那么，应该如何正确补钙呢？

钙剂分类及特点

钙剂一般分为无机钙类、有机酸钙类、有机钙类、天然生物钙类（表19-4）。

表 19-4 钙剂分类

无机钙类	氧化钙、碳酸钙、磷酸氢钙、氢氧化钙等
有机酸钙类	葡萄糖酸钙、乳酸钙、醋酸钙、枸橼酸钙等
有机钙类	氨基酸螯合钙
天然生物钙	将海洋生物（如贝壳、牡蛎等）或动物骨骼进行加工处理所得到的钙

1. 无机钙类

特点：钙含量最高，水溶性差，吸收依赖胃酸，可影响消化功能。

注意：常见便秘、恶心等不良反应。

结论：胃酸分泌不足、有胃部疾病者不宜服用；长期服用易导致结石。

2. 有机酸钙类

特点：钙含量较低，可溶于水，吸收不依赖胃酸。

注意：每次用量较大，口服不便，常经静脉给药。

结论：适用于胃酸缺乏的小儿及老人。

3. 有机钙类：氨基酸螯合钙

特点：吸收率高，不消耗胃酸，对胃肠道无刺激性。

注意：新型钙，价格较贵。

结论：与前两类钙制剂相比，吸收缓慢且温和，不会导致血钙浓度迅速升高。

4.天然生物钙

特点：有些生物钙制剂存在重金属超标问题，长期服用可能导致慢性中毒的情况，并且实际上人体的吸收利用率也较低。

注意：价格高昂。

结论：胃肠道刺激症状较为明显，不适用于胃肠道功能较差的人群。

补钙切勿急求成

补钙请务必遵循医嘱并结合说明书服药；另外我国营养学会推荐绝经后妇女每日钙需要量为 1000 mg。碳酸钙片每片钙含量为 300 mg，结合日常从食物中获得的钙，总量可达日需摄入量。

补钙拥有好搭档

骨化三醇是人体内维生素 D_3 最重要的活性代谢产物之一，可以促进钙吸收，可以说他们是一对黄金搭档。

补钙分次好吸收

钙剂分次服用吸收更好，建议饭后 1 小时服用钙片利于吸收。可在服药 1～3 个月后检查骨密度看是否有必要继续服药。若服药超过 3 个月建议定期监测血钙和尿钙，避免盲目超量补充。

《中国居民膳食指南（2022）》推荐成人每日应补充 800～2000 mg 钙，若日常膳食摄入不足，可补充钙剂。对于已有钙缺乏的患者，补钙尤为重要，但需注意有效补钙，安全补钙。

高为

抗失眠药物的选择

失眠症是以入睡和（或）睡眠维持困难所致的睡眠质量或数量不能达到正常生理需求而影响白天社会功能的一种睡眠障碍性疾病。目前由于多种原因，药物治疗是治疗睡眠障碍的优先选择。

药物种类这么多，医生们是如何决定给患者用哪一种药物呢？

抗失眠的药物治疗遵循个体化、按需、间断、足量的原则。《中国失眠症诊断和治疗指南（2017版）》推荐用药种类选择的顺序为首选非苯二氮䓬类药物，次选短、中效的苯二氮䓬类药物或褪黑素受体激动剂（如雷美替胺），必要时选择具有镇静作用的抗抑郁药物（曲唑酮、米氮平、氟伏沙明和多塞平），后者尤其适用于伴有抑郁和（或）焦虑症的失眠症患者。不推荐抗癫痫药、抗精神病药作为首选药物使用，其仅适用于某些特殊情况和人群。

各类抗失眠药物的特点

1. 非苯二氮䓬类药物：该类药物（佐匹克隆、右佐匹克隆、唑吡坦）半衰期短，次日残余效应低，一般不产生日间困倦，产生药物依赖的风险较苯二氮䓬类药物低。

治疗失眠安全、有效，长期使用无显著药物不良反应，但有可能会在突然停药后发生一过性的失眠反弹。其中唑吡坦的个体差异较大（包括达峰时间和半衰期），梦游症的发生率略高。

2. 苯二氮䓬类药物：该类药物（阿普唑仑、劳拉西泮、地西泮）具镇静、抗焦虑、肌肉松弛和抗惊厥作用，对焦虑性失眠患者的疗效较好。

此类药物有依赖性，长期应用后停药可能发生撤药症状。禁用于妊娠期或泌乳期的女性；肝肾功能损害者；阻塞性睡眠呼吸暂停综合征患者；重度通气功能缺损者禁用。

3. 褪黑素受体激动剂：虽然普通褪黑素具有催眠作用，但现有临床研究证据有限，目前其不作为治疗普通成人失眠的常规用药。

4.抗抑郁药物：三环类抗抑郁药物（多塞平、阿米替林等），阿米替林由于抗胆碱能作用引起口干、心率加快等不良反应，不作为失眠的首选药物。

选择性五羟色胺再摄取抑制剂（氟伏沙明、帕罗西汀等），可以通过治疗抑郁和焦虑障碍而改善失眠症状。

对于抗失眠药物，滥用不可取，因噎废食也不可取。建议多与医生或药师沟通，更好更快地解决失眠的困扰。

闪洁琳

扫一扫观看视频

《抗失眠药物的选择》

患有肾病的人不能吃的药

肾对于人体来说非常重要，它就像身体里的"净化器"，通过排尿清除代谢废物，同时调节体内的水、电解质及酸碱平衡。然而，看似强大的肾，其实很容易"受伤"！研究显示，我国慢性肾脏病的患病率为 10.8%，也就是说，10 个人中就有 1 个人患病。

肾脏为什么容易"受伤"？

肾脏位于腹膜后脊柱两旁，样子像两颗蚕豆，大小好比我们的拳头，承担着调节水、电解质和酸碱平衡，排泄体内代谢产物的重任。由于肾脏代偿能力极强，即使受伤仍不耽误正常工作，只有当肾脏细胞受损达到一半以上时，才会出现夜尿增多、乏力、消瘦、贫血、血压增高等临床表现。

全身血液都需要流经肾脏，在肾小球和肾小管中完成一系列复杂的物质交换，最终营养物质被保留，多余的水、电解质、含氮类废物被排出体外。在这个过程中，药物作为异物跟随血液进入肾脏，它可能会损害肾小球和肾小管，造成药物性肾损害。

对于慢性肾脏病患者，能正常工作的肾脏细胞本就不多，大量使用经肾脏排泄的药物，无疑会导致肾脏细胞的"过劳死"，加剧肾脏损伤。因此，"肾友"们在选药时更应谨慎。

"肾友"禁用哪些药？

某些药物会诱导或加重肾脏损伤，重度肾功能不全（估算肾小球滤过率 < 30 mL/min）且未进行透析治疗的患者，请避免服用以下药物：二甲双胍、磺脲类（格列美脲、格列齐特、格列喹酮）、利拉鲁肽、SGLT2 抑制剂（达格列净、恩格列净、卡格列净）、别嘌醇、苯溴马隆、瑞舒伐他汀、非诺贝特、秋水仙碱、拉米夫定、利伐沙班、对乙酰氨基酚、布洛芬、吲哚美辛等。

"肾友"慎用哪些药?

青霉素、庆大霉素、阿米卡星、呋塞米、左氧氟沙星、两性霉素 B、氟康唑、华法林、磺胺甲唑、环孢素、甘露醇、环磷酰胺、顺铂、甲氨蝶呤等药物易诱导或加重肾脏损伤,慢性肾脏病患者需慎用,并避免联合使用。另外,含有马兜铃酸的中药有肾毒性,部分中药长期服用会引起高钾血症,使用时也需注意。

进行药物治疗时,要确保药物对肾脏的安全性,请您在医生和药师的指导下服用药物。

杨丽

口服药喝"水"有讲究

喝水可以让药物顺利下咽，但如果猛仰头喝水下咽药物时，很容易使水进入气管而发生呛咳，特别是孩童或老年人。对于服用以下药物，饮水有讲究。

哪些药物宜多饮水？

1. 解热镇痛药：如对乙酰氨基酚、布洛芬、阿司匹林等。大量饮水有利于补充体液。

2. 抗痛风药：如苯溴马隆、别嘌醇、秋水仙碱等，多饮水目的是促进尿酸排出。

3. 抗菌药：如磺胺类、氟喹诺酮类、氨基糖苷类、四环素、克拉霉素、替硝唑、克林霉素等，多饮水主要是防止磺胺类结晶和促进药物排出。

4. 利胆药：如熊去氧胆酸、去氢胆酸等，多饮水可以预防腹泻造成脱水现象的发生。

5. 茶碱类：如氨茶碱、茶碱、二羟丙茶碱等，此类药物多易致脱水。

6. 抗病毒药：如阿昔洛韦、利托那韦、奈非那韦等，多喝水可预防结石。

7. 祛痰药：如溴己新、羧甲司坦、氨溴索等，多喝水有助于稀释痰液。

8. 抗结核药：如异烟肼、利福平、乙胺丁醇等，多喝水促进药物排出。

9. 补充电解质药：如口服补液盐等，主要是补充体液。

10. 双膦酸盐：如阿仑膦酸钠、帕屈膦酸钠等，多饮水可避免药物停留并刺激食管。

哪些药物宜少饮水？

1. 胃黏膜保护剂：如硫糖铝、果胶铋、铝碳酸镁、氢氧化铝凝胶等，半小时内不宜进水。以便药物在胃黏膜或溃疡面形成保护膜。

2. 缓解腹泻药：如蒙脱石散，少量水利于药物均匀覆盖消化道表面。

3. 口含片：硝酸甘油片、草珊瑚含片、西地碘片、西瓜霜含片、速效救心丸、丹参滴丸等，此类药物不需要喝水吞咽。

4. 止咳药：止咳糖浆、甘草合剂等，此类药物需要黏附咽部表面，也是不需要喝水送服。

服药水温多少度为宜？

服用口服药物，水温在 40 ～ 50 ℃适宜。如温度过低，容易使胃部产生不适。胶囊药物外壳是由胶质制成的，遇热水会变软、变黏，服用后易附着在食管壁上。所以，送服胶囊药物时要避免水温太高。服用活菌制剂也不宜用热水送服，水温应低于 37 ℃，以免菌群失活。

服药时饮水多少合适？

一般口服药物用 150 ～ 200 mL 水送服即可。用水太多会稀释胃液，加速胃排空，反而不利于药物吸收。对于一些特殊药物，为减弱其毒性，避免对器官特别是对肾脏的损伤，就要求加大饮水量。

服药注意哪些特殊的"水"？

服用口服药物，请选用白开水或纯净水，下面一些特殊"水"不选用。

1. 茶水（咖啡）：有些药物不宜与茶水（咖啡）同服，茶水含有大量的鞣质，容易和药品发生相互作用。

2. 酒类：有些药物不宜与酒类同服，如头孢菌素类可引发致命的双硫仑样反应。

3. 牛奶：有些药物不宜与牛奶同服，牛奶中的钙会影响药物的吸收，还可能与药物产生螯合作用。

4. 果汁：不建议药物与果汁同服，因为某些果汁（如葡萄柚汁）会影响药物在肝脏代谢中的酶。

王雯婷　贾桂胜

哪些药会导致"肝炎"？

肝脏是人体主要的代谢器官，大部分药物进入体内后要通过肝脏代谢，在治病的同时也加重了肝脏的负担，严重者造成药物性肝损伤，即通常说的"肝炎"。

药物性肝损伤都有哪些类型？

药物性肝损伤按照病程可以分为急性和慢性两大类，急性药物性肝损伤多发生在服药后 6 个月内，患者会出现非常明显的肝功能异常，部分患者可有乏力、恶心、呕吐、皮肤发黄、深色尿等症状。

慢性药物性肝损伤，患者可表现为长期、反复的转氨酶轻度升高，不一定有明显的症状，通常跟长期服用某些药物有关。

哪些药物会导致肝损伤？

1. 各类化学药及生物制剂：常见容易造成肝损伤的药物包括非甾体抗炎药（布洛芬、洛索洛芬）、抗感染药物（红霉素、伊曲康唑）、抗结核药（利福平、异烟肼）、抗肿瘤药（环磷酰胺、甲氨蝶呤）、降脂药（他汀类）、抗甲状腺功能亢进药（丙硫氧嘧啶、甲巯咪唑）、免疫调节剂（环孢素）等。

温馨提示：市面上很多复方感冒药，包括中成药和西药，都含有对乙酰氨基酚，交叉或重复用药很可能导致药物蓄积或过量，导致肝脏损害。

2. 各类保健品和传统中药：在我国导致肝损伤的药物中，排名第一的是中药和草本保健品。部分保健品、膳食补充剂因成分不明确，应谨慎使用。一些传统中药比如朱砂、雄黄、川楝子、苦楝皮、何首乌、雷公藤、土三七、千里光、黄药子、补骨脂、延胡索等明确会对肝脏造成损害，在使用上述饮片及含上述成分的中成药时应密切监测。

除药物本身，高龄、儿童、妊娠女性、慢性肝病、饮酒、多重用药等均是药物性肝损伤发生的危险因素。尽量不用或少用肝毒性药物是防止药物性肝损伤发生的根本，必须用药时应严格遵医嘱，定期复查肝功能，不要自行增加药量。若服药期间发现肝功能异常，需及时就诊，告知医生自己近期所服药物，明确病因，给予相应处理。

陈诗狄　杨冰

经常用酒精消毒皮肤的"后患"

酒精能够吸收细菌蛋白的水分，使之脱水变性，从而引起微生物新陈代谢障碍，起到杀灭细菌的作用。因此酒精常用于皮肤消毒，但经常使用酒精消毒皮肤可能会造成一些"后患"。

酒精的浓度越高越好？

酒精的消毒力众所周知，面对市面上各种浓度的酒精，很多人都有一个误区，就是酒精浓度越高效果越好。其实不同浓度的酒精发挥的作用不一样，例如 40 % ～ 50 % 的酒精可用于预防褥疮，95 % 的酒精可作为燃料，而用于皮肤消毒需要选择 75 % 浓度的医用酒精。

如果使用高浓度酒精，细菌蛋白脱水过于迅速，会使细菌表面形成一层保护膜，反而不能很好地渗入细菌内部，以致影响其杀菌能力。

经常用酒精进行皮肤消毒有哪些危害？

一般情况下用 75 % 浓度的酒精对皮肤消毒是没有伤害的，但如果经常反复外涂酒精，就会造成涂抹部分的皮肤皮脂的破坏，使局部皮肤的保护膜受损，带走皮肤的水分，造成皮肤干燥、毛孔粗大、起皮的现象，部分人可引起刺激性皮炎，临床表现为红斑、丘疹甚至糜烂。

有些人对酒精过敏，外涂酒精后也会出现全身的过敏症状如发热、胸闷、咳嗽、呼吸困难等，此类人员需选用其他消毒剂对皮肤消毒。

用酒精进行皮肤消毒应注意什么？

酒精极易挥发，应将其置于密闭的容器中保存，否则可能会因挥发而降低其浓度，影响杀菌效果。酒精刺激性强，不可用于黏膜、创面及大面积的消毒。使用时不能靠近热源和明火。

如果皮肤受伤部位被异物污染时，建议先用清水或生理盐水冲洗干净，然后再用浓度为 75 % 的医用酒精消毒。

王颖

避免药物过敏性皮炎

在日常生活中使用某些药物，有时皮肤会出现一些红疹或伴有瘙痒、疼痛等症状，经医生诊断为皮肤过敏反应。那么，应该如何避免药物过敏性皮炎呢？

什么是药物过敏性皮炎？

药物过敏性皮炎也称为药物性皮疹，是由用药引起的皮肤黏膜炎性反应。表现形式多样，一类临床表现轻微，预后良好，包括斑丘疹、荨麻疹、多形性红斑等。另一类较为罕见，严重可危及生命，需严格治疗，属重型药源性皮疹，包括急性泛发性发疹性脓疱病、中毒性表皮坏死松解症等。

哪些原因会导致药物性皮肤过敏？

一类原因与人体免疫系统相关，与药物作用及剂量无关；另一类与药物相关，由药物作用和剂量引起。

服用药物后如果引起过敏，多长时间会引发过敏性皮炎？

药物引起的皮肤过敏，通常在首次用药后 1 ～ 28 天内发作，再次用药后则可在 1 ～ 2 天内发作。常伴发热、恶心、呕吐、全身不适、肝肾损害、血细胞总数及嗜酸粒细胞增多等症状。

药物过敏性皮炎有哪些类型？

常见有以下 5 种类型。

1. 荨麻疹型：其风团散布于四肢、躯干部位，严重者口唇或喉头等处发生水肿。

2. 麻疹型：为针头至米粒样鲜红斑丘疹，以躯干多见，亦可扩展到四肢，自觉微痒。

3. 多形红斑型：为绿豆至硬币大小的圆形或椭圆形紫红色斑丘疹，局部轻度水肿，其中央位置可发生水疱。

4. 固定性红斑型：为圆形水肿性红紫色斑片，后转为暗紫色，继而形成大疱。消退或愈合后留色素斑，伴疼痛或瘙痒感。多见于口唇、口周、肛门等皮肤黏膜交界处，一般 7 ~ 10 天后可消退。

5. 剥脱性皮炎型：为水肿性红色斑片，逐渐扩展至全身，继发水泡、渗液、结痂和脱屑。重者手足呈手套状、袜状脱皮、指（趾）甲/头发亦可脱落，常伴寒战、高热。

哪些药物容易导致药物性皮疹？

1. 抗生素：大多数抗菌药均可引起皮疹，以青霉素、头孢类、红霉素、链霉素、新霉素等较多见。

2. 合成抗菌药如磺胺类药物：该类药物引起皮疹多发生在用药 7 ~ 9 天内常伴有发热。

3. 抗真菌药：如氟康唑，用药后常有恶心、腹痛、瘙痒、皮疹、疱疹等症状；罕见剥脱性皮炎。

4. 解热镇痛药：对乙酰氨基酚（扑热息痛）、非甾体抗炎药如双氯芬酸、布洛芬等。

如何避免引起药物过敏性皮炎？

不要自主服用处方药，一定要在医生、药师指导下用药；就医时告知医生是否有药物、食物过敏史；皮疹一经发现应立即停药并及时就医。

李静

扫一扫观看视频

《避免药物过敏性皮炎》

止痛药是否可以随便吃？

止痛药是家中常备药物，牙痛、头痛、腰背痛、痛经等症状都可用其缓解。但不当使用止痛药可能会给身体带来其他危害，甚至造成超出用药目的的不良后果。除此之外，止痛药的滥用还可掩盖真实病情，贻误最佳治疗时机，由此需要提醒您注意以下常见问题。

吃了对乙酰氨基酚不见好转，可不可以多吃几次？

对乙酰氨基酚可间隔4～6小时用药1次，一天最多不超过4次。擅自增加服药频率会诱发胃肠道出血，也会影响肝功能。

一吃止痛药就不痛了，可以天天吃吗？

止痛药连续使用不得超过5天，如果症状持续存在应及时就医。

很痛但怕止痛药上瘾，不敢吃怎么办？

阿片类镇痛药作用于中枢神经系统，用法不当是会上瘾的。这类药由国家严格管控是不能自行购买的。生活中常见的抗炎止痛药比如布洛芬、对乙酰氨基酚是不会上瘾的，可以放心服用。

缓释胶囊可以打开直接吃吗？

缓释胶囊或者缓释片都用了特殊工艺制作，为的是使药物到达体内后缓慢释放，达到长时间镇痛的目的，并且止痛药大多数对胃肠道刺激比较明显，做成胶囊剂型会尽可能减少这个不良反应的发生，所以不要把缓释胶囊打开服用。

癌痛患者应用阿片类止痛药会上瘾吗？

对于癌痛患者，按世界卫生组织三阶梯镇痛原则用药，口服给药、按时给药、按阶梯给药、制订个体化用药方案、注意具体细节，一般是不会成瘾的。

有些人对于触手可及的止痛药可能会长期使用，虽然缓解了疼痛，但也可能因此延误病情。所以，要谨慎服用止痛药，最好在医生、药师指导下安全使用。

滕珈瑄

服用哪些药，饮酒需当心？

酒精进入人体后会改变很多药物的吸收、代谢，导致药效降低或增强，引发药物不良反应，甚至出现严重的毒性反应。因此，在日常生活中，要警惕药物与酒之间的相互作用。

为什么服药期间不能喝酒？

"头孢就酒，说走就走"有时候真的不是一句玩笑话。元凶就是双硫仑样反应，它发生在服用某些药物后饮酒，或饮用含酒精的饮品，经过体内作用，导致酒精的代谢物乙醛在体内蓄积，从而发生中毒反应。

还有一些药物与酒同服后，可能会导致药效增加，超出治疗范围，引起严重的不良反应。

哪些药物不能和酒一起服用呢？

头孢菌素类抗菌药物：名字里含"头孢"两个字的药品，尤其要注意，比如：头孢拉定、头孢孟多、头孢替安等。虽然有一部分头孢类药物不会发生双硫仑反应，但是生活中可能容易搞混，干脆就记住吃头孢不能喝酒。

还有部分其他抗菌药物，例如甲硝唑、奥硝唑、替硝唑与酒共舞，一样会"迷失自我"。服用这些药物7天后才可以饮酒或食用含酒精的食物如酒心巧克力、醉虾、藿香正气水等。

部分降糖药物：格列苯脲、格列齐特、格列美脲、胰岛素、二甲双胍、瑞格列奈等。这些药物可能会受到酒精的影响，导致糖尿病患者出现低血糖、乳酸性酸中毒等，表现为头晕、呕吐，平衡失调，甚至昏迷。

安眠类药物：地西泮（安定）、艾司唑仑（舒乐安定）、劳拉西泮（罗拉）、苯巴比妥、唑吡坦等，这些药物对大脑有抑制作用，而酒精会加强这种抑制，出现头痛、嗜睡，严重者会出现昏迷、休克。

解热镇痛类药物：阿司匹林、对乙酰氨基酚（扑热息痛）、布洛芬（芬必得）等，也是常见的复方感冒药的成分，本身对胃黏膜有一定的刺激，而酒精会增加这种不良反应的程度，引起恶心呕吐，严重时可导致胃溃疡和胃出血。

除此之外，还有很多药物也会与酒精发生相互作用，例如：抗过敏药物、降压药物、麻醉剂等。虽然双硫仑样反应致死的案例并不多，但是我们不能拿健康作赌注，在推杯换盏之前，一定要提醒家人朋友，服药时避免饮酒！

张英

偏方治大病，小心要了命

偏方是指民间流传的、不在古典医学著作中记载的中药方，并被赋予了神奇的治疗功效，广为流传。但用偏方治病这种做法没有医学根据，千万不要盲目相信，不仅延误病情，甚至可能危及生命。

中医讲究的辨证论治是什么？

中医理论的基本特点是辨证论治和整体观念。中医理论认为人是一个整体，与自然环境也具有统一性。中医的诊断与治疗是结合生活环境、身体全身状况综合考虑的，不是简单的头痛医头脚痛医脚，而是利用五行相生相克、脏腑经络等理论，通过全身脏器的调节治疗疾病。

每一位中医医生都要通过系统的理论学习、阅读大量古籍如《黄帝内经》《伤寒杂病论》等，翻阅大量古代典籍及现代案例来丰富自己的阅历，并且在行医工作中还要继续跟随有几十年经验的老中医学习，积累经验。患者看到的是医生简单搭个脉、问问身体情况、看看面色，开十几个药味的处方，但是在医生脑海中是整个中医理论的运转过程。

为什么不推荐偏方？

身体出现异常状况，应该到医院进行系统的检查，而不是自己服用一些药品减轻症状，治标不治本，错失了治疗的最佳时机。如果不了解自己患病的原因，盲目的使用偏方，很有可能效果适得其反。

举个简单的例子，同样是便秘，有可能是虚证，也有可能是实证，如果虚证便秘使用通泻的方法，或实证便秘使用补虚的疗法，尽管都有可能使便秘情况有缓解，但是真正的身体虚证实证病机没有得到改善，病情进而会出现更严重的问题。

中医病症是由生活习惯及外邪入侵导致的身体失调，而在身体外部的显现，患者应该经过中医诊断确定病因，再使用药品调理，以及通过调整生活及饮食习惯来改善。去病如抽丝，也许漫长的诊疗不如偏方"药到病除""根治永不复发"的宣传有吸引力，但是只有通过系统治疗才能真正了解身体的问题所在。

刘宏彦

抗生素是把"双刃剑"

抗生素目前规范的叫法是抗菌药物，是指对细菌具有抑制和杀灭作用的药物。它是一把双刃剑，合理使用可抵抗细菌对机体的攻击，达到良好的治疗效果，但使用不当不仅不利于健康，反而可能给人体带来伤害。

感冒发烧了要吃抗菌药物吗？

不一定！老百姓通常觉得"感冒"可能包括普通感冒、咽炎、鼻炎、扁桃体炎等不同的情况，病因可能是细菌性的或病毒性的，抗菌药物只对细菌感染有用，如果是由病毒引起的，吃抗菌药物是无效的。

抗菌药物种类可以随便选吗？

不可以！不同抗菌药物有不同的抗菌谱，并非对所有病原菌所致感染都有效。自行随意使用非但不一定能增加疗效，反而会增加药物不良反应的发生。同时还可能导致细菌对抗菌药物产生耐药性，使其失去抗菌作用。所以药物的选择应由医生决定，不能自己随便吃。

使用抗菌药物的种类越多越有效吗？

错！抗菌药物品种多，抗菌范围、作用强度各不相同，应根据病原菌种类及药敏试验结果尽可能地选择针对性强、窄谱、安全、价格适当的抗菌药物。能使用单一药物解决问题的就不联合用药，抗菌药物滥用会造成耐药性和不良反应的发生。

病情好转就可以停药了吗？

错！不同病菌可引起不同部位的感染，抗菌药物治疗的剂量、疗程也各有不同，应遵医嘱停药，自己随意停药或剂量不足，还可能会使病情转为慢性感染或产生其他并发症。

抗菌药物越高级、越贵越好吗?

错!抗菌药物的使用应根据病原菌种类、感染部位、感染严重程度及个人病理生理情况选择,并不是越高级、越贵越好。根据国家卫生健康委员会的规定,医疗机构抗菌药物临床应用实行分级管理,将抗菌药物分为三级:非限制使用级、限制使用级与特殊使用级,医生不能随意、越级使用抗菌药物。

家里有必要常备抗菌药物吗?

没必要!不同感染选择的抗菌药物种类、剂型不相同,因此不建议在家常备抗菌药物。药物均有一定有效期,误服过期、变质的药物还可能延误治疗。特别强调,一般医院和社区卫生服务中心都有"过期药品回收箱",会对过期药品进行统一的无害处理,避免污染土壤和水体。

因此,总体而言,抗菌药物不可滥用。随意更换、增加、联合使用抗菌药物并不会达到理想的抗菌药物疗效,反而导致不良反应增多,引起消化道、神经系统、肝、肾、骨髓等损害,并且还会产生细菌耐药性。

一种抗菌药物的研发需要十年左右的时间,使一种细菌产生耐药性需要两年左右的时间,也就是说,研究一种药物的速度是赶不上细菌产生耐药性的速度。如果由于滥用抗菌药物导致超级细菌出现,我们会无药可用。因此,在服用抗菌药物时要做到"四不":不主动购买、不主动要求、不随意服用、不随意停药,一定要在医生的处方下购买和使用。

曾美珍　刘芳

硝酸甘油和速效救心丸可以救命吗？

硝酸甘油和速效救心丸相信很多人都听说过，也是很多患者或老年人常备的"救命药"，不少人认为一旦出现胸痛等不适，就该立即服 1 片，那么真是这样吗？让我们来一探究竟。

硝酸甘油和速效救心丸可以救命吗？

这两种药均能治疗因冠状动脉疾病引起的心绞痛。硝酸甘油可快速缓解因冠状动脉疾病引起的心绞痛并有一定预防作用；速效救心丸的成分中含有川芎与冰片，是行气活血、祛瘀止痛的中成药，具有扩张冠状动脉、增加血流量的功能。当患者因心绞痛而命悬一线时，服用硝酸甘油或者速效救心丸都能缓解症状，甚至挽救生命。但对于其他原因引起的心律失常、低血糖、休克等，盲目服用这两种药可能适得其反。

硝酸甘油和速效救心丸如何服用？

硝酸甘油：心绞痛急性发作时，应舌下或在口腔颊黏膜处含化 1 片（0.5 mg/ 片）。可每 5 分钟重复一次直至症状缓解。如果 15 分钟内给药 3 片（0.5 mg/ 片）后仍不能缓解症状，应立即采取其他医疗措施。

速效救心丸：含服。用于冠心病心绞痛的预防和治疗时，一次 4 ～ 6 丸，一日三次；用于急性发作时，一次 10 ～ 15 丸，为使药物迅速起效，可嚼碎后压在舌下含服。

硝酸甘油和速效救心丸在什么情况下服用？

1. 患者既往有心绞痛史，当出现心绞痛发作时。

2. 患者既往有高血压、糖尿病、高脂血症等多种心血管危险因素，在活动后、寒冷、情绪波动等一系列诱因下，突发心前区不适、闷痛、左肩痛等，高度怀疑心绞痛发作时。

服用硝酸甘油和速效救心丸有什么注意事项？

这两种药物均可能引发低血压，建议坐位姿势服药。

硝酸甘油应在阴凉、避光条件下储存，不建议患者将硝酸甘油再行分装，开封 6 个月后应及时更换。

孕妇禁用速效救心丸；服用速效救心丸时如没有苦辣感或凉麻感，则药物可能失效；速效救心丸不宜长期大量服用。

硝酸甘油和速效救心丸，两种药物如何选择呢？

速效救心丸药性寒凉走窜，气阴两虚、心肾阴虚者用药需谨慎。

硝酸甘油是目前治疗心绞痛发作的首选药物，但对于心肌梗死早期、严重贫血、青光眼、颅内压增高和已知对硝酸甘油过敏的患者，建议选择速效救心丸或其他药物。

对于硝酸甘油和速效救心丸的选择与使用，一定要咨询医生或药师。急救药品要常备，但绝不能滥用、乱用，且必须关注药品的储存条件、有效期以及药品外观性状变化等，真正做到"有备无患"。

于琪　宋博宁

阿司匹林，你真的了解吗?

早在几千年前，人类就发现柳树类植物的药用功能，中国古代药学著作《神农本草经》《本草纲目》也提到柳树的药用价值。这其中神秘的物质，被后来的科学家发现，自此阿司匹林正式问世，成为世界上极为畅销的药物。

阿司匹林不同剂量对应不同功效

1. 低剂量通常为每日 75 ～ 325 mg（医疗机构推荐阿司匹林每日 75 ～ 150 mg），用于抑制血小板聚集，预防心脑血管疾病。

2. 中剂量通常为每日 650 mg ～ 4 g，具有镇痛和退热作用。中剂量常被制成阿司匹林维 C 泡腾片，缓解感冒引起的头痛、肌肉酸痛等症状。

3. 高剂量通常为每日 4 ～ 8 g，可有效对抗风湿性疾病中的炎症，但高剂量服用可能导致耳鸣、听力损失及胃不耐受等毒性作用，现在临床上较少使用。

心脑血管疾病一级预防、二级预防是什么? 该不该吃阿司匹林?

提起阿司匹林，就不得不提心脑血管疾病的一级预防、二级预防。

一级预防：对未患动脉粥样硬化血栓栓塞性疾病（如冠心病、缺血性卒中、外周动脉疾病等）的人群采取措施（口服小剂量阿司匹林），预防首次心脑血管意外的发生。

二级预防：已经发生了心脑血管疾病（冠心病、缺血性卒中、外周动脉疾病等）的患者，通过有效干预手段（口服小剂量阿司匹林），防止病情进展，改善预后，降低病死率、病残率，预防复发。

结合目前现有的各种研究证据，阿司匹林在心脑血管事件的二级预防上地位不可动摇，总体是有益的。对于无心血管疾病或糖尿病病史的患者，需经医生行心血管风险评估，再确定是否服用阿司匹林。

正确服用阿司匹林

市面上阿司匹林有普通片和肠溶片，肠溶制剂可避免药物对胃部的直接刺激，建议空腹服用阿司匹林肠溶片，无须在某一特殊时辰服药。

阿司匹林的不良反应

服用阿司匹林可增加出血风险，包括轻微皮肤淤斑、牙龈出血等轻微症状。如出现较严重的消化道出血、颅内出血事件请停用阿司匹林并及时就医。

酒精本身会对胃黏膜造成一定损害，服用阿司匹林请避免饮酒。阿司匹林与其他非甾体抗炎药（如布洛芬、双氯芬酸钠）、抗凝药、激素等合用时也会增加出血风险，因此合用其他药物时请一定在医生或药师的指导下进行。另外，不可擅自停药，以免增加心脑血管事件发生的风险，尤其是已经发生心脑血管疾病的患者擅自停药风险更高。

赵金

第二十章

出院后康复

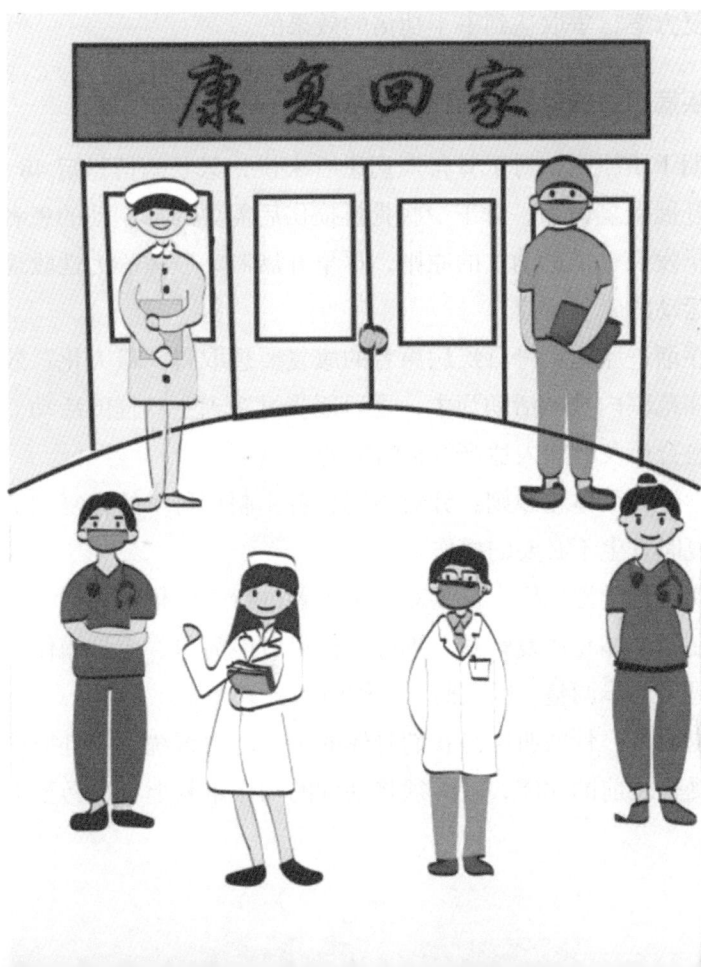

骨科疾病患者居家康复

俗话说"伤筋动骨100天"。许多骨科疾病患者在受伤后往往因为疼痛、关节活动受限而不愿意活动。大多数家属也认为一旦伤到筋骨，就必须绝对卧床休息，同时还应该加强营养，要养好筋骨。这样等到"100天"之后，患者往往会发现，虽然复查X线片骨头是长好了，但关节僵硬、肌肉紧张，功能愈来愈差，肩不能挑、手不能提、脚不能行。反而是一些经常活动的病友功能恢复得比自己好太多。那么骨科疾病患者居家到底该不该练？具体怎么练？

下面我们就来看看，骨科疾病患者居家时如何掌握好康复原则，制订个体化的康复方案，争取达到事半功倍的效果的。

骨科疾病患者的康复原则都包括哪些？

1.早期干预原则：对于骨科疾病患者来说，只要病情稳定48～72小时后，即可开展康复训练。对于一些骨折损伤后需要局部制动的患者来说，也应本着"早发现、早运动"的原则，尽早开展制动肢体静力性收缩、非制动肢体主动运动的康复治疗。

2.循序渐进原则：骨科疾病患者的康复要想取得"最大化"效果，早期需要以无痛范围内被动活动为主，之后逐步过渡到主动辅助活动，等到肌肉骨骼基本愈合后及时加入适当的抗阻运动。

3.科学性和个体化原则：针对不同患者，制订科学的康复训练计划，才能避免康复时发生不必要的损伤。

要想实现科学性原则，需要对每个患者进行个性化的评估，根据患者的居家情况制定个体化康复计划，训练动作尽可能简单、容易操作，并根据患者的康复进展逐步调整，因人而异、因时而异。

4.重复原则：骨骼肌肉是我们身体的主要动力系统，一旦损伤后再想要重新获得受伤之前的功能，就必须将基础的动作重复上百次乃至上千次，这包括运动频率、运动持续时间、运动强度等。频率低、时间短、强度小，就达不到康复效果；频率高、时间长、强度大，又可能引发新的运动损伤，加重患者痛苦。

5. 全面康复原则：骨科疾病的康复一定要全面，不能只局限于受伤的部位。比如髋关节置换术后的患者一般年龄较大，术后卧床时间偏长，容易造成坠积性肺炎、下肢深静脉血栓等并发症，因此康复计划的制订不能仅针对下肢功能，同时需要对患者的心肺能力、上肢肢体运动功能进行综合评估，同时增加一定的日常生活活动作训练。

综上所述，骨科疾病的康复是一个综合性、专业性要求非常高的医学过程。对于首次确诊及早期从未接触过康复训练的患者来说，我们建议在医院康复科或专业康复机构接受康复训练。

叶晶

《尺桡骨远端骨折的居家康复》

《下肢骨折患者居家康复》

《髋关节人工置换术家庭康复》

《膝关节置换家庭康复》

《手外伤患者的居家康复》

《踝关节扭伤患者居家康复》

《肩袖损伤的居家康复》　　　　《老年髋部骨折居家康复》

扫一扫观看视频

神经系统疾病患者居家康复

神经系统疾病患者往往症状表现多种多样，所以在康复时一部分患者选择"完全躺平"，自暴自弃，耽误了自己的康复进程；另一部分患者却抱着和疾病斗争到底的意愿，一门心思地苦练、狠练，造成不必要的损伤。其实，神经系统疾病患者关键是要掌握好康复的原则，树立起正确的康复意识，巧练、会练，才能达到事半功倍的效果。

神经系统疾病患者的康复原则都包括哪些？

1. 早期干预原则：对于脑血管病患者来说，只要病情稳定 48 ～ 72 小时后，即可开展康复训练。对于帕金森等疾病患者来说，也应本着"早发现、早治疗"的原则，尽早开展康复治疗。

2. 主动康复原则：神经系统疾病的康复要想取得"最大化"效果，主要依靠患者主动性参与，而不是仅仅依靠被动性手段。

3. 适宜性和个体化原则：针对不同的患者，使用适宜的康复技术，才能使康复沿着正确的轨迹进行，不走弯路，也避免不必要的损伤。

要想实现适宜性原则，主要依靠个性化的评估，将患者的残存功能状况、适宜的康复训练性质、种类、强度等做整体考量，制订个体化的康复计划，并根据患者的康复进展逐步调整，因人而异、因时而异。

4. 强化原则：想要重新获得受损功能的恢复，就必须要有一定强度的重复，包括必要的持续时间，以及一定的"剂量"（比如次数、力量大小等）。重复的时间或者剂量太低，达不到康复效果；反之，又会适得其反，引起患者发生损伤或者并发症。

5. 全面康复原则：康复的最终目的，一定是患者活动能力和社会参与能力的提高。因此，在康复过程中，不能仅仅对患者肢体运动功能进行康复，也应对日常生活动作、工具的使用，甚至必要的劳动技能进行训练。

正因如此，神经系统的康复是一个综合性、专业性要求非常高的医学过程。对于首次确诊及早期、从未接触过康复训练的患者来说，我们建议在医院康复科或专业康复机构接受康复训练。

马明

《偏瘫患者居家上肢运动》　　《脑卒中下肢的居家康复》

《三招提高偏瘫患者手指灵活性》《面神经损伤后的居家康复》

《脊髓损伤患者居家上肢康复训练》《脊髓损伤下肢居家康复》

扫一扫观看视频

心血管疾病患者出院后康复

心血管疾病患者住院期间，在接受临床常规检查与治疗的同时，应在病房尽早开始院内Ⅰ期康复，出院后继续进行Ⅱ期或Ⅲ期心脏康复干预。

出院后哪些患者可以进行心脏康复？

1. 运动风险为低危患者，可直接进入Ⅲ期康复（居家心脏康复），中危和高危患者出院后，建议先进入Ⅱ期康复（院外早期康复或门诊康复），待病情进一步稳定后，再转入居家心脏康复。

2. 日常生活活动无明显受限者，愿意接受心脏康复指导。

患者出院后何时启动心脏康复？

Ⅱ期康复（院外早期康复或门诊康复）：一般在出院1～3周启动，在3～6个月完成36次医学监护下心脏康复。建议冠脉支架术1周后、急性心肌梗死2周后、冠脉搭桥术后2周、心力衰竭病情稳定4周后、心脏瓣膜置换术后4周可以启动门诊医疗监护下的心脏康复。

Ⅲ期康复（居家心脏康复）：稳定型心绞痛、糖尿病、高血压、心律失常、肥胖、血脂异常、代谢综合征和老年人等，直接进入居家心脏康复阶段；经过Ⅱ期康复后，病情稳定的心血管疾病患者可以转入居家心脏康复。

心脏康复内容有哪些？

1. 康复前评估：初始评估和阶段评估应在医院或门诊完成，并进行危险分层。推荐至少3次（初始、2～3个月中期和结局）评估，内容包括病史、检查、营养与心理评估、心肺耐力和体能测试。

2. 康复指导：包括运动处方、药物处方、戒烟处方、营养处方、心理处方及健康教育处方。Ⅱ期康复指导：以体力活动为基础的运动处方，建议每次≥30 min，每周3～5次。包括热身、运动训练、整理恢复3个阶段。运动形式包括有氧、抗阻、柔韧性及平衡功能训练。运动强度可根据摄氧量、心率或自觉疲劳等级（Borg 评分）等确定。高危患者运动训练需要医学监护（包括患者症状、疲劳等级、心电监护及生命体征监护等）。Ⅲ期康复指导：部分患者经过Ⅱ期康复后转入此期，定期随访调整运动计划。大部分低危患者，可以直接进入Ⅲ期康复阶段，根据《居家康复手册》进行系列随访。随访内容包括：身体状况评估、每周／月运动训练计划、药物管理、营养监督、心理支持和心血管危险因素管理等。康复师或护士每周／月进行微信咨询和电话随访，提醒患者进行运动训练、指导营养膳食、聆听科普讲座等；门诊定期随访并收集患者监测数据，及时反馈康复效果，确保心脏康复质量。

居家心脏康复时，出现身体不适情况怎么办？

1. 运动中若出现头晕、头痛、心悸、胸闷、胸痛、背痛、跛行、肌痛和腹痛等，应及时停止训练。休息后依然不能缓解时，请及时就医。

2. 居家运动时患者需佩戴心率表；高危患者必要时佩戴心电监测设备。

3. 老年及衰弱者康复前需评估跌倒风险。对跌倒高风险患者，进行跌倒风险教育，加强平衡和力量训练。必要时使用助行器或在有家人陪同下进行，以预防或减少跌倒损害。

心脏康复的目的和效果有哪些？

通过全方位管理，心脏康复让患者重回健康生活方式，恢复患者发病前生活和工作状态，提高生活质量，提升运动能力，降低心血管事件再发生率和病死率。

楚新梅

扫一扫观看视频

《心血管疾病患者出院后如何康复？》

呼吸系统疾病患者居家康复

我国慢性呼吸道疾病（chronic respiratory diseases，CRD）患病率、致残率、致死率高，疾病负担重。呼吸康复是 CRD 长期管理的核心组成部分，是最具成本效益的非药物治疗手段之一。

呼吸康复采用的物理治疗主要涵盖 2 个方面：一方面运用物理治疗改善肺部通气，促进肺部清洁和气体交换，减少痰液潴留，提升呼吸肌力；另一方面对患者进行个体化的运动训练和健康教育，以有效减少呼吸困难症状，提高运动耐力，改善患者的生活质量，减少再住院。

呼吸康复原则都有哪些？

1. 先评估后治疗：呼吸康复评定是呼吸康复的重要环节。目标是以对患者的主观和客观评定为基础准确界定患者的问题所在。没有一个正确的评定，就无法制订行之有效的治疗方案，所以要定期评定可明确患者的治疗效果及治疗目标。

2. 确保呼吸康复技术的有效性及安全性：肺康复技术包括呼吸训练、呼吸肌训练、不依赖设备的运动训练、手法排痰和体位引流、主动循环呼吸技术、自主引流、体外膈肌起搏仪治疗、依赖设备的呼气正压/振荡呼气正压治疗、高频胸壁振荡。同时，可通过应用呼吸支持技术如高流量氧疗、无创通气，以及辅助使用支气管扩张剂等措施，保证上述康复技术的安全性和有效性。

3. 多学科、多层面综合治疗：呼吸康复为患者提供个体化、目标导向的治疗，这需要一个专门的跨学科团队，其中包括医生、护士、物理治疗师、运动生理学家、心理学家、营养师、社会工作者。需要医务人员、患者及家属之间的合作、沟通和协调。

4. 早期干预、全面康复：呼吸疾病患者在被确诊后，便可早期开展相关呼吸康复训练，以达到改善或延缓疾病进展的目的。相关方案包括自我症状识别及处理、相关药物及设备氧疗等运用；在疾病可控期内及时介入呼吸康复可提高患者的依从性，改善并发症，消除不良情绪与行为。目前，远程医疗和移动医疗技术的普及为呼吸康复的施展提供了可行性保障，因此各位患者不仅要早期进行康复，甚至要终身进行康复。

卫攀金

《呼吸居家康复腹式呼吸》

《改善肺容量和通气康复训练》

《呼吸肌功能锻炼》

《呼吸居家康复气道阔清》

扫一扫观看视频

第二十一章

健康饮食 科学运动

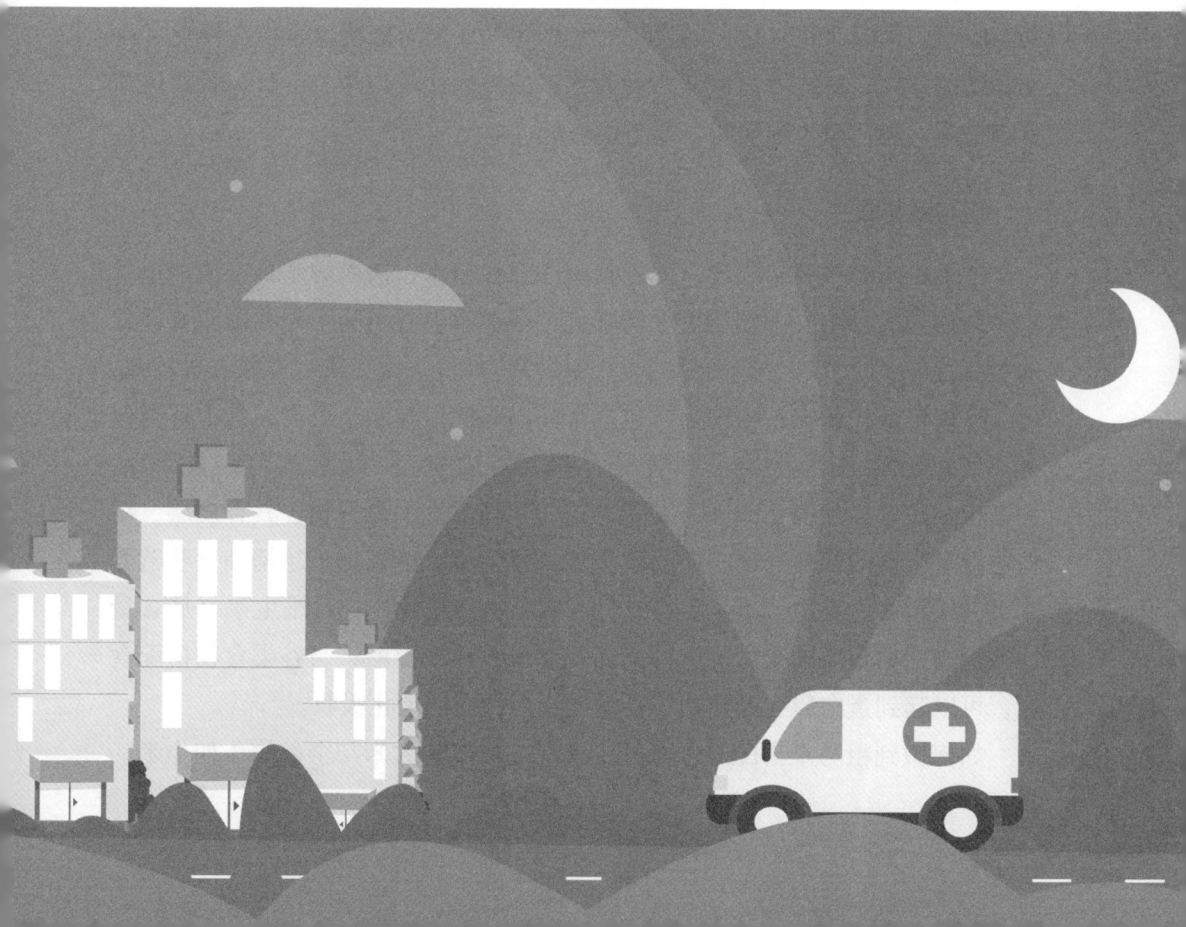

如何均衡饮食?

我们在接受健康教育时,常常会听到要均衡饮食,不要挑食。那么,日常生活中的一日三餐,怎么吃才是均衡饮食呢?

首先,需要了解为我们人体提供能量的三大营养素,即碳水化合物、蛋白质、脂肪。我国的膳食结构中,提供碳水化合物的主要是谷物和薯类,提供蛋白质的主要是鱼、禽、畜肉类及大豆类,提供脂肪的主要是植物油、动物油脂。

什么是均衡饮食呢?

均衡饮食中碳水化合物提供总能量的 50% ~ 65%,蛋白质提供总能量的 10% ~ 15%,脂肪提供总能量的 20% ~ 30%。均衡饮食是指多样化、科学搭配的饮食,这样可以保证各种营养素的摄入比较均衡。一日三餐要注意食物搭配,包括粗与细搭配、荤与素搭配、深与浅搭配等。

粗与细搭配

这里粗与细主要指主食,即主食应注意在精米、白面的基础上增加全谷物和杂豆类的食物。中国居民平衡膳食宝塔显示以谷类为主是我国膳食模式的主要特征,但仍以大米、面粉的摄入量最高,其他谷类和杂豆类摄入量较低。

粗粮包括什么呢?粗粮通常包括米面以外的谷类和杂豆类,其中谷类包括小米、高粱、玉米、燕麦、荞麦等;杂豆类,如红豆、绿豆、芸豆、花豆等。

粗粮的营养价值在哪呢?首先,这些未经加工的全谷物,其谷皮层、糊粉层含有丰富的膳食纤维、矿物质和 B 族维生素,随着加工越精细这些营养素丢失就越多。其次,杂豆类富含钙、磷、铁等矿物质,且维生素 B 族含量比谷类高,更重要的是含有人体必需氨基酸——赖氨酸,与谷类食物搭配食用,可以起到蛋白质互补作用,更有助于蛋白质的消化吸收。

如何做到粗与细搭配呢?烹饪主食时,可以将大米与全谷物(如小米、燕麦）或杂豆（如红豆、绿豆）一起，做成二米饭、豆饭、杂粮饭、八宝粥等；或者选择把主食均分，比如一半白面馒头再加一块玉米饼等。

荤与素搭配

荤与素搭配是指每日的膳食要将荤食和素食科学地搭配起来。荤食一般是指禽、鱼、畜肉、鸡蛋等动物性食物。素食一般是指各种蔬菜、水果等植物性食物。荤食最大特点是含有人体必需的氨基酸和优质蛋白质，素食中的维生素和膳食纤维则是荤食中常缺乏的。所以，荤素搭配不仅可以使菜肴的色香味俱全，同时也可以提供多种人体所需的营养成分。

深与浅搭配

深与浅搭配指深色食物和浅色食物搭配，可以刺激食欲的同时，还可以补充多种营养物质，因为不同食物的颜色代表着食物中所含有的植物化学物、营养素不同。

均衡膳食简单来说就是做到早餐吃 1 两主食、一个鸡蛋、一杯牛奶；午餐和晚餐可以按一个餐盘来举例，包括1/4粗细搭配的主食，1/4鱼禽肉豆类，1/2 蔬菜类及少量水果。

屈晓雪

学会看食物营养成分表

张大爷儿子一家周末要回来，他兴高采烈地去超市给小孙子买酸奶和零食，买回家后张大妈发现他把酸奶错买成了乳酸菌饮品，零食也是高糖、高钠的，不够健康。大家是否也和张大爷一样面对琳琅满目的食品不知如何选择，为了避免踩坑，我们需要了解几个问题。

配料表看什么?

我们可以从配料表的内容和排列顺序上基本判断出一个食品是不是健康。

配料表是根据含量由高到低排序的，排位越靠前的成分含量越高（如图 21-1、图 21-2）。

配　　料：生牛乳、白砂糖、乳酸菌(嗜热链球菌、保加利亚乳杆菌)、茯苓粉、

图 21-1　某品牌酸奶配料

配料:饮用水、白砂糖、脱脂乳粉(添加量≥2.0%)、聚葡萄糖、食用葡萄糖、乳清蛋白粉(添加量≥0.01%)、副干酪乳杆菌、嗜酸乳杆菌、乳双歧杆菌、德氏乳杆菌保加利亚亚种、嗜热链球菌、食品添加剂(可溶性大豆多糖、果胶、柠檬酸、DL-苹果酸、柠檬酸钠、三氯蔗糖、安赛蜜)、食品用香精

图 21-2　某品牌乳酸菌饮品配料

如图 21-1 所示酸奶配料表第一位应该是奶（复原乳除外），图 21-2 配料表第一位是水，则是乳酸菌饮品而不是酸奶，而且白砂糖的位置排第二，后面跟着还有食用葡萄糖，说明含糖量较高。

如何识别食品添加剂？

常见食品添加剂如下：

甜味剂：糖精、安赛蜜、三氯蔗糖、阿斯巴甜等。

增稠剂：阿拉伯胶、卡拉胶、瓜尔胶、琼胶等。

防腐剂：山梨酸钾、苯甲酸钠、丙酸钙等。

人工色素：柠檬黄、诱惑红、胭脂红等。

其他还有增味剂、膨化剂等，食品添加剂只要是符合国家标准，就是安全的，但总归少吃点对我们更有益，所以尽可能购买添加剂少一点的零食。

营养成分表的主要内容是什么？

根据《预包装食品营养标签通则》（GB 28050–2011），必须写在营养表里的是 4 种营养成分和能量（"4+1"）以及 NRV%。

"4" 指蛋白质、脂肪、碳水化合物、钠。

"1" 是指能量。

NRV% 指的是 100 g 食品中该营养素的含量占人体一天所需该营养素的百分比。

如何读懂营养成分表？

项目	每100克(g)	营养素参考值%
能量	855千焦(kJ)	10%
蛋白质	39.3克(g)	66%
脂肪	4.6克(g)	8%
碳水化合物	1.0克(g)	0%
钠	778毫克(mg)	39%

图 21-3　某食物营养成分表

通常营养成分表都是以每 100 克或 100 mL 为单位标注的，也有部分食品标注的是每份。

食品营养成分表的能量单位是 kJ，而生活中往往用的是 kcal，它俩的换算关系是：1 kcal=4.184 kJ。如图 21-3 所示，吃 100 g 此食品，提供的热量是 204 kcal（855 kJ），就获得了一天 10% 的热量。

如果营养成分表中蛋白质含量 ≥ 12 g/100 g，或蛋白质含量

≥ 6 g/100 mL，则该食品可以声称为高蛋白食品。

如果营养成分表中脂肪含量 ≤ 3 g/100 g，或脂肪含量 ≤ 1.5 g/100 mL，则为低脂肪食品。

碳水化合物≠糖，糖只是碳水化合物中的一部分。对于含糖饮料，里面的碳水化合物主要是添加糖，《中国居民膳食指南（2022）》建议控制添加糖的摄入量，每天不超过 50 g，最好控制在 25 g 以下。

1 g 盐大约含有 400 mg 钠，如图 21-3 所示，吃 100 g 此食品，摄入大约 2 g 盐。《中国居民膳食指南（2022）》建议成人每天食盐不超过 5 g。

"0 g" 就是没有吗?

营养成分表里的 "0" 并不表示没有。当营养成分低于国标规定的 "0" 界限值，就可以在营养成分表对应的项目中标示 "0 g"。

每 100 g 或 100 mL 食品中

能量 ≤ 17 kJ（4 kcal），可以标 "0 热量"

蛋白质含量 ≤ 0.5 g，可以标 "0 蛋白质"

脂肪含量 ≤ 0.5 g，可以标 "0 脂肪"

糖含量 ≤ 0.5 g，可以标 "0 糖"

钠含量 ≤ 5 mg，可以标 "0 钠"

总而言之，要学会看营养成分表，了解食品能量和各营养成分含量后，根据需求选购，建议尽量选择三低食物，即低脂、低钠、低糖。

张如月

高血压，巧控盐

高血压是一种常见的慢性疾病，通常需要终身治疗，包括药物性和非药物性治疗，其中饮食控制是非药物治疗的关键。在日常生活中，高血压患者除规律服用降压药物外，一定要注意的就是低盐饮食。

你知道食盐与健康的关系吗？

食盐作为重要的调味品，在我们的日常生活中食盐往往摄入量偏高，而过量的盐摄入与高血压、脑卒中、全因死亡率相关，所以要控制食盐的摄入量。

如何知道自己每天摄入了多少盐？

普通啤酒瓶盖，去掉胶垫，可装约 6 g 食盐；或者使用 2 g 盐勺来衡量。

每天应该摄入多少盐呢？

《中国居民膳食指南（2022）》推荐，成年人每日食盐摄入量不超过 5 g；美国心脏协会和美国心脏病学会建议，成人高血压患者每天最佳摄入量应低于 1500 mg 钠（约 3.75 g 食盐）。

控盐的方法和技巧

1.使用控盐勺／瓶：通过使用控盐勺／瓶，学习量化食盐摄入量，并逐渐减少用量。

2.调整烹饪口味：由于酸味可强化咸味，故可以在烹调时添加醋、柠檬汁等，有助于少盐；另外，也可以使用天然调味品，如葱、姜、蒜、花椒、八角等；还可以利用新鲜蔬菜本身调味，如香菇、洋葱、番茄等，不需要加入过多的食盐。

3.烹饪后加盐：即在烹调起锅时或关火后再加盐，可以既保证咸度又减少盐用量，这是少吃盐的有效措施。

4.警惕隐形盐：隐形盐指酱、酱油、咸菜、高盐食品中看不见的盐。例如 10 mL 酱油约含 1.6 ~ 1.7 g 食盐，20 g 一块的腐乳约含 1.5 g 食盐，虽然食用量不多，但含盐量高。下面列举了一些常见高盐食品。

（1）熟肉制品：盐水鸭（熟）、酱牛肉、酱鸭、蟹足棒、鱼丸、火腿等。

（2）腌制品：榨菜、萝卜干、咸蛋等。

（3）零食类：方便面、怪味胡豆、九制梅肉、地瓜干、玉米片等。

（4）其他：薯片、饼干（咸）、龙须面、油条、素火腿等。

建议尽量购买新鲜食物自己做菜，减少食用加工的熟食。

看标签：在购买时应学会看营养标签，注意标签中的钠含量。1 g 钠 = 2.5 g 食盐，一般钠超过 30%NRV（营养素参考值）的食物尽量少买、少吃。

屈晓雪

如何科学吃糖？

《中国居民膳食指南（2022）》推荐：控制添加糖的摄入量，每天不超过 50 g，最好控制在 25 g 以下。

什么是糖？

糖包括单糖、双糖和糖醇。食物中最常见的单糖是葡萄糖和果糖，果糖是易于吸收的单糖，如蜂蜜中就含有大量的果糖，果糖也是糖类中最甜的，其甜度是蔗糖的 1.2 ～ 1.5 倍。双糖主要包括蔗糖和乳糖，蔗糖主要来源于甘蔗和甜菜，乳糖仅存于乳品中。糖醇因为其代谢不需要胰岛素，常用于糖尿病膳食中，目前常用的有木糖醇、麦芽糖醇、甘露醇、乳糖醇等。

什么是添加糖？

在食品生产加工过程中被添加到食品中的糖及糖浆被称为添加糖，包括绵白糖、白砂糖、红糖、玉米糖浆等。日常生活中的添加糖主要来源于加工食品，如含糖饮料、糕点、糖果、甜品、冷饮等，部分来源于烹调食物，如糖醋鱼、糖醋排骨等。

如何减少添加糖的摄入？

拒绝含糖饮料：含糖饮料是指含糖量在 5% 以上的饮料。含糖饮料由于饮用量大，尤其受青少年人群喜饮，很容易出现摄入过多的添加糖，导致超重、肥胖等发生。一瓶可乐就可能已经超过了 50 g 的添加糖。除了成品包装的饮料，如今流行的现制奶茶、果饮等都是要少喝甚至不喝的含糖饮料。

尽量少吃甜点、蛋糕、冰淇淋等：甜点、蛋糕等不光添加糖还含有反式脂肪酸，一顿下午茶足以超标数倍，尤其对于糖尿病患者来说，更应严格控制。

看营养成分表：购买食品时学会看食品标签中的营养成分表及配料表，

选择低碳水化合物或含糖量低的，配料表中有白砂糖、果葡糖浆等都应尽量少购买。

　　减少烹调用糖：家里炒菜时尽量少放糖，外出就餐时尽量少点含糖菜肴。

屈晓雪

避免超重 / 肥胖的饮食法

夏天将至，王女士看着漂亮的裙子穿不进去，烦恼得要命，想当年自己也是窈窕淑女，自从生完孩子就变成了肥妈，尝试了多种减肥方法，不但成效甚微，还出现了脱发、便秘等情况，最近听说医院开设了减重门诊，赶紧挂号到医院进行减重咨询。

肥胖有哪些危害？

超重 / 肥胖可以导致一系列并发症或者相关疾病，与死亡风险密切相关。

1. 代谢并发症：糖尿病、痛风等。

2. 心脑血管疾病：高血压、冠心病、脑卒中、静脉血栓形成等。

3. 呼吸系统疾病：哮喘、睡眠呼吸暂停、慢性阻塞性肺疾病等。

4. 消化系统疾病：胆囊炎、胆石症、脂肪肝等。

5. 生殖系统疾病：月经不调、不育、多囊卵巢综合征等。

6. 肿瘤：肠癌、肝癌、胆囊癌、胰腺癌等。

7. 其他：肾脏疾病、骨关节炎、皮肤病、心理疾病等。

如何判断超重 / 肥胖？

肥胖是指机体总脂肪含量过多和（或）局部脂肪含量增多及分布异常，是由遗传和环境等因素共同作用而导致的慢性代谢性疾病，通常用 BMI 进行判定。

BMI= 体重（kg）/ 身高 ^{2}（m^2），我国成人 BMI 判断标准：正常 $18.5 \, kg/m^2 \leqslant BMI < 24 \, kg/m^2$；超重 $24 \, kg/m^2 \leqslant BMI < 28 \, kg/m^2$；肥胖 $BMI \geqslant 28 \, kg/m^2$。

减重膳食模式有哪些？

1. 限能量膳食。

2. 高蛋白膳食。

3.低碳水化合物饮食。

4.极低碳水化合物饮食。

5.间歇性能量限制：隔日禁食法；4∶3 或 5∶2 禁食法。

6.低血糖指数饮食。

7.多种饮食模式：终止高血压饮食；地中海饮食；代餐食品减重；时间限制进食法等。

减重饮食需要注意什么？

1.饮食要求：清淡少油，尽量在家吃饭。

2.要求减重期间少吃/不吃的食物：各种含糖食物：甜饮料、蛋糕、奶油面包等；各种高油高脂食物：油炸煎烤食物、内脏、荤油、肥肉、浓肉汤、肉皮等；各种加工食品：香肠、腌肉、薯片、方便面等；生活中的烟、酒。

3.多吃膳食纤维含量高的全谷物粗杂粮和新鲜的蔬菜水果。

4.优先选择低糖水果：苹果、梨、杏、桃、樱桃、草莓等。

5.烹调方式：蒸煮炖氽、凉拌等，避免油炸爆炒。

6.专心用餐，细嚼慢咽，减慢进餐速度，小口进食，每口咀嚼 20～30 下。

张如月

老年人膳食原则

随着生活水平的提高以及医学技术的进步，老龄人口增多，平均期望寿命延长。但是，营养不良在老年人群中却普遍存在，牙齿缺如、食欲不佳等导致进食量减少，也有部分老年人因为膳食结构不合理引起身体不适，甚至疾病的发生。那么老年人饮食应该注意些什么呢？

老年人的特点

这里老年人指年龄在 65 岁及以上的老年人。随着年龄的增长，老年人身体各个器官、功能逐渐衰退，常伴多种慢性病。所以在营养方面，需要更加个体化、精细化的膳食指导。

老年人健康指南

1.摄入足够的蛋白质：老年人对蛋白质的需求是增加的，推荐老年人摄入蛋白质量为 $1.0 \sim 1.5 \, g/（kg \cdot d）$，有利于增加老年人抵抗力、延缓肌肉的衰减。优质蛋白质主要来源于动物性食物（如鱼、禽、肉、蛋、奶等）和大豆类食物（如豆腐、豆腐皮、豆干等）。老年人每餐都应有一定量的蛋白质摄入，如早餐的一杯牛奶、一个鸡蛋；午餐可以选用禽肉、畜肉，食用畜肉时，尽量选择瘦肉，不吃肥肉；晚餐可以选择更容易消化的鱼肉或者豆制品。

2.调整生活方式：很多老年人喜欢静态的生活方式，比如看书、看报、看电视、打牌等，这样不仅不能促进肌肉活动，也不能接受充足的光照，容易导致肌肉减少及骨质疏松的发生。而各种各样的身体活动更有利于老年人的健康，可根据自己的喜好及承受能力，选择身体活动方式，如快走、太极拳、小哑铃、弹力绳等。通过适当的活动，增加光照时间，增强心肺功能，预防肌肉减少和骨折的发生。

3.适当的烹调方式：老年人消化功能及吞咽能力减退，更喜爱吃软烂、易消化的食物。因此，烹调方式也是影响老年人进餐的重要因素。比如：肉类食物做成肉丸、肉糜、肉馅儿；主食类可以做成烂面条、馒头、包子等；粗杂粮可加水浸泡 2～3 小时后再烹饪；水果可切成小块煮软后食用，或榨成汁，将果肉和果汁一起饮用。

4. 维持适宜体重：建议老年人配备体重秤，早起排尿、排便后着较少的衣服进行体重测量，并记录，以便进行比较。老年人体重是否正常可以用BMI 来判断。俗话说"有钱难买老来瘦"，但现在的观点认为老年人体重不应维持过低，应比成年人 BMI 稍高一些为宜，老年人 BMI 应在 20.0～26.9 kg/m^2。

5. 合理选用营养品：市场上营养品种类繁多，老年人不要盲目购买，建议在医生指导下合理选用特医食品，并遵医嘱使用。这样不仅不会影响老年人正常进餐，还能补充营养，维护身体机能。

屈晓雪

痛风和高尿酸血症应该如何吃?

王先生性格豪爽,经常呼朋唤友,喜欢大口吃肉、大碗喝酒。近日聚餐时因食入了大量海鲜和啤酒,诱发了急性痛风,让王先生痛苦万分。为了更好地配合治疗,王先生特意到营养门诊进行痛风和高尿酸血症的饮食咨询。

不适宜吃的食物有哪些?

1. 高嘌呤食物:高嘌呤食物摄入过量可诱发急性痛风;限制过量嘌呤物质的摄入,可降低痛风患者血尿酸水平。

表 21-1　常见食物中高嘌呤含量表（mg/100 g 可食部）

畜肉类及其制品			
食物名称	嘌呤含量	食物名称	嘌呤含量
猪肥肠（熟）	296	驴肉（熟）	117
猪肝	275	兔肉（熟）	148
猪肚（熟）	252	狗肉（熟）	146
猪心	170	牛蛙腿肉	92
猪肉	138	鸡肝	317
猪手（熟）	134	鸡胗	219
猪耳朵（熟）	14	鸡胸肉	208
火腿罐头	103	烧鸡（熟）	188
双汇火腿肠	80	鸡心	168
牛肝	251	鸭肝（熟）	398
牛肉干	127	鸭肠（熟）	316
牛肉	105	烧鸭（熟）	86
羊肝（熟）	227	鹅肝（熟）	408
羊肉串（熟）	223	鹅心（熟）	259
羊肉（生）	109	烧鹅	88

续表

<table>
<tr><th colspan="4">畜肉类及其制品</th></tr>
<tr><th>食物名称</th><th>嘌呤含量</th><th>食物名称</th><th>嘌呤含量</th></tr>
<tr><td>鲭鱼</td><td>298</td><td>比目鱼</td><td>104</td></tr>
<tr><td>泥鳅鱼</td><td>247</td><td>沙丁鱼</td><td>82</td></tr>
<tr><td>海鲈鱼</td><td>227</td><td>大马哈鱼籽</td><td>136</td></tr>
<tr><td>鲅鱼</td><td>214</td><td>鲜对虾</td><td>101.5</td></tr>
<tr><td>鲶鱼</td><td>187</td><td>皮皮虾（生）</td><td>254</td></tr>
<tr><td>虹鳟鱼</td><td>172</td><td>江虾（生）</td><td>231</td></tr>
<tr><td>三文鱼</td><td>168</td><td>海米（小虾米）</td><td>220</td></tr>
<tr><td>黄花鱼</td><td>165</td><td>基围虾（生）</td><td>187</td></tr>
<tr><td>黑鱼</td><td>169</td><td>青虾</td><td>180</td></tr>
<tr><td>鲫鱼</td><td>154</td><td>小龙虾</td><td>174</td></tr>
<tr><td>河鲈鱼</td><td>133</td><td>龙虾（澳洲）</td><td>163</td></tr>
<tr><td>鱼肉松</td><td>131</td><td>河蟹黄（生）</td><td>180</td></tr>
<tr><td>金昌鱼</td><td>130</td><td>河蟹（生）</td><td>147</td></tr>
<tr><td>河豚</td><td>129</td><td>大闸蟹（熟）</td><td>121</td></tr>
<tr><td>武昌鱼</td><td>128</td><td>贻贝</td><td>414</td></tr>
<tr><td>鳝鱼</td><td>127</td><td>毛蚶（熟）</td><td>343</td></tr>
<tr><td>罗非鱼</td><td>126</td><td>生蚝</td><td>282</td></tr>
<tr><td>鲤鱼</td><td>122</td><td>缢蛏（小人仙）</td><td>276</td></tr>
<tr><td>鳜鱼</td><td>121</td><td>牡蛎</td><td>242</td></tr>
<tr><td>鳗鱼</td><td>117</td><td>扇贝</td><td>235</td></tr>
<tr><td>大马哈鱼</td><td>117</td><td>蚬子</td><td>180</td></tr>
<tr><td>鲟鱼</td><td>114</td><td>蛏子</td><td>149</td></tr>
<tr><td>甲鱼</td><td>110</td><td>鲜鲍鱼</td><td>102</td></tr>
</table>

超高嘌呤食物：每 100 g 食物含嘌呤量 > 150 mg，不要吃。

中高嘌呤食物：每 100 g 食物含嘌呤量在 75 ～ 150 mg，限量吃，在痛风急性发作期不要食用。

2. 酒精：酒精不仅促进嘌呤的吸收，还会使体内产生更多的乳酸，减少尿酸的排出。

啤酒，是酒类中嘌呤最高的，其次是白酒。

3. 含高果糖的食品：果糖经过代谢会抑制尿酸的排出，提高血尿酸水平。含糖饮料在加工过程中一般都加入了大量的果糖，不建议痛风和高尿酸血症患者饮用。蜂蜜、果汁中也富含果糖，不建议多喝。

4. 浓肉汤、火锅汤中嘌呤含量高，尿酸高的人建议别喝。

推荐的饮食有哪些？

1. DASH 饮食有降低血尿酸的作用，特点是有大量的蔬菜、水果、坚果、豆类、低脂乳制品、全谷物。

2. 合理选择优质蛋白质，可选用低脂或者脱脂的乳制品、鸡蛋白。

3. 新鲜的蔬菜、水果：建议每日进食 500 g 蔬菜，200 g 水果。

4. 白开水：对于痛风患者，每天至少要喝水 2000 mL，如果伴有痛风石、肾结石，可以喝到 3000 mL/d。

5. 经常喝咖啡可以帮助降低血尿酸水平，提倡与适当的饮食和药物相结合。

6. 樱桃（尤其是 montmorency 品种的酸樱桃）可以通过促进尿排泄来降低血尿酸水平。

7. 少油少盐：每日食盐量不超过 5 g，烹调用油每日 20 g，在烹饪方式上多选择清蒸、水煮、焯拌、炖等，避免煎、炸、烤等烹调方法。

除饮食外，还要注意什么？

1. 限制总能量，控制体重。
2. 避免过寒过热。
3. 避免精神紧张。
4. 避免剧烈运动。
5. 规律饮食和作息。

张如月

贫血的人可以通过吃补铁吗?

这里主要介绍一种最常见的贫血类型,即缺铁性贫血。导致缺铁性贫血的原因包括铁需求增多、摄入不足、吸收不良、丢失过多等,铁需求增多主要见于婴幼儿时期、生长发育期、妊娠中晚期及哺乳期;铁摄入不足常见于长期素食、节食、偏食的人群。女性发病率明显高于男性。

除了补充铁剂,膳食中有哪些方法可以进行补充呢?

膳食铁的来源:食物中的铁有两种形式:血红素铁和非血红素铁。血红素铁吸收率可达 15%~35%;而非血红素铁吸收率低,一般在 10% 以下。

铁吸收的影响因素:包括促进及抑制两方面。促进铁吸收的如维生素 C;抑制铁吸收的如植酸、草酸、茶多酚等。

膳食补充原则有哪些?

1. 多吃血红素铁丰富的食物:如红色瘦肉、动物肝脏、动物血制品。红色瘦肉,如猪、牛、羊的瘦肉,最好餐餐都有;动物肝脏建议每 2 周有 1~2 次的摄入(25~50 克 / 次);动物血制品,如鸭血,动物红细胞的铁为血红素铁,是"以血补血"的最好选择,每周可食用 1~2 次(50~100 克 / 次)。

2. 增加维生素 C 的摄入:维生素 C 能够促进铁的吸收,新鲜的蔬果含维生素 C 较多,如鲜枣、猕猴桃、草莓、野苋菜、辣椒、苦瓜、西兰花等。

3. 增加蛋白质的摄入:蛋白质是合成血红蛋白的原料,且在消化过程中生成的氨基酸及短肽能提高铁的吸收率。建议成年人每天摄入 120~200 克的动物性食品。

4. 少喝浓茶、咖啡:其中的"多酚",会锁住非血红素铁,直接让铁代谢掉。尽量减少喝浓茶、咖啡的频次,如非要饮用,需和补铁食物隔开,避开吃饭时间(饭后 2 小时),能不喝则不喝。

5. 蔬菜焯水:通常口感上有涩味的蔬菜,如菠菜、苋菜、冬笋等,草酸含量均较高，而草酸是抑制铁吸收的，焯水的作用主要是去除蔬菜中的草酸。焯水时需注意：开水锅焯水；略滚即捞出；先焯水再切配，以免营养成分损失过多；焯水后应立即投凉控干，以免因余热而使之变黄、熟烂。

这些食物真的补铁吗？

干的黑木耳铁含量高达 97.4 mg/100 g，黑芝麻的铁含量为 22.7 mg/100 g，而正常女性的铁需求量是 20 mg/d。但是植物性食物中铁均以"非血红素铁"的形式存在，在人体内要先转化成血红素铁才能被吸收，吸收率较低，并且像黑芝麻并不是日常生活中能大量摄入的食物，故补铁效率低。

大枣、干枣的铁含量 2.3 mg/100 g，鲜枣的铁含量只有 1.2 mg/100 g，可见含铁量并不算高，同样吸收率较低。虽然铁含量不高，但鲜枣中维生素 C 含量丰富（243 mg/100 g），且植酸、草酸等物质含量少，可以有效促进非血红素铁的吸收。所以说，黑木耳、黑芝麻、大枣并不宜作为补铁食物的首选。

屈晓雪

不可忽视的热身运动和放松

很多人都知道运动能够提高身体的免疫能力、促进新陈代谢、预防心脑血管疾病、增强肺功能、控制体重等，但却对热身和放松不太重视，其实这样的想法是错误的，运动前的热身和运动后的放松不仅可以让运动事半功倍，提高运动的效率，也可以避免出现运动损伤，增强运动的安全性，保护身体的健康。

什么是热身运动？

热身运动又称准备运动，是运动开始时首先应该做的活动，人体由安静状态过渡到运动状态，不管是骨骼肌、韧带、肌腱等运动器官，还是心、肺等内脏器官，都需要一个适应过程，运动的时候需要全身各个部位的配合，而热身运动就是为进行更强烈的身体活动做好准备。

什么是放松？

人体对自身紧张的转换控制能力就是所指的放松，人体的放松是由两方面组成的，也就是肌肉放松和精神放松，同时也有身体放松与心理放松这样的定义，在体育运动领域，协调与放松，耐力与放松，速度与放松，劲力与放松有着密切的关系。放松训练的心理、生理机制及其作用人体生理过程的调节是在各种器官能不断相互作用调整中实现的，整个神经系统是进行这种调节及调整的中枢结构。

为什么要重视热身运动？

锻炼之前，人体的机能能力和工作效率不可能在一开始就达到最高水平，因而需要通过热身调整运动状态。在主要身体活动之前，以较轻的活动量，先行活动肢体，为随后更为强烈的身体活动做准备，提高随后激烈运动的效率、激烈运动的安全性，同时满足人体在生理和心理上的需要。如果不进行适当的准备活动，直接开始剧烈运动，身体很难迅速适应，就容易导致肌肉拉伤、关节扭伤、运动中腹痛等运动性伤病问题。有些人对热身运动的认识不充分，对健身理念还停留在个人的意识阶段，甚至有些人认为热身是消磨时间，与健身毫无关联，只是耗费我们的体力，往往在运动前不做任何准备活动，这种想法显然是不合理的。若在训练之前未充分地做好训练准备，将不能对中枢神经系统和其他器官实现统一协调，在进入紧张运动环节后其肌肉组织就会存在延展性不佳、力量不足及弹性较差等问题。

为什么要重视放松？

如果不进行放松，运动后的疲劳累积就会变成过度疲劳，影响训练的质量，过度疲劳训练甚至会导致运动损伤，造成训练中断，从某种意义上说，没有恢复就没有训练，因此，恢复训练具有重要意义。运动后的放松活动不可忽视，它可以减轻训练后的肌肉酸痛，改善血液循环，加速乳酸的消除与利用，加速代谢产物的排除，加速机体的恢复，有效促进疲劳的消除，缩短恢复的时间，进而可以提高训练质量，还可以起到缓冲作用，使体内各种激素与血压缓慢下降，避免对心脑血管系统产生不利，保护身体健康。

如何进行简单的热身运动与放松？

正式训练之前进行 5 ～ 10 分钟的训练如慢跑、跳绳、骑自行车、原地高抬腿等，增快心率与血液循环，升高体温，再进行一些针对性的热身训练，用较轻的重量刺激训练的目标肌群，比如下肢训练前进行几组自重深蹲。正式训练之后用筋膜枪、按摩球、泡沫轴等对训练目标肌群及有所酸痛的部位进行几分钟的松解按摩，然后再针对训练后紧张度比较高的部位进行适当的肌肉与韧带的牵伸，比如下肢训练后进行一些弓步压腿、站立体前屈等拉伸动作。

吕瑞

运动损伤后的急性处理

运动损伤是日常生活中常见的损伤之一，损伤后轻则影响锻炼的效果及成绩，重则影响运动功能乃至身体健康。运动损伤后早期有效处理可以帮助自身达到最舒适的状态，也会对日后的恢复起到决定性作用。本节为大家较为全面地介绍损伤后最高效、简单的处理方法。

什么是运动损伤，如何定义为运动损伤？

运动损伤就是在运动过程中及运动过后身体出现的一些受损、损伤。主要包括骨关节损伤、韧带损伤、肌肉拉伤、软组织损伤等。在出现损伤时，我们要如何判断是否为运动损伤呢？首先损伤部位会出现一些异常的感觉，损伤部位会伴随疼痛、肿胀、皮温升高等症状，严重者甚至会导致关节的活动受限。这是因为出现损伤后，机体会出现炎症反应，导致渗出液增多同时感受器受到刺激，继而引起疼痛、肿胀、活动受限等症状。

发现运动损伤后如何采取有效的急性处理？

在出现急性运动损伤后，只需要记住"POLICE 原则"就足够了。它分为 5 个部分："P""I""C""E""OL"作为急性处理的最后一步。我们来逐条讲解他的意思及规范操作。

P（protection）保护，在损伤后一定要及时地远离运动场所，制动损伤的部位，保护好不要让患处再次受到伤害。切勿逞能或认为自己损伤情况较轻而继续选择活动，这会容易让损伤加剧造成二次损伤。条件允许的情况下最好抬高患肢，促进血液循环。

I（ice）冰敷，在制动好患肢后，紧接着需要采取的手段就是冰敷，最好是使用冰袋，如果没有条件用冰水，持续冲洗患处亦可。在损伤后即可开始冰敷，时间可为 20 分钟，如炎症反应持续存在（红肿、胀、痛），可每隔 2 小时冰敷 1 次。快速地降低患处温度会减轻组织出血，从而减轻炎症反应，达到消肿、降低皮肤温度及缓解疼痛的作用。切记不要热敷及反复持续揉搓患处，这样会增加血液循环速度，加剧炎性反应。

C（compression）加压包扎，利用绷带、贴布或衣物等进行加压，由患侧远心端像近心端包扎，力度不宜过紧。加压包扎可有效地控制局部组织出血（如踝关节损伤后找不到合适的包扎工具，可以选择把鞋带适当系紧达到加压包扎稳定患处的效果，切勿损伤后将鞋子脱掉并且不进行任何处理）。

E（elevation）抬高患肢，抬高患肢是指患肢高度要高于心脏，这样做可以有效地促进血液循环及组织液回流向心脏。切勿将患处垂放或平放。如条件允许最好再仰卧位制动、抬高患肢、加压包扎的同时进行冰敷治疗。

经过冰敷、制动、加压包扎等一系列措施后，最后进行到"POLICE原则"的最后一项，"OL"。

OL（optimal loading）最佳负荷，受伤的早期，疼痛缓解后，在无痛范围内可以进行一些轻柔缓和的早期锻炼，以适当、适度最佳负重为主。早期的关节活动可以有利于后期的恢复及预防并发症。受伤关节的邻近关节需要继续合理的锻炼运动，以防止失用性肌肉萎缩、关节挛缩僵硬等情况发生。伤后切勿完全制动，合理的运动有助于下一阶段的恢复。

如独自进行处理后仍疼痛剧烈无法忍受，或有明显的异常感觉，建议及时去医院就诊，以免情况加剧，在得到准确的诊断结果后，再进行后续锻炼阶段的处理。

邱梓峰

扫一扫观看视频

《运动损伤后的急性处理》

运动与血压、血糖有什么关系？

"饭后百步走，活到九十九。"百步走指的就是日常生活中的运动，运动能带给大家的益处自然是不必多言，甚至也常常能听到医生叮嘱患者"要多运动"。随着生活水平的提高，高血压病和 2 型糖尿病的发病率逐年递增，且呈现出发病人群年轻化的趋势。大家都知道运动过程中会出现心率增快、血压增高、低血糖等症状，那么，得了高血压或糖尿病后还能够运动吗？

一般来说，运动会使血压升高，那么患有高血压的人适合进行运动吗？

运动过程中因为机体耗氧量增加，所以机体的呼吸、循环及骨骼肌系统都会产生相对应的反应来保证机体的供血及供氧，故运动中血压升高是正常的生理现象；运动结束之后通常伴随着血管的扩张，故运动结束后血压会下降 5～7 mmHg 且会持续数小时；这就是运动治疗高血压的基本原理，所以高血压患者我们建议在服用降压药物后且血压控制良好的基础上开始积极运动的。

那高血压患者在运动过程中有什么需要注意的吗？

一般来说高血压患者应当选择合适的有氧运动，每周应进行 4～7 次中等强度的有氧运动，比如步行、慢跑、太极拳、椭圆仪、自行车、游泳等；需要注意避免在血压过高的时候开始运动，且如果运动过程中出现头晕、头痛、心慌等不舒服的症状要立即停止运动，一切以安全为主。

那运动能改善血糖升高的情况吗？

美国运动医学会于 2022 年发布最新的《2 型糖尿病患者运动指南》中明确表示，经研究证明定期有氧运动训练改善了 2 型糖尿病患者的血糖波动情况，可使糖化血红蛋白下降 0.5%～0.7%，且定期有效的训练还可以改善胰岛素的敏感性、增强 β 细胞功能、血管功能及肠道菌群功能；抗阻运动也可改善整体的血糖管理；据指南中推荐联合有氧运动及抗阻运动的运动模式更有利于血糖的控制。

糖尿病患者的运动注意事项有哪些？

我们推荐的是有氧运动与抗阻运动相结合的运动模式，每周运动频率为 5～7 次，每次运动时间维持在 30～60 分钟；有氧运动可进行步行、慢跑、跳绳、游泳、球类运动等；抗阻运动可选择举哑铃、深蹲、仰卧起坐、卧推等；运动开始的时机选择在餐后的半小时至一小时进行，避免出现头晕、出冷汗、心悸等低血糖症状；运动过程中少量多次饮水，且需随身携带食物；运动前检测血糖，若随机血糖较高或较低均不建议立即进行运动训练；运动过程中出现任何心慌、呼吸费力、肌肉酸痛明显等症状均需立即停止运动。

只依靠运动就可以有效降压降糖吗？

运动可以辅助降压降糖，最关键的治疗方式仍为药物治疗，按时规律服药，并积极监测血压血糖等波动情况，及时去医院相关科室就诊以指导治疗；在血压、血糖控制较好的情况下，积极就诊于康复医学科行运动处方的制定，并定期调整运动方案，辅助进一步降压降糖。

王黎帆

居家锻炼小窍门

动作掌握不好导致受伤、锻炼场所突然关闭、教练各种"推销"让人不胜其扰，这时候居家锻炼变成了更好的方式，但是趋于场地及器械的限制让初学者无从下手，接下来我将为大家介绍一个大体的训练思路。

我都需要什么器械？

如果只在家进行一些简单的锻炼，我认为弹力带是必备的，因为它提供的阻力是可以随着角度的改变而改变的，让我们的肌肉可以更充分的得到锻炼，并且可以利用它的弹力锻炼更多的部位，例如我们用哑铃做一个弯举，随着小臂和大臂的角度越来越小，受重力因素施加在肱二头肌上的力就越小，但我们使用了弹力带之后就可以抛去重力的影响，让我们的肱二头肌全程发力，从而效率更高，并且弹力带是提升本体感觉最好的小工具之一，根据弹力带弹力的大小再和一些哑铃搭配便可以满足大部分初学者。

我该如何安排锻炼计划？

我建议保持每周 3～4 次就足够了，并且每次只针对 1～2 个肌群进行锻炼，我们可以根据主动肌和协同肌来安排这次训练的肌肉，例如胸大肌的锻炼我们可以采用俯卧撑或者哑铃卧推来进行，这两个动作的主动肌为胸大肌，协同肌为大臂后侧的肱三头肌，我们便可以把胸大肌和肱三头肌安排在同一天训练，需要注意的是我们要把主动肌的训练安排在前面，之后再进行协同肌的训练。所以 3～4 次的训练可以这样安排，周一背部肌群与肱二头肌；周二休息；周三胸部肌群与肱三头肌；周四休息；周五腿部肌群与肩部训练；周末做有氧或者适当休息，一般我们不会把腿和背挨在一起训练，为的是让下背部得到充分休息，使锻炼更加安全。

各个部位肌群的训练动作

1.胸和肱三头肌，首选俯卧撑，由于胸大肌面积很大，我们可以调整整个身体的角度以练到胸大肌的每一束，同时我们要知道的是双手的距离越近肱三头肌的发力就越多，所以我们可以把窄距俯卧撑用作肱三头肌的训练，如果初期无法做俯卧撑的话可以改变为跪姿俯卧撑，我们需要更好的发力感及动作的准确性，所以不要觉得跪姿俯卧撑不好。

2.背和肱二头肌，居家的背部训练我们首选引体向上，不过大部分人初期很难完成或者说无法成组完成动作，我们可以借助弹力带辅助，或者可以用弹跳的方式跳上去，之后注重一个离心控制慢慢放下来；其次针对上背部我建议多做一些可以让我们胸腔打开、肩胛骨靠近脊柱的动作，参与这些动作的肌肉有菱形肌中下斜方肌及肩胛骨上的一些肌肉等。选取一个合适弹力的弹力带，前屈手臂90°，双手握住两端，往外打开时感受肩胛骨向脊柱靠拢，但是需要注意的是上述的一些肌肉我们锻炼它不需要太大重量，更应该用一些小重量去提高组数及动作的准确性。肱二头肌我们可以选择各种弯举动作。

3.腿和核心训练，我们可以选择靠墙静蹲来进行预热，深蹲是我们必不可少的一个训练动作，肩部我们可以选择哑铃推肩及哑铃飞鸟。

有氧除了跑步有没有什么更高效的方法？

说到有氧我们第一个想到的往往是跑步、游泳，但是这两项运动往往很难坚持，并且跑步对于一些大体重患者的关节并不友好，所以我推荐以骑有氧单车的方式完成有氧，阻力适中便可。居家有氧，HIIT 也是不错的选择，接下来我会把一个作者自己编排的一套动作及 HIIT 的强度选择列在下方，供大家进行参考。

HIIT：高强度间歇训练

强度高：最大心率百分比 = ［220 － 年龄（最大心率）］× 100%。

86% ～ 95%：高心率；76% ～ 85%：中高心率；66% ～ 75%：中心率；56% ～ 65%：低心率。

以上是各个运动强度的目标心率（靶心率）范围。

第二算法：（220 － 年龄 － 静态心率）×（运动强度 + 静态心率）

如何确定间歇训练时间：练的时间与休息的时间间隔控制在 30 秒以内，休息 30 秒叫作高强度训练

要求：标准！快速！

组数：总时间控制在 30 分钟以下。

动作：5 ～ 8 个动作。

如何编排动作：每组 8 个动作，每个动作做 20 秒，休息 10 秒，组间休息 1 分钟，共做 3 组。

动作可包括：深蹲、俯卧撑、拉手弓箭步跳跃、爬行、靠背蹲起、俯身触脚、静蹲和 Burpee 跳。

Tabata：高强度间歇训练的一种。

20 秒训练，10 秒休息；8 个动作 / 组。

强度：100% ～ 110%。

此动作不适合训练。

何佳明

《居家康复训练颈部训练》　　《居家康复训练下肢训练》

扫一扫观看视频

办公室也能做的"工间操"

办公族整日坐在电脑前面，经常会出现头颈部、腰背部及手腕、手指等部位的疼痛，所以改变办公室人群的久坐行为是非常必要的。职业健康建议提出每坐 20 ～ 30 分钟应站起来活动一下。

静坐少动到底有哪些危害呢？

1. 长期静坐少动会因为体力活动的减少而引起肌肉力量下降从而导致肌肉骨骼疼痛。

2. 久坐少动易引起肥胖。

3. 静坐少动使患心血管疾病、糖尿病、高血压等疾病的风险增加。

4. 久坐还可能造成焦虑、抑郁等心理问题。

运动益处多，可是大多数人工作太忙没有时间运动，而办公室太小不够施展，那么我们该怎么办呢？

下面就来教大家如何在有限的时间和空间里进行运动。

1. 牵拉运动

（1）颈部牵拉

可选择坐位或站立位。

a. 头向一侧屈，同侧手缓缓施加压力，当对侧颈部有牵拉感时停下，在此位置保持 10 ～ 15 秒，换另一侧。

b. 将头向一侧旋转 45° 后低头，同侧手在脑后向下缓缓施加压力，当另一侧后方的肌肉有明显牵拉感时停止，保持 10 ～ 15 秒，换另一侧。

（2）胸部牵拉

双手在腰部后方交握，向后抬起手臂的同时，微微仰头，当胸部肌肉有明显牵拉感时停止，保持 10 ～ 15 秒。

（3）手腕及手指牵拉

首先站起来将双手手掌朝下放在桌面上，指尖朝向身体，直到手臂前方有明显的拉伸感，保持 10 ～ 15 秒。

2. 力量练习

（1）椅边臂屈伸

找一个固定的不带轮子的椅子，半蹲使臀部悬空，双手向后扶住椅子边缘，后背尽量离椅子边缘近一些，屈肘向下运动，伸直手臂再回到起始的位置。做 2 组，每组 10 个，组间休息半分钟。

（2）蹲起运动

在椅子前方缓缓下蹲；待臀部要碰到椅子时再站起来；将重心放在脚后跟上，臀部发力。做 2 组，每组 10 个，组间休息半分钟。

（3）模拟跳绳

模仿跳绳动作，双脚跳或单脚交替跳，设想自己手里有根绳，加上摆臂。

（4）桌旁平板支撑

共包括 5 个动作，从 a 到 e 难度逐渐增加。当每个动作能够稳定保持 10 秒后再进阶到下一个动作。

a. 双手扶桌。

b. 单手扶桌。

c. 侧方支撑。

d. 抬起一侧腿。

e. 抬起一侧腿，同时抬起另一侧手臂。

以上这些运动是不是都很简单呢？所以下次当你沉浸在工作或学习时，别忘了给自己定一个运动闹钟，记得站起来运动一下哟！

高杨

扫一扫观看视频

《打工人、学生党必备的工间运动》

改善体态，莫忘核心

现代人因为长期不良的站姿和坐姿影响，多多少少都会有一些不良体态，例如含胸、驼背、骨盆前倾等，不仅影响气质和美观，也对健康带来极大隐患。如何才能改善体态问题，塑造挺拔身姿，其中核心力量的训练是关键之一。

到底什么是核心？

核心区域包括肩关节以下、髋关节以上和整个骨盆及其周围的大、小肌群在内的区域。核心肌群由盆带肌、背肌、腹肌等肌群构成。其中背肌包括中下斜方肌、竖脊肌、背阔肌等；腹肌包括腹内斜肌、腹外斜肌、腹直肌、腹横肌等；盆带肌包括髂肌、腰大肌、多裂肌、梨状肌、臀大肌、臀中肌、臀小肌、盆底肌等。

为什么核心力量强不容易出现体态问题？

背部、腹部、骨盆周围的肌肉相互作用，以支持和稳定脊柱，并在脚及手臂运动时，提供稳定的基础，可以说核心肌群是身体支撑结构中最重要的部分。如果说你的核心力量强的话，那么你对于身体稳定性的掌控能力就会高一些，如果核心力量弱的话，你的身体稳定能力就会相对来说较差。随着工作压力的增大、加班的增多，越来越多的人熬成了久坐族，再加之长时间的不良坐姿和站姿，背痛正成为困扰很多人的顽疾。而拥有强大核心能力的人，他的体态也是有所保障的。

如何检测自身核心肌群强弱？

平板支撑是一个锻炼核心肌群、提升核心力量的有效动作。如果你平板支撑的时间不超过 1 分钟，说明你的核心力量比较弱。

强化核心力量，能改善哪些体态问题呢？

1. 含胸驼背：核心弱的人会因颈部及胸背部肌肉的失衡，致使脊柱少了原本该有的支撑保护，从而出现含胸驼背的状态。因此强化核心肌群，可以帮助您改善含胸驼背，塑造挺拔身姿，有效提升自身气质。

2. 改善腰酸背痛：驼背会伴随颈椎的劳损及胸椎活动度的下降，从而带来腰椎的代偿性活动，引发腰痛。此外，背部肌群过于强大而腹部肌群肌肉较弱，也会干扰腰椎的正常活动和平衡，从而引起腰痛。因此强化核心肌群，可以改善久坐出现的腰酸背痛、肌肉劳损问题，提升身体健康指数，远离亚健康疾病。

3. 改善骨盆前倾：造成骨盆前倾的主要原因就是身体前后肌力的不平衡，腹肌过于松弛，核心力量弱。因此强化核心肌群，可以改善骨盆前倾的问题，实现完美体态。

举例如何进行核心训练？

1. 平板支撑：核心整体的训练。
2. 俄罗斯转体：针对腹斜肌训练。
3. 仰卧屈膝提髋：针对下腹部训练。
4. 坐姿剪刀式踢腿：针对腹直肌训练。
5. 臀桥：针对臀大肌训练。

于露雨

扫一扫观看视频

《居家康复训练死虫式》

稳定踝关节，你需要哪几步?

踝关节扭伤是常见的运动损伤，大部分踝关节扭伤患者都会遗留疼痛、无力、不稳等症状，且具有较高的再次扭伤风险。部分患者因一次或几次踝关节扭伤逐渐发展成为习惯性踝扭伤或称为慢性踝关节不稳。其实，我们可以通过系统的康复训练改善踝关节不稳的问题，达到更安全的运动和生活。

踝关节周围肌力训练

在运动中，踝关节是传递压力的关键部位，它所承受的压力能达到自身体重的数倍。所以，如果足踝力量不够，那么就使得缓冲能力和动作效率下降，并增加踝关节及其他部位如膝关节、小腿，甚至髋关节受伤的风险。

踝关节抗阻跖屈肌力训练

用弹力带作为阻力，近端固定，套在脚上，做抗阻绷脚的动作，每组10 ~ 15个，每个动作保持5 ~ 10秒，可进行2 ~ 3组训练。

踝关节抗阻背屈肌力训练

用弹力带作为阻力，远端固定，套在脚上，做抗阻勾脚的动作，每组10 ~ 15个，每个动作保持5 ~ 10秒，可进行2 ~ 3组训练。

踝关节内翻肌力训练

用弹力带作为阻力，侧方固定，套在脚上，做抗阻内翻的动作，每组10 ~ 15个，每个动作保持5 ~ 10秒，可进行2 ~ 3组训练。

踝关节外翻肌力训练

用弹力带作为阻力，侧方固定，套在脚上，做抗阻外翻的动作，每组10 ~ 15个，每个动作保持5 ~ 10秒，可进行2 ~ 3组训练。

提踵力量训练

自然站立于地面，前脚掌支撑，进行脚尖提踵。保持5秒，10～15次/组，可进行2～3组训练。

踝关节本体感觉训练

人体踝关节有丰富的本体感受器，在维持平衡和稳定中起到了至关重要的作用。

可以先从平地单脚站开始训练，用支撑腿控制身体平衡，2～3分钟/次，共做2～3次/组。在能保持稳定之后，慢慢地从睁眼站过渡到闭眼站。然后转移到平衡垫或者波速球进行进阶训练，继续进行单脚站立，同样是由睁眼站过渡到闭眼站。

踝关节动态稳定性训练

当我们进行完基础的踝关节力量和本体感觉训练之后，可以尝试进行更高难度的动态稳定性训练。

单腿小跳

双手叉腰，后背挺直，保持身体平衡。单脚起跳，落地时起跳腿支撑，向身体的前后左右四个方向小跳，脚掌着地，每步间距不要过大。每次1分钟，可做2～3次/组。

单腿支撑触地

单腿支撑，膝盖微屈，保持身体平衡。俯身向下，尝试用对侧手触摸支撑腿的脚尖，每次10～15个，可做2～3次/组。

在练习过程中出现不适感，可以适当休息或者减小阻力进行训练。根据自身情况适当加减训练强度，做到踝关节有些许疲惫感即可。

李家宝

扫一扫观看视频

《稳定踝关节一共分几步》

如何科学安排有氧运动和无氧运动?

近年来,健身运动在社会各年龄层中兴起,"全民健身"已成为国家发展战略中的重要议题,大家普遍意识到了定期锻炼的重要性,尤其是中青年群体,已是健身房的常客。网络媒体中健身相关知识随处可见,但碎片化的文字也让人们的误区越来越多,比如:想减肥就做有氧运动,想塑形就做无氧运动等,本文就将解答大家最感兴趣,同时误区最多的有氧与无氧运动问题。

何为有氧运动、无氧运动?常做的运动中二者怎么区分?

有氧运动,主要依靠氧气参与代谢供能的运动,特点是持续时间长且有韵律,如慢跑、快走、长距游泳等;无氧运动,并非指运动时不摄入氧气,而是运动时主要通过无氧代谢途径供能,指速度快、需要爆发力的运动,如短跑冲刺、举重、肌力训练(如健身房"举铁")等。但实际上二者难以完全分开,例如我们进行 30 分钟跳绳,普遍认识此为有氧运动,实际上,其中有节奏且相对舒适的跳跃为有氧运动,而到了力竭坚持的阶段,身体短时间内需要更多能量供应以维持跳跃,而有氧代谢产能调动速度慢,因此无氧运动开始发挥作用,运动第二天酸痛的腿部肌肉就是有力证据,那是无氧代谢产生的乳酸堆积所致。

减肥就做有氧运动、塑形就做无氧运动吗?

毫无疑问,这种说法是不恰当的。人们之所以认为减肥就做有氧运动,是因为相同时间内有氧运动确实比无氧运动消耗能量更多,并且有氧运动到一定时间会开始消耗脂肪供能。

但单纯有氧训练易使减重进入平台期,并且高频率、高强度有氧运动会同时消耗蛋白质、白氨酸将其等作为"燃料",使肌肉流失,基础代谢率降低,事倍功半。

良好形体的确需要饱满的肌肉作为支撑，无氧力量训练可以锻炼我们的肌肉，但无氧运动以消耗糖类为主，而不是脂肪，如果皮下脂肪含量不变，只有肌肉变大，那就变成了"脂包肌"，也达不到塑形的目的了。

既然有氧运动无氧运动都要做，时间怎么分配呢？

首先是先后顺序，无论哪种训练目的，一般建议先进行无氧，后有氧运动，如果先有氧运动，不仅机体糖原大量消耗，人也会疲惫不堪，后面无氧运动就会缺乏燃料、十分吃力了。对于减脂人群，先消耗大部分糖原，后面有氧运动中脂肪供能比例就高了。

其次是时长。大部分人群运动时间为1小时左右，此时就可以根据不同目的进行时间分配：以减脂为主，无氧与有氧比例为1：2；以增肌塑形为主，无氧与有氧比例为2：1；日常锻炼则可以随身体适应程度及偏好进行分配。

有氧运动和无氧运动合理搭配可以相辅相成、事半功倍，大家可以根据个人情况灵活安排。

王爽

你为什么会有"富贵包"？

我们经常会发现自己或者身边人的脖子后面鼓起来一个大包，摸着硬硬的，有时候还会伴有颈肩、背部酸痛、头晕头疼、手臂发麻等种种不适。

这就是俗称的"富贵包"。但富贵包并不是代表真的富贵，甚至是个"夺命包"！要如何预防，出现富贵包以后又要如何处理？听医生和你说一说。

什么是"富贵包"？

"富贵包"又称"肩背下脂肪垫"，在日常生活中比较常见。"富贵包"实际上是指在后背颈胸交界处，也就是在第七颈椎和第一胸椎处凸出的硬包块。正常颈椎有一个前突曲度，胸椎有一个后突曲度，颈胸交界处正好是前突和后突结合的地方。长期低头等动作会导致颈前肌群发达，颈后肌群薄弱，从而导致颈椎下段过度前凸，胸椎上段过度后凸，骨性的颈胸交界处向后凸起，骨性的改变往往伴随相关肌肉群痉挛而肿胀，使骨性凸起形成的大包变大并且更加突出，颈部大包中既有增生的脂肪软组织，也包括骨骼的突出和脂肪化的肌肉组织，富贵包就此形成。

什么人容易长"富贵包"？

"富贵包"的形成不分性别，与人们长期低头、枕高枕、做低头负重工作及长期颈椎病等因素有关。

富贵包有哪些危害？

"富贵包"如果比较小，一般不会引起伤害。如果"富贵包"较大，不仅会影响体态，还有可能会出现颈肩部的酸胀疼痛感，甚至出现局部麻木感。如果压迫颈椎，会出现头晕和手臂麻木等颈椎病的症状。如果影响到了交感神经，则可能有心律不齐、心慌胸闷的表现。

如何改善圆肩驼背？

圆肩驼背产生的主要原因是前后肌力不平衡，由长期保持含胸的姿势导致前面的胸锁乳突肌肉、上斜方肌、肩胛提肌、胸小肌等被动缩短且紧张，后面的菱形肌、下斜方肌等被动拉长并且无力，使肩胛骨无法被拉回正常位置。因此改善圆肩驼背就需要对紧绷的肌肉进行灵活性训练，对薄弱的肌肉进行力量训练，以此来抵消肌肉力量之间的不平衡。

首先要改变日常的不良坐姿，建立良好的生活习惯。不要长时间低头玩手机，避免长时间低头；睡觉时选择高度合适的枕头，在工作学习过程中要多活动我们的颈椎和头部。其次需要针对性的锻炼，圆肩驼背的出现与长期姿势不良相关，可以通过纠正不良姿势及一些运动来做矫正。下面介绍几个动作。

动作一，拉伸胸小肌：右手和右前臂抵着门框站立，手肘保持在眼部高度，身体与手肘成 130°，收紧腹部避免弓腰，左脚向前一步，上半身向前倾斜。

动作二，拉伸上斜方肌：将一只手放在头的另一侧，头向肩膀靠近的同时手施加一点压力，但不要太用力，保持 30 秒，坐姿和站姿都可以。

动作三，胸椎伸展：将椅子卡在后背后方，双手放在脑后，手肘张开，向后伸展上背部，保持这个姿势 30 秒。

动作四，墙壁天使：保持脚跟、臀部、上背部、肩膀、手臂和手背始终靠墙，收紧核心，避免下背部拱起，用肩部力量带动手臂滑行

动作五，俯卧划船游泳：俯卧，双臂伸直置于身体两侧，双臂向上举过头顶同时做一个游泳的姿势，划到两侧身体，划的同时收紧你的肩胛骨。吸气用力，呼气还原。

刘璐

参考文献

[1] 葛坚，王宁利．眼科学．第 3 版．北京：人民卫生出版社，2015．

[2] 中华医学会眼科学分会角膜病学组．我国过敏性结膜炎诊断和治疗专家共识（2018 年）．中华眼科杂志，2018，54（6）：409-414

[3] 谢幸，孔北华，段涛．妇产科学．9 版．北京：人民卫生出版社，2018．

[4] 中国临床肿瘤学会指南工作委员会．中国临床肿瘤学会（CSCO）乳腺癌诊疗指南（2022）．北京：人民卫生出版社，2022．

[5] 陈孝平，汪建平，赵继宗，等．外科学．9 版．北京：人民卫生出版社，2018．

[6] 中华医学会外科学分会乳腺外科学组．乳腺外科日间手术中国专家共识（2021 版）．中国实用外科杂志，2021，41（11）：1201-1205．

[7] 陈志秋，李秀平，李东，等．乳腺纤维腺瘤中雌、孕激素受体的表达．临床与实验病理学杂志，2002，18（6）：666-667．

[8] 吴祥德，董守义．乳腺疾病诊治．北京：人民卫生出版社，2009．

[9] 中国健康促进基金会基层医疗机构骨质疏松症诊断与治疗专家共识委员会，黄宏兴，万雷．基层医疗机构骨质疏松症诊断和治疗专家共识（2021）．中国骨质疏松杂志，2021，27（7）：937-944．

[10] 葛均波，徐永健，王辰．内科学．10 版．北京：人民卫生出版社，2018．

[11] 中华医学会糖尿病学分会．中国 2 型糖尿病防治指南（2020 年版）．中国实用内科杂志，2021，41（8）：668-695．

[12] 中国医疗保健国际交流促进会营养与代谢管理分会，中国营养学会临床营养分会，中华医学会糖尿病学分会，等．中国超重 / 肥胖医学营养治疗指南（2021）．中国医学前沿杂志（电子版），2021，13（11）：1-55．

[13] 中国营养学会．中国居民膳食指南（2022）．北京：人民卫生出版社，

2022.

[14] 上海市肾内科临床质量控制中心专家组.慢性肾脏病早期筛查、诊断及防治指南（2022 年版）.中华肾脏病杂志，2022，38（5）：453-464.

[15] 国家老年医学中心，中华医学会老年医学分会，中国老年保健协会糖尿病专业委员会.中国老年糖尿病诊疗指南（2021 年版）.中华糖尿病杂志，2021，13（1）：14-46.

[16] 中国慢性肾脏病患者合并高尿酸血症诊治共识专家组.中国慢性肾脏病患者合并高尿酸血症诊治专家共识.中华肾脏病杂志，2017，33（6）：463-469.

[17] 《抗菌药物临床应用指导原则》修订工作组.抗菌药物临床应用指导原则 2015 年版.北京：人民卫生出版社，2015.

[18] 梅全喜，曹俊岭.中药临床药学.北京：人民卫生出版社，2013.

[19] 陈仁寿.新编临床中药学.北京：科学出版社，2011.

[20] 时仲省.服药用水莫随意.家庭医学：上半月，2020（2）：25.

[21] 李同舟.送服药的水，您喝对了吗.大众健康，2019，409（7）：71.

[22] 廖德华.服药用水有讲究（二）.中南药学：用药与健康，2016（11）：31.

[23] 魏庆宇，李全生.药物过敏国际共识（2014 版）解读.医学与哲学，2015，7（36）：31-34，56.

[24] 冯丽芳，郝丽萍，王龙源，等.药源性皮疹与药物代谢的相关性研究.中国药物经济学，2020，15（7）：124-128.

[25] 孔瑞.浅谈药物过敏的皮肤表现.中华临床免疫和变态反应杂志，2021，15（2）：225-227.

[26] 中华医学会神经病学分会，中华医学会神经病学分会睡眠障碍学组.中国成人失眠诊断与治疗指南（2017 版）.中华神经科杂志，2018，51（5）：324-335.

[27] RIEMAN D，BAGLIOONI C，BASSETTI C，etyal.European guideline for the diagnosisi and treatment of insomnia .J Sleep Res，2017，26（6）；675-

700.

[28] 中华医学会,中华医学会杂志社,等.血脂异常基层诊疗指南(2019).中华全科医师杂志, 2019, 18(5): 406–416.

[29] 中华医学会呼吸病学分会肺癌学组,中国肺癌防治联盟专家组.肺结节诊治中国专家共识(2018年版).中华结核和呼吸杂志, 2018, 41(10): 763–771.

[30] 王俊,许林,李运.胸腔镜外科学.北京:人民卫生出版社, 2017.

[31] 姚玉民,陈启,张伟.实用乳腺外科学.北京:中国工人出版社, 2008.

[32] 吴阶平,裘法祖.黄家驷外科学.北京:人民卫生出版社, 2000.

[33] 国家心血管病中心国家基本公共卫生服务项目基层高血压管理办公室,国家基层高血压管理专家委员会.国家基层高血压防治管理指南2020版.中国循环杂志, 2021, 36(3): 209–220.

[34] 中国高血压防治指南修订委员会,高血压联盟(中国,中华医学会心血管病学分会中国医师协会高血压专业委员会,中国医疗保健国际交流促进会高血压分会,等.中国高血压防治指南(2018年修订版).中国心血管杂志, 2019, 24(1): 24–56.

[35] 中国心血管健康与疾病报告编写组.中国心血管健康与疾病报告2021概要.中国循环杂志, 2022, 37(6): 553–578.

[36] 中华医学会外科学分会胆道外科学组,中国医师协会外科医师分会胆道外科医师委员会.胆囊良性疾病外科治疗的专家共识(2021版).中华外科杂志, 2022, 60(1): 4–9.

[37] 中华医学会肠外肠内营养学分会,中国国际医疗保健促进交流会外科康复促进学分会.小肠梗阻的诊断与治疗中国专家共识(2023版).中华胃肠外科杂志, 2023, 26(5): 401–409.

[38] 中国中西医结合学会大肠肛门病专业委员会.中国痔病诊疗指南(2020).结直肠肛门外科, 2020, 26(5): 519–533.

[39] 中华医学会急诊分会,京津冀急诊急救联盟,北京医学会急诊分会,等.急性胰腺炎急诊诊断及治疗专家共识.中华急诊医学杂志, 2021, 30(2):

161–172.

[40] 中华医学会外科学分会，中国研究型医院学会感染性疾病循证与转化专业委员会，中华外科杂志编辑部．外科常见腹腔感染多学科诊治专家共识．中华外科杂志，2021，59（3）：161–178.

[41] 谢旺，朱斯维，吴舒，等．微创技术在常见急腹症诊治中的应用．国际外科学杂志，2021，48（10）：715–720.

[42] 于志浩，刘力玮，郑亚民．急性阑尾炎临床诊治研究进展．国际外科学杂志，2020，47（10）：693–696.

[43] 吴孟超，吴在德．黄家驷外科学．8 版．北京：人民卫生出版社，2021.

[44] 中华医学会肝病学分会脂肪肝和酒精性肝病学组，中国医师协会脂肪性肝病专家委员会．非酒精性脂肪性肝病防治指南（2018 更新版）．传染病信息．2018，31（5）：393–420.

[45] 范建高．我国脂肪肝诊疗指南修订暨《非酒精性脂肪性肝病诊疗指南》修改版草案说明．国际肝病，2016.

[46] 中华医学会消化病学分会，中华医学会消化病学分会肿瘤协作组．中国结直肠癌预防共识意见（2016 年，上海）．胃肠病学，2016，21（11）：668–686.

[47] 中国抗癌协会肿瘤与微生态专业委员会．肠道微生态与肿瘤治疗相关消化系统并发症管理中国专家共识．国际肿瘤学杂志，2022，49（12）：711–717.

[48] 中华医学会消化病学分会．中国肝硬化临床诊治共识意见．中华消化杂志，2023，43（4）：227–247.

[49] 中华医学会肝病学分会，中华医学会消化病学分会，中华医学会消化内镜学分会．肝硬化门静脉高压食管胃静脉曲张出血的防治指南．中华内科杂志，2023，62（1）：7–22.

[50] 周丽雅，尹志豪．最新国内外幽门螺杆菌感染治疗策略解读．中国实用内科杂志，2023，43（4）：265–268，286.

[51] 中华医学会消化病学分会幽门螺杆菌学组．2022 中国幽门螺杆菌感

染治疗指南.胃肠病学，2022，27（3）：150-162.

[52] 中华消化杂志编辑委员会.消化性溃疡诊断与治疗共识意见（2022年，上海）.中华消化杂志，2023，43（3）：176-192.

[53] 赫捷，陈万青，李兆申，李霓，任建松，田金徽，田文静，胡付兰，彭绩，中国胃癌筛查与早诊早治指南制定专家组，中国胃癌筛查与早诊早治指南制定工作组.中国胃癌筛查与早诊早治指南（2022，北京）.中国肿瘤，2022，31（7）：488-527.

[54] 国家消化系统疾病临床医学研究中心，中华医学会消化内镜学分会，中华医学会健康管理学分会，等.中国早期胃癌筛查流程专家共识意见（草案）（2017年，上海）.胃肠病学，2018，23（2）：92-97.

[55] 房静远，杜奕奇，刘文忠，等.中国慢性胃炎诊治指南（2022年，上海）.胃肠病学，2022，27（04）：193-224.

[56] 中华医学会，中华医学会杂志社，中华医学会消化病学分会，等.慢性胃炎基层诊疗指南（2019年）.中华全科医师杂志，2020，19（9）：768-775.

[57] 中华医学会，中华医学会杂志社，中华医学会消化病学分会，等.胃食管反流病基层诊疗指南（实践版·2019）.中华全科医师杂志，2019，18（7）：642-646.

[58] 中国医疗保健国际交流促进会胃食管反流病学分会.中国胃食管反流病多学科诊疗共识2022.中华胃食管反流病电子杂志，2022，09（2）：51-120.

[59] 国家癌症中心中国结直肠癌筛查与早诊早治指南制定专家组.中国结直肠癌筛查与早诊早治指南（2020，北京）.中国肿瘤，2021，30（1）：1-28.

[60] 中华医学会消化病学分会胃肠动力学组.肠易激综合征诊断和治疗的共识意见（2007，长沙）.中华消化杂志，2008，28（1）：38-40.

[61] 杨云生.肠易激综合征神经免疫内分泌网络调控机制.胃肠病学和肝病学杂志，2002，11（4）：320-322.